大数据驱动的管理与决策研究丛书

数据驱动的
互联网健康平台服务价值共创

刘 汕 张 星/著

科学出版社

北 京

内 容 简 介

本书基于互联网健康平台服务的兴起以及医疗健康大数据的迅速发展，结合价值共创、社会支持等社会学、心理学、管理学理论和大数据分析方法，对我国互联网健康平台服务的价值共创原理、模式、行为、机理和对策等进行了全面分析和介绍。本书的特色是在传统的数据分析和处理方法的基础上，采用了实验设计、声音大数据分析等数据分析方法，建立了数据驱动的理论和实证相结合的多主体服务价值共创模型。

本书适合信息系统、健康信息学、大数据管理与应用等领域的教学科研人员、专业技术人员、研究生和本科生使用，也可供平台管理人员、技术研发人员及政府决策人员等参考。

图书在版编目（CIP）数据

数据驱动的互联网健康平台服务价值共创 / 刘汕，张星著. —北京：科学出版社，2024.1

（大数据驱动的管理与决策研究丛书）

ISBN 978-7-03-077978-6

Ⅰ. ①数… Ⅱ. ①刘… ②张… Ⅲ. ①互联网络－应用－医疗保健事业－研究－中国 Ⅳ. ①R199.2-39

中国国家版本馆 CIP 数据核字（2024）第 012528 号

责任编辑：徐 倩 / 责任校对：贾娜娜
责任印制：张 伟 / 封面设计：有道设计

科 学 出 版 社 出版
北京东黄城根北街 16 号
邮政编码：100717
http://www.sciencep.com

北京中科印刷有限公司 印刷
科学出版社发行 各地新华书店经销

*

2024 年 1 月第 一 版 开本：720 × 1000 1/16
2024 年 1 月第一次印刷 印张：13 3/4
字数：280 000
定价：158.00 元
（如有印装质量问题，我社负责调换）

丛书编委会

主　编

　　陈国青　教　授　清华大学

　　张　维　教　授　天津大学

编　委（按姓氏拼音排序）

　　陈　峰　教　授　南京医科大学

　　陈晓红　教　授　中南大学/湖南工商大学

　　程学旗　研究员　中国科学院计算技术研究所

　　郭建华　教　授　东北师范大学

　　黄　伟　教　授　南方科技大学

　　黄丽华　教　授　复旦大学

　　金　力　教　授　复旦大学

　　李立明　教　授　北京大学

　　李一军　教　授　哈尔滨工业大学

　　毛基业　教　授　中国人民大学

　　卫　强　教　授　清华大学

　　吴俊杰　教　授　北京航空航天大学

　　印　鉴　教　授　中山大学

　　曾大军　研究员　中国科学院自动化研究所

总　序

　　互联网、物联网、移动通信等技术与现代经济社会的深度融合让我们积累了海量的大数据资源，而云计算、人工智能等技术的突飞猛进则使我们运用掌控大数据的能力显著提升。现如今，大数据已然成为与资本、劳动和自然资源并列的全新生产要素，在公共服务、智慧医疗健康、新零售、智能制造、金融等众多领域得到了广泛的应用，从国家的战略决策，到企业的经营决策，再到个人的生活决策，无不因此而发生着深刻的改变。

　　世界各国已然认识到大数据所蕴含的巨大社会价值和产业发展空间。比如，联合国发布了《大数据促发展：挑战与机遇》白皮书；美国启动了"大数据研究和发展计划"并与英国、德国、芬兰及澳大利亚联合推出了"世界大数据周"活动；日本发布了新信息与通信技术研究计划，重点关注"大数据应用"。我国也对大数据尤为重视，提出了"国家大数据战略"，先后出台了《"十四五"大数据产业发展规划》《"十四五"数字经济发展规划》《中共中央　国务院关于构建数据基础制度更好发挥数据要素作用的意见》《企业数据资源相关会计处理暂行规定（征求意见稿）》《中华人民共和国数据安全法》《中华人民共和国个人信息保护法》等相关政策法规，并于2023年组建了国家数据局，以推动大数据在各项社会经济事业中发挥基础性的作用。

　　在当今这个前所未有的大数据时代，人类创造和利用信息，进而产生和管理知识的方式与范围均获得了拓展延伸，各种社会经济管理活动大多呈现高频实时、深度定制化、全周期沉浸式交互、跨界整合、多主体决策分散等特性，并可以得到多种颗粒度观测的数据；由此，我们可以通过粒度缩放的方式，观测到现实世界在不同层级上涌现出来的现象和特征。这些都呼唤着新的与之相匹配的管理决策范式、理论、模型与方法，需有机结合信息科学和管理科学的研究思路，以厘清不同能动微观主体（包括自然人和智能体）之间交互的复杂性、应对由数据冗余与缺失并存所带来的决策风险；需要根据真实管理需求和场景，从不断生成的大数据中挖掘信息、提炼观点、形成新知识，最终充分实现大数据要素资源的经济和社会价值。

在此背景下，各个科学领域对大数据的学术研究已经成为全球学术发展的热点。比如，早在 2008 年和 2011 年，*Nature*（《自然》）与 *Science*（《科学》）杂志分别出版了大数据专刊 *Big Data: Science in the Petabyte Era*（《大数据：PB（级）时代的科学》）和 *Dealing with Data*（《数据处理》），探讨了大数据技术应用及其前景。由于在人口规模、经济体量、互联网/物联网/移动通信技术及实践模式等方面的鲜明特色，我国在大数据理论和技术、大数据相关管理理论方法等领域研究方面形成了独特的全球优势。

鉴于大数据研究和应用的重要国家战略地位及其跨学科多领域的交叉特点，国家自然科学基金委员会组织国内外管理和经济科学、信息科学、数学、医学等多个学科的专家，历经两年的反复论证，于 2015 年启动了"大数据驱动的管理与决策研究"重大研究计划（简称大数据重大研究计划）。这一研究计划由管理科学部牵头，联合信息科学部、数学物理科学部和医学科学部合作进行研究。大数据重大研究计划主要包括四部分研究内容，分别是：①大数据驱动的管理决策理论范式，即针对大数据环境下的行为主体与复杂系统建模、管理决策范式转变机理与规律、"全景"式管理决策范式与理论开展研究；②管理决策大数据分析方法与支撑技术，即针对大数据数理分析方法与统计技术、大数据分析与挖掘算法、非结构化数据处理与异构数据的融合分析开展研究；③大数据资源治理机制与管理，即针对大数据的标准化与质量评估、大数据资源的共享机制、大数据权属与隐私开展研究；④管理决策大数据价值分析与发现，即针对个性化价值挖掘、社会化价值创造和领域导向的大数据赋能与价值开发开展研究。大数据重大研究计划重点瞄准管理决策范式转型机理与理论、大数据资源协同管理与治理机制设计以及领域导向的大数据价值发现理论与方法三大关键科学问题。在强调管理决策问题导向、强调大数据特征以及强调动态凝练迭代思路的指引下，大数据重大研究计划在 2015～2023 年部署了培育、重点支持、集成等各类项目共 145 项，以具有统一目标的项目集群形式进行科研攻关，成为我国大数据管理决策研究的重要力量。

从顶层设计和方向性指导的角度出发，大数据重大研究计划凝练形成了一个大数据管理决策研究的框架体系——全景式 PAGE 框架。这一框架体系由大数据问题特征（即粒度缩放、跨界关联、全局视图三个特征）、PAGE 内核〔即理论范式（paradigm）、分析技术（analytics）、资源治理（governance）及使能创新（enabling）四个研究方向〕以及典型领域情境（即针对具体领域场景进行集成升华）构成。

依托此框架的指引，参与大数据重大研究计划的科学家不断攻坚克难，在 PAGE 方向上进行了卓有成效的学术创新活动，产生了一系列重要成果。这些成果包括一大批领域顶尖学术成果〔如 *Nature*、*PNAS*（*Proceedings of the National Academy of Sciences of the United States of America*，《美国国家科学院院刊》）、

Nature/Science/Cell（《细胞》）子刊，经管/统计/医学/信息等领域顶刊论文，等等]
和一大批国家级行业与政策影响成果（如大型企业应用与示范、国家级政策批示
和采纳、国际/国家标准与专利等）。这些成果不但取得了重要的理论方法创新，也
构建了商务、金融、医疗、公共管理等领域集成平台和应用示范系统，彰显出重
要的学术和实践影响力。比如，在管理理论研究范式创新（P）方向，会计和财务
管理学科的管理学者利用大数据（及其分析技术）提供的条件，发展了被埋没百
余年的会计理论思想，进而提出"第四张报表"的形式化方法和系统工具来作为
对于企业价值与状态的更全面的、准确的描述（测度），并将成果运用于典型企业，
形成了相关标准；在物流管理学科的相关研究中，放宽了统一配送速度和固定需
求分布的假设；在组织管理学科的典型工作中，将经典的问题拓展到人机共生及
协同决策的情境；等等。又比如，在大数据分析技术突破（A）方向，相关管理科
学家提出或改进了缺失数据完备化、分布式统计推断等新的理论和方法；融合管
理领域知识，形成了大数据降维、稀疏或微弱信号识别、多模态数据融合、可解
释性人工智能算法等一系列创新的方法和算法。再比如，在大数据资源治理（G）
方向，创新性地构建了综合的数据治理、共享和评估新体系，推动了大数据相关
国际/国家标准和规范的建立，提出了大数据流通交易及其市场建设的相关基本概
念和理论，等等。还比如，在大数据使能的管理创新（E）方向，形成了大数据驱
动的传染病高危行为新型预警模型，并用于形成公共政策干预最优策略的设计；充
分利用中国电子商务大数据的优势，设计开发出综合性商品全景知识图谱，并在
国内大型头部电子商务平台得到有效应用；利用监管监测平台和真实金融市场的
实时信息发展出新的金融风险理论，并由此建立起新型金融风险动态管理技术系
统。在大数据时代背景下，大数据重大研究计划凭借这些科学知识的创新及其实
践应用过程，显著地促进了中国管理科学学科的跃迁式发展，推动了中国"大数
据管理与应用"新本科专业的诞生和发展，培养了一大批跨学科交叉型高端学术
领军人才和团队，并形成了国家在大数据领域重大管理决策方面的若干高端智库。

　　展望未来，新一代人工智能技术正在加速渗透于各行各业，催生出一批新业
态、新模式，展现出一个全新的世界。大数据重大研究计划迄今为止所进行的相
关研究，其意义不仅在于揭示了大数据驱动下已经形成的管理决策新机制、开发
了针对管理决策问题的大数据处理技术与分析方法，更重要的是，这些工作和成
果也将可以为在数智化新跃迁背景下探索人工智能驱动的管理活动和决策制定之
规律提供有益的科学借鉴。

　　为了进一步呈现大数据重大研究计划的社会和学术影响力，进一步将在项目
研究过程中涌现出的卓越学术成果分享给更多的科研工作者、大数据行业专家以及
对大数据管理决策感兴趣的公众，在国家自然科学基金委员会管理科学部的领导下，
在众多相关领域学者的鼎力支持和辛勤付出下，在科学出版社的大力支持下，大数

据重大研究计划指导专家组决定以系列丛书的形式将部分研究成果出版，其中包括在大数据重大研究计划整体设计框架以及项目管理计划内开展的重点项目群的部分成果。希望此举不仅能为未来大数据管理决策的更深入研究与探讨奠定学术基础，还能促进这些研究成果在管理实践中得到更广泛的应用、发挥更深远的学术和社会影响力。

未来已来。在大数据和人工智能快速演进所催生的人类经济与社会发展奇点上，中国的管理科学家必将与全球同仁一道，用卓越的智慧和贡献洞悉新的管理规律和决策模式，造福人类。

是为序。

国家自然科学基金"大数据驱动的管理与决策研究"
重大研究计划指导专家组
2023 年 11 月

前　　言

　　党的十九大报告提出"实施健康中国战略",明确指出"人民健康是民族昌盛和国家富强的重要标志。要完善国民健康政策,为人民群众提供全方位全周期健康服务"[①]。党的二十大报告提出:"推进健康中国建设。人民健康是民族昌盛和国家强盛的重要标志。把保障人民健康放在优先发展的战略位置,完善人民健康促进政策。"[②]随着医疗健康大数据的急剧扩增、医疗技术理念的融合发展以及居民多样化、个性化需求的不断增强,当前以疾病为中心的健康服务模式正逐步向以患者为中心的互联网健康平台服务模式转变。互联网健康平台服务是指借助互联网技术,以个人特征和信息为基础,结合各类环境信息提供的个性化治疗和健康咨询。用户既是健康服务的消费者,也可以提供健康服务。依赖于个人和组织产生的海量数据(体征数据、电子健康档案、电子病历、社交网络健康行为、医保信息等),近年来,以个性化为特征的互联网健康服务不断涌现,并借助大数据技术产生了巨大的社会和经济价值。据统计,我国开发和提供的医疗健康服务数以万计。不少机构借助医疗健康大数据,为个人提供多种多样的互联网平台服务。例如,谷歌和微软通过开发智能手环等可穿戴设备采集个人健康数据来帮助个人进行健康管理;百度通过网络平台数据、医疗卫生管理信息数据以及体检信息数据帮助用户实现健康评估、智能预诊等个性化服务;"好大夫在线""春雨医生"等互联网健康平台则为用户提供了在线咨询和预诊服务,并由专业医务人员或机构提供个性化问诊服务。这些平台服务融合了线上和线下的健康数据与活动,凭借预防性、个体化、远程性、数据驱动、精准性等特点,起到了"未病先防"的作用,节约了大量的医疗资源和成本,不少互联网健康平台也雨后春笋般出现。

　　互联网健康平台服务由用户(患者群体)、平台方和服务方(医护人员)等主体参与,依托于用户的健康体征、健康行为、社交互动、疾病档案等数据,贯穿了线上咨询、线上预约、线下治疗、医药推荐、付费参保等一系列医疗环节。虽然这些服务起到了精准治疗、保健预防和健康促进的作用,但是在服务价值实现

---

　　① 《习近平:决胜全面建成小康社会 夺取新时代中国特色社会主义伟大胜利——在中国共产党第十九次全国代表大会上的报告》,https://www.gov.cn/zhuanti/2017-10/27/content_5234876.htm[2017-10-27]。
　　② 《习近平:高举中国特色社会主义伟大旗帜 为全面建设社会主义现代化国家而团结奋斗——在中国共产党第二十次全国代表大会上的报告》,https://www.gov.cn/xinwen/2022-10/25/content_5721685.htm[2022-10-25]。

过程中还存在许多问题,如用户价值需求不清晰,单一追求用户数量和个性化功能而忽略了服务本身,用户收到了毫无价值甚至不准确的信息以至于采取了错误的健康方案,服务虚拟性导致医患双方的信任缺乏,用户数据和资源共享不足导致信息失真。这些典型的问题成为价值创造的关键因素,并严重影响到互联网健康平台及医疗服务在我国的创新和可持续发展。因此,识别互联网健康平台服务价值的关键影响因素和形成机理,促进各主体共创健康服务价值是亟待解决的问题。

与传统的医疗模式不同,互联网健康平台服务实际上是基于健康大数据来满足各主体价值需求的过程,其核心是主体获得和感受到的价值。从价值主体来看,医疗健康服务的主体除了平台和服务方之外,还包括患者、健康和亚健康人群,用户主体更为多样化;从价值关系来看,平台服务包含了患者用户、服务平台、服务方等多重的复杂关系;从价值实现过程来看,用户和服务方既可能通过虚拟平台进行交互,也可能通过症状比对直接获得治疗方案,因此存在显著的虚拟性和预测性特征;从价值模式来看,传统模式是满足用户的价值需求,而健康平台服务是多方主体的价值共创,具有较高的复杂性和不确定性。正因为如此,健康平台服务价值尚未得到充分开发和度量。了解用户、服务方、平台的价值及其形成作用机理对于制定合理的服务措施和策略以满足各主体价值诉求有重要意义。基于多样化的价值需求,平台可以推出更加精准的个性化推荐和咨询功能来提高市场竞争力,服务方可以进一步优化用户治疗方案来改善社会声誉,用户则可以获得和共享健康知识。同时,医疗机构和政府等组织则能够更加高效地制定政策以改善整体健康水平,从而深入创新和应用以价值共创为导向的互联网健康平台服务模式。

互联网健康平台服务面向数量巨大的参与群体,在服务过程中会产生海量的数据,并在用户、服务方、医疗机构、平台等多个相关主体之间流转。但是以往关于价值分析的研究方法主要是定性阐述、理论建模、问卷调查分析等结构化方法,数据主要是单一的抽样数据。这些数据及分析方法既没有利用海量的非结构化关系和内容数据,也无法综合反映各类型主体的个性化、复杂性和动态性价值需求。如何结合大数据分析方法,尤其是非结构化数据,从而更好地挖掘各主体的服务价值、实现互联网健康平台服务的多主体的价值共创亟待探讨。

本书的目的是探讨我国互联网健康平台服务中多方主体的价值共创机理,基于评论数据、用户参与互动健康行为数据、用户健康数据、服务过程数据和服务方数据等多源异构数据,识别互联网健康平台服务价值的关键影响因素,分析主体间价值共创行为和作用机理,提出价值挖掘方法和共创路径,设计价值提升机制和策略,从而得到服务价值共创的对策和建议,为互联网健康平台服务在我国的应用创新和发展提供理论和实践支持。

本书的特色是在传统的数据分析和处理方法的基础上,采用了实验设计、声音大数据分析等多元数据分析方法，建立了数据驱动的理论和实证相结合的多主体服务价值共创模型，具有重要的科学价值。

本书是对国家自然科学基金重点项目"平台生态系统价值共创机理与商业模式创新"（72032006）和国家自然科学基金重大研究计划项目"大数据驱动的医疗健康个性化服务价值测度与个性化能力构建研究"（91646113）研究成果的总结。

本书的总体框架和内容由笔者确定，笔者和研究生司广森、高昕瑞、胡文轩参与了全部章节内容的撰写和修改。王浩、张木雨、肖文怡、王莉等研究生参与了部分章节内容的撰写工作，同时每一章节都凝聚了笔者课题组教授成员如高宝俊、王林、陈星、朱青等学者的心血。撰写过程中，参阅和引用了大量学者的研究文献，在此一并表示感谢！

由于水平有限，书中难免有疏漏之处，望广大读者批评指正！

刘汕　张星

2023 年 8 月于西安

目　　录

第1章 互联网健康平台服务价值概述

1.1 互联网健康平台概述

随着社会经济的发展，人们对医疗健康水平的要求不断提高。传统的线下医疗服务模式存在资源分配不均、受地域和时间限制等弊端，无法满足人们个性化的医疗健康需求。医疗健康关乎人们的幸福生活，为解决医疗健康服务过程中出现的一系列问题，国务院成立健康中国行动推进委员会，于2019年7月9日颁布《健康中国行动（2019—2030年）》，指出"充分利用互联网技术，在保护个人隐私的前提下，对健康状态进行实时、连续监测，实现在线实时管理、预警和行为干预，运用健康大数据提高大众自我健康管理能力""依托区域全民健康信息平台，推进'互联网＋公共卫生'服务""促进'互联网＋医疗健康'发展，创新服务模式"。在国家政策的支持与推动下，借助新兴技术的发展，互联网健康平台应运而生，并得到了快速发展，据艾瑞咨询和京东健康联合发布的2022年中国在线医疗健康服务消费数据，截至2021年12月，在线医疗用户规模已达2.98亿人，占网民整体的28.9%，而截至2022年6月，中国在线医疗用户规模已达到3亿人。

值得指出的是，在新冠疫情发生之后，公众对于医疗系统整体的反应速度和服务效率有了更高的要求，而传统模式下的医疗服务模式很难满足这一要求，互联网健康平台融合了医疗资源与信息技术，解决了患者跨地域在线咨询的问题，避免了医生与患者之间的直接接触感染，对于缓解新冠疫情的发展有重要的作用。综上可知，互联网健康平台服务在国家战略、医疗服务模式改革层面都有重要的发展潜力，是未来医疗行业发展的重要趋势。

互联网健康平台融合了医疗、移动通信技术、云计算、大数据等新兴互联网信息技术，具有不同的功能，包括医疗信息查询、在线咨询、线上挂号、远程会诊、在线患者社区、疾病科普、直播义诊等。通过使用互联网健康平台的一系列功能，开启了医疗服务的新模式，依托健康大数据分析技术，为患者提供了健康咨询、日常管理监测等个性化服务。用户可以借助互联网个人计算机端和移动互联网终端设备来使用平台功能。目前，各种互联网健康平台如雨后春笋般出现在人们的视野中，如互联网个人计算机端有"好大夫在线""有来医生"等，移动互联网终端包括"春雨医生APP""好大夫在线APP"等。

相比传统医疗服务模式来说，互联网健康平台具备跨地域、个性化、社会化、无时间限制等特点，实现了服务需求方（患者）、服务提供方（医生）以及医院等不同利益主体的社会化交互。对于患者而言，互联网健康平台通过整合线上线下的医疗资源，将患者诊前信息搜寻、支付，诊中问诊、治疗，诊后病情管理、反馈等流程整合在一个系统中，为患者提供一体化的医疗服务。对于医生而言，互联网健康平台打破了时间和地域屏障，允许医护人员合理利用时间为患者提供健康咨询服务，这有助于提升医护人员的诊疗能力和社会声誉以及医院声誉。具体来说，互联网健康平台具备以下几方面的功能。

1）提供远程服务，缓解医疗资源不均

互联网健康平台借助互联网技术能够提供远程医疗服务，旨在提高地区的医疗水平，满足人们的健康需求。传统服务模式的线下医疗资源受地域限制，不同地区的医疗资源水平相差很大。多数优质的医疗资源通常集中在大城市，而偏远城镇地区医疗资源相对不足。因此，医疗资源缺乏的地区居民难以获得较好的医疗救助。互联网健康平台借助互联网技术，为偏远地区的患者用户提供了更多的选择机会。偏远地区的用户可以通过互联网平台终端在线搜寻不同地区、医院的医生进行咨询，同时也能促进他们学习医疗知识。除此之外，互联网健康平台也能为偏远地区、职级较低的医护人员提供良好的医学教育和技能培训，减少诊断失误。总的来说，互联网健康平台在一定程度上促进了医疗资源的流动和重新分配，缓解了医疗资源分布不均这一重要现实问题。

2）改善医患关系

互联网健康平台不仅提供了一个医生与患者互动交流的渠道，也提供了一个长期维持医患关系的纽带。在传统的线下医疗服务中，患者在医院就诊完毕后，由于地域限制很少会再与医生进行联系，因此很难与医生建立长期的关系。相反，患者能够通过互联网健康平台向一位医生定期进行疾病咨询，从而建立长期关系。另外，健康平台上医患互动的增加能够使患者产生更多归属感，获得更多信息和情感支持，出于感恩与谢意，患者也会向医生提供积极反馈，如较高的服务评分，这在一定程度上促进了医生的积极参与，进而形成了医患关系的良性循环。

3）提升医院、医生的社会声誉

互联网健康平台吸引了来自不同医院的医生的参与，有利于提升医生和医院的社会声誉。在传统线下医疗模式中，医护人员通常仅能展示职称、专长、所属医院等声誉信息，传播范围有限。然而，在互联网健康平台上，医生能够向全国的患者用户展示其基本信息、以往的患者诊疗记录和患者反馈，这些信息都有助于提高医生的在线声誉和社会知名度。为患者提供高质量医疗服务的医生可能拥有更高的服务评分，进而向未来的潜在患者展示积极的信号。医院也可以积极参与平台服务，通过组织免费义诊活动、宣传医院优势资源等措施来提升医院的在线排名。

4）实现多主体价值共创

在互联网健康平台上，医疗服务提供方（医生）、需求方（患者）以及平台方共同参与平台活动，从而实现价值共创。对于提供方，医生能通过互联网健康平台合理利用时间，为更多的患者用户提供指导，进而创造服务价值。同时，医生也能从患者那获得反馈（满意评分），进而维护和提升自己的社会声誉。对于需求方，患者通过平台进行在线挂号、查询病历、缴费等，能够减少不必要的等待时间，提高就诊效率。患者也能通过远程咨询减少不必要的医疗开支，节约成本，获得经济价值。患者通过获取来自医生的疾病指导来满足自身的需求，同时也能向其他患者分享健康知识来创造价值。互联网健康平台衔接了医生与患者，将医生创造的价值传递给患者，同时可以通过获得用户参与来提升人民健康水平和市场竞争力。图 1-1 展示了互联网健康平台不同主体间的价值共创。

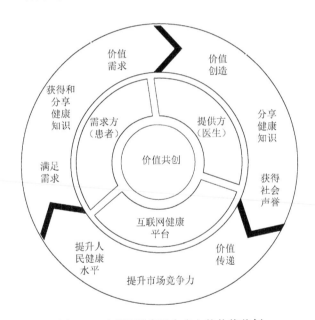

图 1-1　互联网健康平台多主体价值共创

5）提供临床决策支持

互联网健康平台能够促进不同地区、医院、职称的医护人员进行团队合作，整合资源优势，为治疗患者疾病提供更加全面的临床决策支持。同时，互联网健康平台具有医疗科普功能，为医生提供了大量的临床科普知识和患者疾病咨询的病历，方便医生在临床工作中及时查阅相关资料，学习新兴医疗技术。互联网健康平台提供了患者反馈功能，因此，医生能够长期跟踪患者的治疗情况，获得患者疾病治疗的反馈，为其未来治疗类似疾病提供重要的决策支持。

6）监测防控重大疾病、疫情

借助大数据分析技术，互联网健康平台能根据健康咨询数据来实时监测各区域的健康状况，对区域性传染疾病等突发状况做到提前预警。另外，医疗资源分散在不同地区，部分地区在面对诸如新冠疫情、重大疾病等紧急情况时，可能需要大量医疗资源，实体医疗机构难以在短时间内应对大量的医疗健康需求，因此，可能出现阶段性医疗资源短缺的问题。然而，互联网健康平台依托互联网技术能够整合不同区域的医疗资源来进行疾病防控。例如，在新冠疫情期间，不同地区的医生为潜在的患者提供健康服务，对于防控疫情起到了一定的作用。

图 1-2 总结了互联网健康平台的功能。

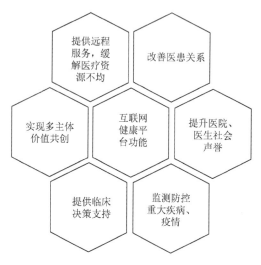

图 1-2　互联网健康平台的功能

1.2　以患者为中心的互联网健康平台服务

在传统的以疾病为中心的医疗服务模式下，患者上门就医，医生根据患者的病症进行开药、检查、治疗。医生服务的患者人群比较单一，通常是医疗机构附近区域内的患者。在传统医疗模式下的患者的主要目的是治愈疾病，没有太多个性化的需求。然而，随着患者对健康需求的提升，传统医疗服务模式无法满足其个性化需求，造成医患关系紧张和价值分离。随着互联网健康平台的兴起，满足患者个性化需求成为可能，传统的医疗模式也随之逐渐向现代健康服务背景下以患者为中心的服务模式转变。在以患者为中心的服务模式下，患者可以选择好的医生和医院。患者通过互联网健康平台搜寻不同的医生介绍信息，然后选择适合自己疾病的医生进行咨询，其选择范围比传统模式下的单一区域更加广泛。鉴于不同医院科室的专长差异，不同疾病类型的患者群体均可以通过互联网健康平台找到相应的医生进行咨询。另外，患者不只是简单的消费者，同时也是服务价值的创造者，其可以通过互联网健康平台分享健康知识。以患者为中心的健康服务模式更注重患者的心理健康，保证患者的知情权，为患者提供更好的短期治疗方案和长期疾病管理维护。该服务模式不仅能为患者带来个性化的治疗效果，也能让其他利益相关主体从中获利，进而实现价值共创。另外，该模式增加了患者在医疗服务过程中的参与度，医护人员也能够了解更具体的患者健康信息，从而降低用药错误风险。同时，患者的满意度反馈促进了医护人员参与平台的积极性。然而，传统医疗健康行业受地理、科室、机构等限制，难以实现同样的服务参与效果。以患者为中心的互联网健康平台服务体现在以下几个方面。

1）"诊前—诊中—诊后"全流程服务

在以患者为中心的互联网健康平台服务模式下，医护人员或医疗服务机构借助互联网健康平台，以患者疾病咨询信息为基础，为其提供个性化服务。患者的看病流程可分为诊前、诊中、诊后三个阶段。通过打通患者就诊过程的多个环节，实现了一体化的健康服务。首先，在诊前阶段，患者根据自身的疾病，在健康平台上搜寻不同地区、科室、职称的医生的基本信息，然后选择能满足需求的医生进行付费咨询；其次，在诊中阶段，医生和患者进行在线交互，患者表达健康问题，医生诊断患者疾病，并为其提供治疗方案，主要包含疾病的检查和化验、处方、购药、住院等流程；最后，在诊后阶段，患者对医生的服务进行评价、反馈。值得指出的是，传统的线下医疗服务模式很难实现这样的全流程服务。

2）个性化咨询服务

医生通过互联网健康平台能够为患者提供个性化的咨询服务。互联网健康平台打破了时间、地域的限制，允许患者用户随时随地访问不同地区、医院、科室、职称的医生。目前，远程医疗服务已经发展成可以通过电话咨询、文字、语音、图片等多种方式实现医患交流。借助远程医疗服务，患者能够便捷地寻找擅长治疗不同疾病的医生团队进行咨询，无须奔波于各医院和科室之间，也不再因来自医生的不同诊疗意见而难以抉择。另外，患者也可以借助远程医疗技术选择医生团队进行咨询，医生会依据患者的实际情况为患者提供综合性意见，消除患者对自身疾病的不确定性。尤其对于医疗资源匮乏地区的患者，互联网健康平台为他们获得医疗服务提供了保证，进一步促使其能够接触领域专家，从而享受个性化咨询服务。

3）互联网健康社区服务

互联网健康社区是互联网健康平台为医生和患者提供的虚拟交流场所，支持医生与患者、患者与患者进行交互。通过互联网健康社区，医生可以组建自己的患友群，并为其发布关于医疗专业知识科普的帖子，帮助患友消除疾病恐惧和提升健康知识水平。除此之外，互联网健康社区能够促进患者间沟通交流，分享疾病治疗经历和健康知识，吸引经历相似的患者的关注。疾病相似的患者进行交流可以彼此提供、获得信息支持和心理情感支持，有助于解决其理解偏差并提高治疗依从性。尤其对于慢性病患者来说，互联网健康社区能够提高其对自己健康状况的理解和管理监测，使其长期受益。

4）日常健康管理监测服务

借助互联网信息技术，各种可穿戴互联网平台设备被开发出来用于管理监测人们的一系列健康状况，如睡眠质量、运动步数、健康心率等。借助这些健康设备，患者能够随时随地掌握自身健康动态。一旦日常监测数据出现异常波动，患者可以及时知晓并寻求帮助。这些平台设备增加了患者健康决策的主导权，提高了患者参与疾病管理监测的积极性，尤其对于慢性病患者的健康管理十分重要。另外，患者可以通过互联网健康平台向医生咨询自己的病情，根据医生的指导进行及时的治疗。同时，监测数据也帮助医务人员掌握更多患者的身体状况数据，并为其提供个性化治疗方案。

5）"线上-线下"一体化服务

互联网健康平台融合了线上和线下的医疗环节，不仅提供了在线医患交互咨询服务，还提供了线下门诊的挂号活动。患者可以根据平台上的医生值班信息进行预约，从而避免线下门诊排队，节约了患者时间。另外，医生可以通过线上平台指导患者线下活动，如患者根据来自线上的医生指导在线下进行医疗检查、药物购买、康复锻炼等活动。

图1-3展示了以患者为中心的互联网健康平台服务。

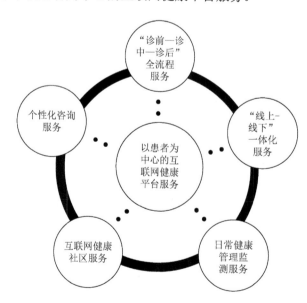

图1-3　以患者为中心的互联网健康平台服务

1.3　价值共创视角下的互联网健康平台服务模式

价值共创是指服务需求者与供应商、服务提供者或其他消费者共同在服务过程中创造价值（Loane et al.，2014）。基于顾客主导的逻辑，服务需求者不是在价值链中被动获得价值（Shen et al.，2019），而是重要的价值创造者。除了服务需求者，服务提供者和其他参与者也可以不同的行为方式创造价值。在互联网健康平台不同的服务场景下，服务需求者（患者）、服务提供者（医生或患者）以及其他参与者（互联网健康平台）都以自身独特的方式在创造价值。在远程医疗服务中，医生通过提供医疗指导和缓解心理负担的方式为患者创造服务价值，患者获得了信息层面的健康知识服务价值和情感层面的社会支持价值。与此同时，医生也能充分利用时间、获得社会声誉，进而提升自身以及医院的社会价值。另外，在互联网健康社区服务中，患者之间可以彼此分享健康知识来创造价值，同时也能通过获得所需健康知识来满足价值需求，进而实现价值共创。患患之间和医患之间的健康知识分享已被广泛认为是互联网健康平台服务中重要的价值共创行为（Zhang et al.，2017）。互联网健康平台则作为传递服务价值的媒介，为医生和患者提供和获得服务价值提供桥梁，同时也能吸引更多的用户参与，提高自身的市场竞争力和社会声誉，从而获得经济价值和社会价值。因此，互联网健康平台服务模式实现了价值共创的目的，能够为各利益相关主体提供更多的价值。

在价值共创的互联网健康平台服务模式中（图 1-4），各主体以不同的行为方式参与其中。首先，患者参与互联网健康平台中的在线医患互动来获得治疗和建议，从而改善自身健康状况。同时，患者也能参与互联网健康社区向其他患者分享健康知识和疾病治疗经历。在咨询服务结束后，患者会以服务评分、送礼物、感谢信的方式对医生的服务提供反馈。患者在以后的日常生活中若遇到健康问题，可以随时随地再次与医生进行交流。根据线上的指导信息，患者进行一系列的线下医疗检查。另外，患者可以向其他有健康需求的潜在用户推荐互联网健康平台，从而创造更大的社会价值。其次，医生有很多的临床工作要完成，时间对于他们来说非常珍贵。医生借助远程医疗服务可以合理规划自己的时间，随时随地为患者提供专业的远程医疗指导和健康随访。最后，对于互联网健康平台而言，管理者借助信息技术开发、优化一系列平台功能，为患者和医生的交流提供良好的渠道。另外，为了缩小城乡医疗水平差距和改善社会福祉，互联网健康平台也可能会组织医院、医生和医生团队进行义诊活动，以及对基本医疗工作者提供临床技能培训。在互联网健康社区中，医生和患者可以组建团队来分享健康知识和治疗经历，进而获得价值。

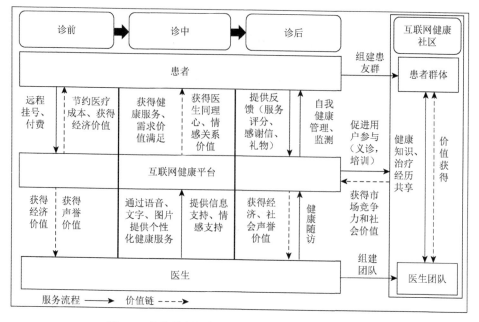

图1-4 价值共创视角下的互联网健康平台服务模式

1.4 大数据与互联网健康平台服务价值

互联网健康平台面向数量巨大的用户群体，在服务过程中会产生海量的数据，涉及患者、医生、医生团队、医院组织、平台等主体，个人计算机端和移动APP端等平台，以及线上、线下、诊前、诊中、诊后等交互环节，如图1-5所示。另外，一些关于互联网健康平台服务的问卷调查数据也可以通过收集获得。借助数据分析方法，挖掘这些数据有助于发现健康服务价值，分析各主体间的价值共创行为机理，促进对用户分享健康知识行为的了解，还有助于探讨用户和组织采纳和使用互联网健康服务的动机及效果，进而丰富健康信息系统的价值提升策略。总的来说，互联网健康平台数据挖掘对于分析研究健康服务价值及其影响因素具有重要意义。

医生只有在互联网健康平台开通服务功能才能与患者进行交互，互联网个人计算机端记录了医生的历史活动信息。在医生服务结束后，患者通常会对医生的服务进行反馈，从而产生了大量的评论数据，通过这些数据能够探讨医生服务对患者满意度感知或医患关系的影响，有助于发现互联网健康平台的咨询服务价值。在移动互联网平台端，医生与患者在"诊中"阶段产生了大量的语音形式的交互数据，通过这些语音数据探讨语音特征对患者满意度感知或医患关系的影响，有助于挖掘语音服务价值。除此之外，获取个体、组织层面的移动互联网健康服务使用、相对优势、感知可信度数据，有助于探讨移动互联网健康服务采纳、

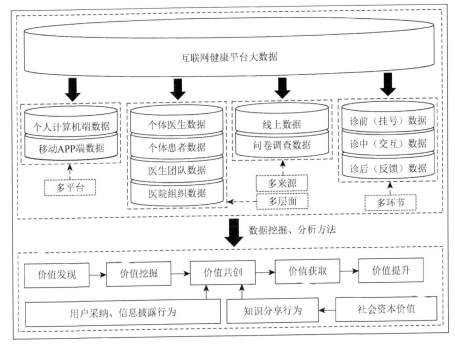

图 1-5　互联网健康大数据挖掘与价值分析框架

使用的影响因素，了解个体和用户组织价值获取机理。通过收集和分析互联网健康平台用户的价值共创行为数据，有助于充分了解用户的价值共创行为机制以及影响因素。互联网健康平台用户或医护人员能够通过披露健康信息、分享健康知识创造服务价值。对用户健康信息披露、保护动机和感知收益数据进行分析，有助于全面了解用户基于健康信息披露的价值创造机理。另外，基于不同的医院组织、互联网健康平台，收集医护人员、平台用户的健康知识分享、社会资本及动机数据，有助于充分了解参与者通过健康知识分享进行价值创造的影响因素。安全的信息系统对于平台的高效运行有重要的价值，通过分析互联网健康平台信息系统项目的管理控制、组织环境风险和绩效价值数据，有助于设计互联网健康平台服务的绩效价值提升策略。具体的互联网健康大数据挖掘与价值分析框架如图 1-5 所示。

1.5　本　章　小　结

本章介绍了互联网健康平台的概念、功能和以患者为中心的互联网健康平台服务。互联网健康平台服务实现了患者、医护人员及平台之间的价值共创。各主体在价值共创的过程中产生了海量的健康服务数据，对这些服务数据进行挖掘分析，有助于对各主体的价值创造过程有更全面的理解。

第 2 章　互联网健康平台咨询服务价值发现

2.1　互联网健康平台咨询服务概述

随着信息技术的发展和公众对身体健康的普遍关注,互联网健康平台为越来越多的人提供健康信息服务,通过这种方式,互联网健康平台产生了一系列服务价值。由于线下医疗服务在时间、金钱和服务等方面的限制,越来越多的患者(用户)通过互联网健康平台来满足疾病治疗的需求。许多用户参与互联网健康平台来满足他们与健康相关的个性化需求,如疾病咨询、治疗以及慢性病维护等。互联网健康平台为患者提供了沟通交流的虚拟空间,患者以此可进行疾病讨论和发表有关医生服务的评论(Yan and Tan,2017;Guo et al.,2017),这减少了医患之间长期存在的信息不对称(Akçura and Ozdemir,2017;Gao et al.,2015)。一项调查表明,超过 70%的患者通过阅读平台上的评论信息来选择医生进行咨询(Hedges and Couey,2020)。患者的正向评分和积极评价内容可以提高医生的在线声誉,医生进而能够吸引更多患者进行在线或线下问诊(Liu et al.,2016b)。反之,负面评论不仅会破坏医生的在线声誉,还会降低患者向他们咨询的意愿,从而导致医生与医院的收入随之降低。因此,医生一直都希望患者能够给他们积极的咨询评价,以证明其专业能力并吸引更多患者来向其咨询。

互联网健康平台是为患者开发的简单网站,主要用于发表在线评论以及对医生的服务评分。此功能可以帮助医生了解自己的形象,并帮助患者选择合适的医生来咨询。但是,在早期的互联网健康平台上,医生不能为患者提供在线咨询服务,只能在线下与患者交流。最近,互联网健康平台开始强调医患互动的重要性,并鼓励医生提供在线健康咨询服务,这项新功能可通过在线互动延长传统医患交互情景下短暂的医患关系。互联网健康平台管理者希望医生和患者能够积极参与在线交互,以保持平台的活力和医患关系的可持续性(Burtch et al.,2017)。

尽管提供健康咨询服务似乎对医生和患者都是有利的,但大多数医生并不提供此服务。据统计,超过 2/3 的医生没有使用互联网健康平台上的咨询服务功能(Guo et al.,2017),阻碍了健康咨询服务中的价值发现和挖掘。医生是否提供健康咨询服务通常取决于他们对该行为产生的收益和成本的权衡(Yan et al.,2016)。提供平台咨询服务可以使医患之间互惠互利,同时医生能够建立良好的声誉价值(Zhang et al.,2017)。另外,医生能够通过提供医疗服务,满足患者需求,提升知识自我效能（Zhang et al.，2017）。但是，由于平台健康咨询是通过远程交互的方式，医生和患者之间的交流往往不够充分，所以医生可能无法从咨询服务的患者那里得到预期评分。互联网健康平台通常会限制在线医患交互的时间长度，同时无法允许医生直接与患者进行面对面交流，这可能会妨碍医生充分利用自身的专业知识解决患者的健康咨询问题，从而导致患者为医生提供负面的评分。因此，关注健康咨询服务对于挖掘患者评分、改善医患关系（满意度）、发现咨询服务价值至关重要。

对于不同职称的医生（如住院医师、主治医师、副主任医师和主任医师）来说，其提供的健康咨询服务对患者满意评分的影响是否具有差异同样亟待研究。职称较高的医生可能已经拥有良好的声誉，所以与低职称医生相比，他们提供在线咨询服务的需求更低。但是，与低职称医生相比，患者更喜欢等级较高的医生，因为后者可能具有更高的专业能力，这种偏好反映了不同等级医生之间提供在线咨询效果存在潜在差异。高职称的医生由于其丰富的专业知识而更可能获得来自患者的积极评价（Liu et al.，2022）。但是，患者可能会对更高级别的医生抱有更高的期望，这导致患者在评价时更加谨慎。因此，不同职称的医生提供在线咨询服务的效果差异需要进一步分析。本章旨在探讨医生提供健康咨询服务对患者满意评分的影响以及该影响在不同职称医生之间的差异。

2.2　互联网健康平台的医患交互及其价值

医患关系反映了医生与患者在交互过程中相互信任和依赖的程度，是医生医疗服务价值的一种重要体现。类似于线下医患交互，互联网健康平台中的医患关系也伴随着在线医患交互的过程而出现，因此，医生为患者提供的在线健康咨询服务同样影响着医患关系。例如，医生为患者提供高质量的互联网医疗服务能够改善日益紧张的医患关系，患者的满意度是医患关系的重要体现，研究互联网健康平台中的医患交互及其对患者满意度的改善，有助于发现互联网健康平台咨询服务在改善医患关系方面的价值。

2.2.1　互联网健康平台咨询服务与医患关系

互联网健康平台的应用和医疗保健政策的变革导致医患关系产生了几次转变。过去，医生通过与患者口头交流，了解患者的病情和家人病史，从而作出诊疗决定（McKinlay，1988），由此，医生通常也被视为权威人物，在这种紧密的咨询过程中形成的长期医患关系也被称为家长式或亲子式关系。随着先进的诊断技术的出现，医生对患者口述的依赖性逐渐减弱。先进诊断技术的出现导致医患关系开始出现商业化，传统的医患关系也转瞬即逝（McKinlay，1988）。这种医疗消费主义在一定程度上意味着患者可以挑战医生的决定（McKinlay，1988），被视为"服务对象的反抗"。考虑到以费用为中心的医疗政策对以患者为中心的政策的取代作用，McKinlay（1988）将这种现象称为医疗行业的"去专业化"。虽然医疗技术水平的进步减少了临床错误，提高了患者满意度，改善了医患关系（Liang et al.，2017），但是在以费用为导向的服务模式中，某些医生可能会采用昂贵的治疗方案替代价格较低的治疗方案来欺骗患者，从而逐渐损害了医患之间的信任，医患冲突也随之产生。

信息技术的普及，尤其是互联网健康平台的普及为重新唤起这种长期的医患关系提供了独特的解决方式。互联网健康平台咨询服务通过文字或电话等在线咨询方式将医生和患者连接起来，打破了时间和空间的限制（Guo et al.，2017）。患者也可以在健康咨询之前，通过互联网健康平台寻找医生的执业信息，从而增强了患者对医生的信心，并提高了临床咨询的效率。尽管如此，部分医生因为担心其声誉会因不公平的在线评分而被破坏，不愿提供在线咨询服务（Gao et al.，2015）。医生的在线参与可能是在信息时代发展长期医患关系的关键，因此，本章所关注的互联网健康平台咨询服务具有改善医患关系的作用，并能发现医生提供健康咨询服务的价值。

2.2.2　互联网健康平台咨询服务与医患交互

在线平台服务已经作为企业战略被广泛研究，包括定价策略（Riggins，2004）、渠道竞争（Li et al.，2017）和营销策略（Yan and Pei，2015），这些研究还强调了这种虚拟渠道在销售产品方面的巨大优势。医生提供的咨询服务是一种以信任为基础的商品（Gao et al.，2015），它在个人层面上是专业且个性化的，其主要体现为评论者的意见直接影响医生的在线声誉和利益，这与一般商品或服务有所不同。患者的在线咨询服务评论直接反映了患者的满意度和医生的专业能力，因此医生收到的来自患者的高服务咨询评分是很重要的（Guo et al.，2017）。

表 2-1 列出了有关互联网健康平台中的医患交互咨询的代表性研究，主要分为三类。第一类研究患者的在线互动。患者有从其他类似经历的患者那里获得社会支持的倾向（Yan and Tan，2014），包括信息支持、情感支持、陪伴和指导帮助。Yan 和 Tan（2014）指出在互联网健康平台中普遍存在信息支持，但情感支持可以帮助患者变得健康。为了有效地交换健康信息并获得社会支持，患者可以通过其他患者分享的治疗经验找到相似的人（Yan et al.，2015）。此外，Goh 等（2016）强调患者通过互联网健康平台互动能够缓解城乡健康差异。尽管这些研究强调了患者与他人交流的重要性，但结果并不能帮助理解医生参与互联网健康社区对患者在线行为的影响。

表 2-1　互联网健康平台咨询相关研究

文献	对象	主要发现	研究不足
Yan 和 Tan（2014）	患者	患者在互联网健康平台上与他人的互动可以获得社会支持，进而帮助患者提高健康水平	主要关注互联网健康平台上的患者社区，忽略了医生参与患者社区对患者行为的影响
Yan 等（2015）	患者	患者在互联网健康平台上可以通过其他患者分享的治疗经验找到患有类似疾病的同伴。患者的在线社交网络扩张和信息获取的能力与认知能力和网络嵌入度有关	
Yan 和 Tan（2017）	患者	之前患者对平台中诊疗方案的评估的一致性会影响后续患者对治疗效果的感知	
Yan 等（2019）	患者	群体意见比其他熟悉的个体意见对患者感知的治疗效果有更大的影响。之前评论中的情绪也会影响患者对治疗结果的看法	
Goh 等（2016）	患者	互联网健康平台降低了城乡居民之间的健康差距	
Ozdemir（2007）	医生	医生可以为在线服务设置理想的价格来吸引大量患者	主要关注医生经济收益的权衡，即通过特定的模型说明医生是否应该提供在线咨询，忽略了非金钱因素
Akçura 等（2013）	医生	医疗水平高的医生通常提供线下服务，对于在线服务的意愿较低。设置合理的在线服务价格可以减轻竞争强度	
Akçura 和 Ozdemir（2017）	医生	在双寡头垄断的情况下，市场广泛提供在线医疗服务后，医生间的价格竞争将加剧	
Guo 等（2017）	医生和患者	医生的社会回报和经济回报取决于他们在平台中的专业资本和决策资本	
Yang 等（2015）	医生和患者	医生的在线回复速度以及医患之间的互动频率会对患者评分有显著影响	
Guo 等（2018）	医生和患者	医生与患者之间的社会纽带与医生的在线回报密切相关	主要关注在线健康渠道或在线咨询服务的运营策略，但都是基于已经提供在线咨询服务的医生样本，忽略了那些没有提供在线咨询服务的医生样本
Liu 等（2016b）	医生和患者	患者倾向于选择线上和线下声誉良好的医生。医院的线下声誉也可以帮助医生吸引更多的患者	
Liu 等（2020b）	医生和患者	医生在网上语音会诊服务中语速快、情感中立时，患者满意度更高	
Zhang 等（2017）	医生和患者	互惠、利他主义、声誉和知识效能对互联网健康平台中医生的知识共享意向有正向影响，而互惠、利他主义和移情与患者的知识共享意向呈正相关关系	
Khurana 等（2019）	医生和患者	医生对之前患者的回复影响当前患者是否推荐医生，这种影响是受到医生方面因素调节的	

第二类研究分析了医生是否应提供在线咨询及相关定价策略，主要是从医生的经济收益的视角出发（Akçura and Ozdemir, 2017; Ozdemir, 2007; Akçura et al., 2013），这些研究都是建立在程序复杂的数学模型和不同条件的基础上来建议医生是否提供在线咨询服务。例如，Ozdemir（2007）建议医生在提供在线咨询服务时可以设置比线下服务更低的价格，以获得更多的患者咨询。但是，互联网健康平台咨询服务的市场化将会加剧医生之间的价格竞争（Akçura and Ozdemir, 2017）。此外，除经济收入外，非金钱因素也在影响专家是否参与在线咨询的决定，尤其是在医疗领域。因此，此类研究主要侧重于经济角度，忽略了非金钱因素（如在线评分）。

　　第三类研究集中于在线咨询服务渠道的运营策略，如医生如何采取行动以获取经济和社会利益（Guo et al.，2017；Liu et al.，2020b；Yang et al.，2015）。例如，Guo 等（2017）认为医生在互联网健康平台上贡献知识可以获得一系列回报。Yang 等（2015）发现医生的快速回复和长时间交谈能够提高患者在线咨询的满意度。Liu 等（2020b）发现医生的语速与患者满意度之间呈正相关的关系。这些研究考虑了社会因素并为医生提供了实用的建议，但均默认医生已经开通了在线咨询服务，并为患者提供了在线咨询服务，忽略了医生是否提供了健康咨询服务这一重要事实。因此，这些研究无法比较医生提供在线咨询服务与不提供在线咨询服务之间的差异。

　　与现有互联网健康平台咨询相关的研究不同，本章重点关注医生与患者之间的互动，并在之前研究（Yan and Tan，2014；Yan et al.，2015；Akçura et al.，2013）的基础上迈出了一步，从非金钱因素（如评论）的角度探究医生是否可以通过提供在线咨询服务获得收益。与过去专注于在线咨询服务的研究不同，本章研究重点是提供在线咨询服务所产生的效果和价值。医生提供在线咨询服务意味着其愿意与患者进行互动和社交，这可能会唤起患者的归属感并提高患者的满意度，进而获得患者的满意度评分。与此同时，患者获得社会支持和归属感的意愿很强（Yan and Tan，2014），医生提供在线咨询服务之后能够增强患者的幸福感，并使患者产生积极的情绪和行为。此外，医生工作繁忙，提供在线健康咨询服务需要他们牺牲有限的空闲时间，出于感谢的目的，患者会主动回报医生，从而发表正向的评论。

2.3　数据驱动的咨询服务价值发现实验设计

2.3.1　数据收集与处理

　　本章使用中国领先的互联网健康平台"好大夫在线"作为研究背景，探究医生健康咨询服务的提供如何影响患者评分，进而揭示医生服务价值。截至 2017 年 12 月，此平台共收录来自 8289 家正规医院的超过 50 万名有资格的医生。"好大夫在线"为每位医生提供了个人信息中心，允许医生编辑和更新简历。患者也可以浏览与分享就诊经验和满意度。值得注意的是，医生的个人信息在经过认证之后，可以选择开通个人网站。个人网站的开通即表示可以提供在线咨询服务。患者可以通过文字、图片和电话与医生进行互动。患者的评价模块仍保留在医生的个人信息中心页面进行展示，在线咨询服务不仅包含咨询功能，也包含文章分享以及患友会等功能。

　　本章主要关注"好大夫在线"中的个人网站，医生通过个人网站可以为患者提供在线咨询服务，从而促进医生和患者之间的互动。同时，在决定进行在线或线下问诊之前，患者可以通过其他患者的评价来评估医生的能力。该平台公开所有的评论，并对其匿名处理。

　　本章研究数据收集于 2017 年 12 月，包含医生个人层面的信息（如医生是否开通了个人网站以及开通日期）和患者评价。研究样本包括来自 493 548 位医生的 3 145 226 条评论，包含患者发表评论的具体时间、内容和评分。本章构建了二值变量用于判断医生是否开通了个人网站。

　　"好大夫在线"平台的评分体系中包括对医生服务态度和疗效的满意度评分（Brown et al.，2012），这两个维度是患者满意度的关键组成部分。本章根据满意度评分将其分为三个级别，即负向评分（1 分和 2 分）、中立评分（3 分）和正向评分（4 分和 5 分），用于分析医生提供在线咨询服务影响效果的潜在机制。表 2-2提供了初始数据中关键变量的描述性统计信息。

表 2-2　初始数据筛选分类和描述性统计

变量	总量	提供在线咨询的医生	未提供在线咨询的医生
地区数量/个	32	32	32
医院数量/个	7 840	7 320	4 216
科室数量/个	52	49	52
医生数量/位	493 548	168 645	324 903
主任医师/位	118 216	39 510	78 706
副主任医师/位	176 626	49 454	127 172
主治医师/位	118 565	54 253	64 312
住院医师/位	80 140	25 428	54 712
评论数量/条	3 145 226	2 566 340	578 886
正向态度满意度数量/条	2 876 916	2 345 266	531 650
中立态度满意度数量/条	25 873	13 958	11 915
负向态度满意度数量/条	51 194	26 318	24 876
正向疗效满意度数量/条	2 786 811	2 272 645	514 166
中立疗效满意度数量/条	22 854	13 768	9 086
负向疗效满意度数量/条	145 023	99 549	45 474
平均态度满意度评分/分	4.86	4.90	4.70
平均疗效满意度评分/分	4.73	4.77	4.57

为保证数据集的质量,本章根据不同筛选条件删除了无关数据。首先,删除没有完整个人信息的医生。其次,由于网站的限制和规则,只能查看两年(即 24 个月)内发布评论的日期,而之前评论的日期则标记为"发表于两年前"。本章数据收集于 2017 年 12 月中旬,因此将观测期设置为 23 个月(从 2016 年 1 月 1 日到 2017 年 11 月 30 日)。同时,在此观测期之前开通个人网站的医生和发表的评论都被删除。最后,删除没有完整评价信息的评论。样本数据类别筛选过程如表 2-3 所示,最后剩余 51 423 位医生的 244 761 条评论。

表 2-3　样本数据类别筛选

样本选择过程	医生数量/位	评论数量/条
初始样本量	493 548	3 145 226
没有完整个人信息的医生	173 383	261 132
在观测期之前开通个人网站的医生	75 812	2 107 771
在观测期之前发表的评论	192 683	517 447
没有完整评价信息的评论	247	14 115
可用数据量	51 423	244 761

2.3.2　实验设计

1. 模型识别

基于在平台上开通医生个人网站的准实验,本章研究构建了分析模型。就患者可用功能的变化而言,医生个人网站的开通可视为一种外生事件。本章采用双重差分模型分析医生提供在线咨询服务对患者评分的影响。双重差分法广泛用于借助观测值模拟实验室实验的场景,这类研究中通过实验控制分析因果效应往往比较困难。

为保证对开通在线个人网站因果效应分析的可靠性,本章估计了处理组的平均处理效应(average treatment effect on the treated group,ATT),而不是平均处理效应(average treatment effect,ATE)。对于任意医生 i,处理组的平均处理效应可表示为式(2-1)。

$$E\left[Y_{1i} - Y_{0i} \mid D_i = 1\right] = E\left[Y_{1i} \mid D_i = 1\right] - E\left[Y_{0i} \mid D_i = 1\right] \qquad (2\text{-}1)$$

其中,Y_{1i} 表示处理组(即提供在线咨询服务)的医生 i 的每月平均评分;Y_{0i} 表示控制组(即不提供在线咨询服务)的医生 i 的每月平均评分;$D_i = 1$ 表示医生 i 属

于处理组；$E[Y_{0i}|D_i=1]$ 表示开通个人网站的医生 i 如果不开通个人网站时的月平均评分的期望值。

当处理组和控制组之间存在对应关系时，可以估计处理组的平均处理效应。但是，医生不能同时处于开通和不开通其个人网站的状态，所以为了解决这个问题，本章采用了广义精确匹配法来限制处理组和控制组之间的事前差异（Greenwood and Wattal，2017）。该方法可以将两组的观测特征进行匹配，从而限制组间差异。匹配主要采用四个特征，即医生就职医院、科室、职称等级和开通个人网站前的总评论量，这些特征也是患者在选择医生和咨询决策时影响最大的几个因素（Guo et al.，2017）。匹配后数据的描述性统计如表 2-4 所示。

表 2-4　匹配后数据的描述性统计

变量	总量	提供在线咨询医生	未提供在线咨询医生
地区数量/个	30	30	30
医院数量/个	1 042	1 042	1 042
科室数量/个	33	33	33
医生数量/位	11 386	5 693	5 693
主任医师/位	4 492	2 246	2 246
副主任医师/位	5 348	2 674	2 674
主治医师/位	1 370	685	685
住院医师/位	176	88	88
评论数量/条	43 825	32 737	11 088
正向态度满意度数量/条	42 734	32 250	10 484
中立态度满意度数量/条	145	75	70
负向态度满意度数量/条	946	412	534
正向疗效满意度数量/条	42 185	31 870	10 315
中立疗效满意度数量/条	165	113	52
负向疗效满意度数量/条	1 475	754	721
平均态度满意度评分/分	4.88	4.92	4.76
平均疗效满意度评分/分	4.82	4.86	4.70

本章为每个医生保留了三个月的预处理期与三个月的处理期。为方便起见，把医生开通个人网站当月第一天设置为分界点，从而获取每个月因变量的完整统计。例如，在配对后的医生组中，如果处理组的医生在 2016 年 5 月开通了个人网站，则其开通日期就被设置为 2016 年 5 月 1 日，而这位医生的观测期将定为 2016 年 2~7 月。本章主要变量的描述及描述性统计如表 2-5 所示。

表 2-5 变量和描述性统计（月份层面）

变量	描述	观测量	均值	标准差	最小（大）值
Avg_SAS	服务态度满意度平均评分	6 352	4.87	0.60	1（5）
Avg_TES	疗效满意度平均评分	6 352	4.81	0.69	1（5）
Pos_SAS_Prop	服务态度满意度正向评分占比	6 352	0.97	0.16	0（1）
Neu_SAS_Prop	服务态度满意度中立评分占比	6 352	0.004	0.06	0（1）
Neg_SAS_Prop	服务态度满意度负向评分占比	6 352	0.02	0.15	0（1）
Pos_TES_Prop	疗效满意度正向评分占比	6 352	0.96	0.19	0（1）
Neu_TES_Prop	疗效满意度中立评分占比	6 352	0.004	0.06	0（1）
Neg_TES_Prop	疗效满意度负向评分占比	6 352	0.04	0.18	0（1）
Total_Volume	总评论量	53 076	0.20	0.79	0（21）
Pos_SAS	服务态度满意度正向评分数量	53 076	0.20	0.78	0（21）
Neu_SAS	服务态度满意度中立评分数量	53 076	0.001	0.03	0（2）
Neg_SAS	服务态度满意度负向评分数量	53 076	0.003	0.06	0（2）
Pos_TES	疗效满意度正向评分数量	53 076	0.19	0.78	0（21）
Neu_TES	疗效满意度中立评分数量	53 076	0.001	0.03	0（1）
Neg_TES	疗效满意度负向评分数量	53 076	0.01	0.07	0（2）

2. 对照组有效性评估

双重差分分析是否可靠和有效的关键条件是控制组与处理组之间是否存在平行性趋势。控制组的医生评论被视为处理组医生相同行为的有效对照。按照先前研究（Oh et al.，2016），本章通过设置月份虚拟变量，对预处理阶段进行平行性趋势检验。本章将平行性趋势检验阶段设置为每位医生的观测期的前三个月。例如，在给定的配对中，一位医生于 2016 年 5 月开通个人网站，而另一位没有，两位医生的平行性趋势检验周期就设置为 2016 年 2~4 月，在此处理之后，2017 年 9~11 月的观测值也被删除，所以此分析中只保留了 20 个月的面板数据集。平行性趋势检验模型如式（2-2）和式（2-3）所示。

$$\text{Avg\_SAS}_{it} = \alpha_0 + \sum_{t=1}^{20} \gamma_t D_t + \sum_{t=1}^{20} \theta_t \text{Treatment}_i \times D_t + \varepsilon_{it} \qquad （2\text{-}2）$$

$$\text{Avg\_TES}_{it} = \alpha_0 + \sum_{t=1}^{20} \gamma_t D_t + \sum_{t=1}^{20} \theta_t \text{Treatment}_i \times D_t + \varepsilon_{it} \qquad （2\text{-}3）$$

其中，i 表示医生；t 表示观察月份；Treatment_i 表示一个指标变量，当医生 i 属于处理组时等于 1，否则为 0；D_t 表示由每个月份的虚拟变量组成的向量；α_0 表示常数项；γ_t 表示月份固定效应的系数；θ_t 表示交互项的系数，也是控制组是否有效的决定因素，θ_t 的期望值为 0。

上述模型的估计结果如表 2-6 所示。根据平行性趋势分析，除去常数项系数估计值，第 2 列中 20 个系数估计值中只有 2 个是显著的，第 4 列系数估计值有 3 个是显著的。因此，处理组和控制组的医生在预处理期中基本表现出平行趋势，即两组医生在服务态度满意度和疗效满意度上具有相似的评分。

表 2-6　互联网健康平台咨询服务的预处理期平行性趋势检验

变量	Avg_SAS		Avg_TES	
	系数	标准误	系数	标准误
α_0	4.691***	0.114	4.667***	0.115
θ_1	−0.024	0.217	−0.333	0.246
θ_2	0.014	0.153	0.132	0.180
θ_3	0.078	0.050	0.071	0.064
θ_4	0.244	0.115	0.118	0.138
θ_5	0.145	0.122	0.126	0.153
θ_6	0.088	0.088	0.135	0.107
θ_7	0.083	0.155	0.046	0.133
θ_8	0.093	0.100	0.142	0.117
θ_9	−0.255	0.287	−0.183	0.289
θ_{10}	−0.002	0.168	0.008	0.170
θ_{11}	−0.027	0.176	0.021	0.174
θ_{12}	0.230	0.218	0.267	0.218
θ_{13}	0.099	0.120	0.068	0.133
θ_{14}	0.335	0.288	0.233	0.265
θ_{15}	−0.155	0.123	−0.049	0.150
θ_{16}	−0.076	0.190	−0.269	0.222
θ_{17}	0.064	0.174	0.109	0.153
θ_{18}	0.427*	0.187	0.413*	0.203
θ_{19}	0.366	0.217	0.575*	0.241
θ_{20}	0.689*	0.277	1.030**	0.374
观测量	1909		1909	
R^2	0.035		0.043	

注：由于页面限制，此处只汇报交互项系数，省略了月份虚拟变量的系数值（$\gamma_1 \sim \gamma_{20}$）；稳健标准误聚类在医生层级

***表示 $p<0.001$，**表示 $p<0.01$，*表示 $p<0.05$

3. 回归模型

如上所述，本章采用双重差分模型估计医生提供在线咨询服务产生的因果效应，如式（2-4）所示。为控制不同医生的随时间不变的不可观测因素，本章添加了固定效应。

$$\text{Valence}_{it} = \alpha_0 + \beta_1\text{Treatment}_i + \beta_2\text{After}_{it} + \beta_3\text{Treatment}_i \times \text{After}_{it} + \sum_{t=1}^{23}\gamma_t D_t$$

$$+\text{Hierarchy}_i + \text{Department}_i + \text{Hospital}_i + a_i + \varepsilon_{it} \tag{2-4}$$

其中，Valence_{it} 表示不同维度的满意度的月平均评分；After_{it} 表示虚拟变量，当观测期 t 在医生提供咨询服务之后就等于 1，在其之前就等于 0；Hierarchy_i 表示医生 i 的职称，即住院医师、主治医师、副主任医师或主任医师；Department_i 和 Hospital_i 表示医生 i 工作的科室和医院；a_i 表示在六个月的观测期内可能影响因变量的随时间不变的且无法测量的因素，如医生的专业能力。在这种情况下，虚拟变量 Treatment_i、Hierarchy_i、Department_i 和 Hospital_i 与个体固定效应 α_i 多重共线，所以在估计中将被忽略。医生是否提供在线咨询服务取决于其个人特征，而且医生的个人特征可能影响其服务质量，但无法观测。本章假设这些个人层面的特征因素在几个月内没有变化。因此，α_i 在观测期内可以被视为时不变的变量。该模型的关键参数是双重差分交互系数 β_3，它反映了医生提供在线咨询服务的影响。

本章采用固定效应模型，而不是随机效应模型或差分模型有两个原因。首先，随机效应估计量的关键假设是 $\text{Cov}(\text{After}_{it}, \alpha_i) = 0$，这在本章中可能无法始终成立，因为医生的个人特征可能会影响他们提供在线咨询服务的决定，而固定效应模型允许 α_i 和解释变量之间具有任意相关性。因此，使用固定效应模型比使用随机效应估计器更合适。其次，一阶差分适用于个体误差具有序列相关性的情况，但是没有证据表明研究中 ε_{it} 具有序列相关性。

2.4　咨询服务价值分析与讨论

2.4.1　实验结果分析

表 2-7 展示了医生提供在线咨询服务对评分影响的估计结果，结果与预期一致。对于两个模型，交互项系数 β_3 均为正且显著。结果表明，提供在线咨询服务均对服务态度满意度和疗效满意度产生积极影响，效应强度分别为 0.115 和 0.159。这些结果说明患者向提供在线咨询服务的医生表现出积极的态度并提供较高的评分。

表 2-7　咨询服务对评分的影响

变量	模型（1）	模型（2）
	Avg_SAS	Avg_TES
After	−0.010 （0.054）	0.016 （0.072）
Treatment×After	0.115* （0.052）	0.159* （0.076）
个体固定效应	是	是
时间固定效应	是	是
观测量	6352	6352
R^2	0.004	0.006

注：括号内的数值为医生层面的聚类稳健标准误

*表示 $p < 0.05$

　　这些结果仅说明医生提供在线咨询服务能够提高评分，但没有反映出评分改变的原因（从之前发表负向评分变为发表中立评分或正向评分）。因此，为深入理解医生提供在线咨询服务产生的效应，本章研究探讨了开通服务对评分结构的影响，以及对不同等级评分的数量和比例的影响，并使用了相应的样本进行一系列模型估计。

　　首先，为探究医生提供在线咨询服务对评分结构的影响，本章复制了主模型并替换了因变量，包括不同类型和不同等级的评分占比，分别为 Pos_SAS_Prop、Neu_SAS_Prop、Neg_SAS_Prop、Pos_TES_Prop、Neu_TES_Prop 和 Neg_TES_Prop。结果如表 2-8 所示，在线咨询服务显著提升了服务态度满意度和疗效满意度的正向评分占比，效应大小分别为 3.10%［模型（1-1）］和 4.90%［模型（2-1）］。此外，在线咨询服务显著降低了服务态度满意度和疗效满意度的负向评分占比，分别降低了 2.50%［模型（1-3）］和 4.80%［模型（2-3）］。在线咨询服务对服务态度满意度中立评分占比［模型（1-2）］和疗效满意度中立评分占比［模型（2-2）］的影响不显著。因此，评分的提高是由正向评分占比的增加和负向评分占比的减少引起的。这些结果进一步证实了医生提供在线咨询服务可以促进患者表现出积极的态度并给出高评分。

表 2-8　在线咨询服务对不同类型和不同等级的评分占比的影响

变量	模型（1-1）	模型（1-2）	模型（1-3）	模型（2-1）	模型（2-2）	模型（2-3）
	Pos_SAS_Prop	Neu_SAS_Prop	Neg_SAS_Prop	Pos_TES_Prop	Neu_TES_Prop	Neg_TES_Prop
After	−0.004 （0.015）	−0.002 （0.006）	0.006 （0.014）	0.002 （0.019）	−0.002 （0.007）	0.000 （0.019）

变量	模型（1-1）	模型（1-2）	模型（1-3）	模型（2-1）	模型（2-2）	模型（2-3）
	Pos_SAS_Prop	Neu_SAS_Prop	Neg_SAS_Prop	Pos_TES_Prop	Neu_TES_Prop	Neg_TES_Prop
Treatment×After	0.031*	−0.006	−0.025*	0.049**	−0.001	−0.048**
	(0.017)	(0.006)	(0.012)	(0.020)	(0.007)	(0.020)
个体固定效应	是	是	是	是	是	是
时间固定效应	是	是	是	是	是	是
观测量	6352	6352	6352	6352	6352	6352
R^2	0.004	0.001	0.003	0.007	0.000	0.007

注：括号内的数值为医生层面的聚类稳健标准误

**表示 $p<0.01$，*表示 $p<0.05$

其次，为探索评分增加的来源，本章探讨了医生提供在线咨询服务对不同评分数量的影响，其结果同样可作为参考。如表 2-9 所示，提供在线咨询服务可以显著增加总评论量，以及不同类型和不同等级的评分数量。其中服务态度满意度正向评分数量和疗效满意度正向评分数量显著增加，分别为 0.495 条［模型（2-1）］和 0.491 条［模型（3-1）］，占增加总量的大部分，总增加量为 0.499 条［模型（1）］。开通在线咨询服务同样显著提升中立评分和负向评分的数量，分别为 0.001 条［模型（2-2）］、0.002 条［模型（3-2）］、0.002 条［模型（2-3）］和 0.006 条［模型（3-3）］。但是，这些影响在经济上都不显著，即增加幅度远小于正向评分数量的增加。因此，评分的提高主要是由于正向评分数量的额外增加。在线咨询服务的提供可以通过激励患者发布正向评分来提高医生的在线评分和声誉。

表 2-9　在线咨询服务对不同类型和不同等级的评分数量的影响

变量	模型（1）	模型（2-1）	模型（2-2）	模型（2-3）	模型（3-1）	模型（3-2）	模型（3-3）
	Total_Volume	Pos_SAS	Neu_SAS	Neg_SAS	Pos_TES	Neu_TES	Neg_TES
After	−0.135***	−0.131***	−0.002*	−0.003*	−0.128***	−0.001	−0.006***
	(0.012)	(0.012)	(0.001)	(0.001)	(0.012)	(0.001)	(0.002)
Treatment×After	0.499***	0.495***	0.001**	0.002*	0.491***	0.002***	0.006***
	(0.016)	(0.016)	(0.000)	(0.001)	(0.016)	(0.000)	(0.001)
个体固定效应	是	是	是	是	是	是	是
时间固定效应	是	是	是	是	是	是	是
观测量	53 076	53 076	53 076	53 076	53 076	53 076	53 076
R^2	0.037	0.036	0.000	0.000	0.036	0.000	0.001

注：括号内的数值为医生层面的聚类稳健标准误

***表示 $p<0.001$，**表示 $p<0.01$，*表示 $p<0.05$

2.4.2　附加分析

医生的职称通常被视为社会资本，因此患者对不同职称医生的态度可能会有所不同（Guo et al.，2017）。医生提供在线咨询服务对评分的影响可能因医生职称的不同而产生差异。因此，本章将样本分为两组，一组是高职称医生（主任医生或副主任医生），另一组是低职称医生（主治医生或住院医生）。

首先，探讨了医生的职称产生的影响，见表 2-10。对于高职称医生，其提供在线咨询服务对服务态度满意度平均评分的影响是正向的，但不显著［模型（1-1）］。其他结果［模型（1-2）、模型（2-1）和模型（2-2）］与表 2-7 中主模型结果一致。此外，不同职称的医生间效应大小也存在差异。职称较低的医生提供在线咨询服务后，在两个评分维度上评分的增加均高于职称较高的医生。

表 2-10　在线咨询服务对层次结构中不同职称医生的评价的影响

变量	高职称医生		低职称医生	
	模型（1-1）	模型（1-2）	模型（2-1）	模型（2-2）
	Avg_SAS	Avg_TES	Avg_SAS	Avg_TES
After	0.017 （0.064）	0.023 （0.079）	−0.282 （0.175）	−0.083 （0.122）
Treatment×After	0.091 （0.066）	0.141* （0.068）	0.297* （0.115）	0.409** （0.143）
个体固定效应	是	是	是	是
时间固定效应	是	是	是	是
观测量	5506	5506	846	846
R^2	0.003	0.005	0.045	0.042

注：括号内的数值为医生层面的聚类稳健标准误

**表示 $p<0.01$，*表示 $p<0.05$

其次，通过分析不同等级评分占比，研究了两组医生评分结构的变化，结果如表 2-11 所示。在线咨询服务对疗效满意度不同等级评分占比的影响［模型（1-3）、模型（1-4）、模型（2-3）和模型（2-4）］与表 2-7 中主模型结果一致。但是，关于对服务态度满意度不同等级评分占比的影响，只有对低职称医生的负向评分占比是显著降低的［模型（2-2）］，这一发现反映出对医生服务态度满意度评分提高的主要原因是负向评分占比下降。

表 2-11　不同医生职称下在线咨询服务对不同等级评分占比的影响

变量	高职称医生				低职称医生			
	模型 (1-1)	模型 (1-2)	模型 (1-3)	模型 (1-4)	模型 (2-1)	模型 (2-2)	模型 (2-3)	模型 (2-4)
	Pos_SAS _Prop	Neg_SAS _Prop	Pos_TES _Prop	Neg_TES _Prop	Pos_SAS _Prop	Neg_SAS _Prop	Pos_TES _Prop	Neg_TES _Prop
After	−0.000 (0.016)	0.002 (0.015)	0.005 (0.021)	0.002 (0.021)	−0.037 (0.042)	0.045 (0.041)	−0.020 (0.038)	−0.020* (0.011)
Treatment×After	0.027 (0.017)	−0.021 (0.016)	0.044* (0.021)	−0.005* (0.021)	0.053 (0.032)	−0.051* (0.023)	0.115** (0.044)	−0.063* (0.031)
个体固定效应	是	是	是	是	是	是	是	是
时间固定效应	是	是	是	是	是	是	是	是
观测量	5506	5506	5506	5506	846	846	846	846
R^2	0.003	0.002	0.006	0.006	0.014	0.030	0.037	0.041

注：括号内的数值为医生层面的聚类稳健标准误

**表示 $p < 0.01$，*表示 $p < 0.05$

最后，进一步分析了医生职称是否影响了评分提升的来源（即不同类型和不同等级评分的数量）。表 2-11 和表 2-12 的估计结果都证实了本章的发现适用于不同职称的医生。此外，两组医生的效应幅度差异也说明，对于低职称医生来说，正向评分数量的增加幅度比高职称医生的大。

表 2-12　不同职称医生提供在线咨询服务对不同类型和不同等级评分数量的影响

变量	Total_Volume	Pos_SAS	Neu_SAS	Neg_SAS	Pos_TES	Neu_TES	Neg_TES
高职称医生							
模型	模型（1-1）	模型（1-2）	模型（1-3）	模型（1-4）	模型（1-5）	模型（1-6）	模型（1-7）
After	−0.142*** (0.013)	−0.138*** (0.013)	−0.002** (0.001)	−0.003* (0.001)	−0.135*** (0.013)	−0.001 (0.000)	−0.007*** (0.002)
Treatment×After	0.479*** (0.017)	0.475*** (0.017)	0.002*** (0.001)	0.002* (0.001)	0.471*** (0.017)	0.002*** (0.000)	0.006*** (0.001)
观测量	45 732	45 732	45 732	45 732	45 732	45 732	45 732
R^2	0.034	0.034	0.000	0.000	0.034	0.000	0.001
低职称医生							
模型	模型（2-1）	模型（2-2）	模型（2-3）	模型（2-4）	模型（2-5）	模型（2-6）	模型（2-7）
After	−0.093** (0.033)	−0.090** (0.033)	−0.000 (0.001)	−0.003 (0.003)	−0.089** (0.033)	−0.001 (0.001)	−0.004 (0.004)

变量	Total_Volume	Pos_SAS	Neu_SAS	Neg_SAS	Pos_TES	Neu_TES	Neg_TES
Treatment×After	0.623*** （0.045）	0.620*** （0.045）	−0.001 （0.001）	0.003 （0.002）	0.614*** （0.045）	0.000 （0.001）	0.008** （0.003）
观测量	7 344	7 344	7 344	7 344	7 344	7 344	7 344
R^2	0.053	0.053	0.000	0.000	0.053	0.000	0.001
个体固定效应	是	是	是	是	是	是	是
时间固定效应	是	是	是	是	是	是	是

注：括号内的数值为医生层面的聚类稳健标准误

***表示 $p<0.001$，**表示 $p<0.01$，*表示 $p<0.05$

2.4.3　讨论

本章探索了医生提供在线咨询服务对患者满意评分的影响，有以下几点发现。①医生提供在线咨询服务可以提高患者评分；②医生提供在线咨询服务改变了评分结构，表现为正向评分占比的增加和负向评分占比的减少；③评分提升的主要来源是正向评分数量的增加；④提供在线咨询服务产生的效果对不同职称的医生来说有所不同，与高职称医生相比，低职称医生提供在线咨询服务时，其评分提升得更高、正向评分数量增加得更多。

医生提供在线咨询服务后能够了解患者的疾病情况，之前的研究证实了在线管理回复能够提高评分（Proserpio and Zervas，2017）。另外，患者在找到在线群体之后，能够获得情感上的归属，倾向于表现出对该群体的协作态度，并发表积极的评论。因此，医生提供在线咨询服务可以提高患者满意评分，尤其是增加患者的正向评分。

之前的研究表明患者可能会通过发表极高的评分夸大医生的服务质量（Gao et al.，2015）。高职称医生的服务态度满意度评分没有明显增加，可能原因是患者习惯于为这些医生发布正向评分。因此，在某种程度上，患者感知的服务态度与治疗效果相比更可能被夸大，这意味着患者对治疗结果的期望更高。此外，不同职称医生提供在线咨询服务产生的效果差异可以归因于医生职称引起患者注意力的不同。与低职称医生相比，高职称医生在提供在线咨询服务之前倾向于吸引更多的患者进行评论，尤其是正向评分。在提供在线咨询服务后，高职称医生会吸引相对较少的额外的正向评分，从而导致评论量增加的幅度相对较小。总体而言，这些发现强调了医生提供在线咨询服务的重要性。

2.4.4　理论启示

本章研究具有一定的理论贡献。首先，本章丰富了互联网健康平台和医患关系的文献。大部分互联网健康平台的研究仅关注提供在线咨询服务的医生，而忽略了更大的群体，即没有提供在线咨询服务的医生（Guo et al.，2017；Liu et al.，2020b）。本章研究表明，提供在线咨询服务可以改变患者的评分结构，并通过增加正向评分来改善医患关系。研究结果强调了医生参与互联网健康平台的重要性，医生的参与能够引发患者的积极情绪。此外，与侧重于通过线下策略改善医患关系的研究不同，本章提供了在线的视角，通过实验设计方式证明了在线咨询服务的有效性。

其次，本章研究结果对于互联网健康平台服务的潜在价值发现和其影响有所贡献（Riggins，2004；Li et al.，2017；Yan and Pei，2015）。现有研究主要集中于在线服务渠道对公司和定价策略的影响（Li et al.，2017），但是互联网健康平台服务与营销的渠道大不相同。医生提供咨询服务不仅涉及专业建议，还包括情感关怀，能够促进医生与患者之间的沟通。本章研究结果表明，医生参与互联网健康咨询服务能够通过提高在线评分，使自身受益，体现了在线服务渠道产生的非金钱形式的影响。

再次，本章将医生的健康咨询服务与不同维度的评分联系起来，对医患关系的文献有一定贡献。本章研究结果证实了提供咨询服务的效果在不同维度的评分上有所不同，即患者对治疗效果的期望可能高于服务态度。对于高职称医生的服务态度，患者倾向于表达正面的情绪。在线咨询服务对评分的提升促进了对患者满意度前因的理解。

最后，本章阐述了不同职称医生的服务差异，丰富了服务领域的文献。之前的研究强调了医生的地位资本在获得在线回报方面的重要性（Guo et al.，2017；Liu et al.，2016b；Yang et al.，2015），也就是高职称可以吸引大量患者。研究表明，高职称医生能够获得高在线收益，所以其绩效上升空间较小，然而，低职称医生的评分上升的幅度相对较大。因此，本章为理解医生职称间的差异提供了一个独特的视角。

2.4.5　实践启示

本章研究对医生声誉价值获取和互联网健康平台功能优化有一定的实际意义。首先，由于提供在线咨询服务可以提高评分并获得更多的正向评分，因此医生应提供互联网健康平台咨询服务并与患者互动，从而建立在线声誉。之前的研究证实，如果一位医生没有在线评论，患者就会倾向认为该医生的服务质量较低（Gao et al.，2015）。本章研究同样强调了在线评论管理对医生的重要性。考虑到医生日常工作繁重，其可以利用零散的时间为患者提供在线健康咨询服务。另外，加强与患者的沟通，并保持与患者的社会联系可以帮助医生了解他们在患者心中的形象（Zhang et al.，2018）。

其次，由于低职称的医生能够获得更高的服务态度满意度和正向评价，所以应当鼓励他们提供在线健康咨询服务。与患者互动不仅能够提高低职称医生的经验和知名度，而且能够使他们从患者那里获得很多反馈。医生也可以通过使用互联网健康平台的不同功能为患者提供服务，如医生可以使用患友会功能来促使患者相互交流，分享经验或专业医学知识，以解决患者面临的常见问题。

最后，鉴于医生提供健康咨询服务能够提高患者的满意度评分，互联网健康平台管理者应鼓励更多医生和患者积极参与，使用健康咨询服务。该措施对平台的可持续发展有帮助，因为患者新生成的评论，尤其是正向评论，可以吸引更多其他患者使用咨询服务功能（Liu et al.，2020a）。互联网健康平台可以增强在线咨询服务的相关功能以鼓励医生和患者使用，如视频远程会诊方便医生高效地为患者治疗或提供建议。另外，互联网健康平台还可以允许医生以小组或团队集体的形式为患者提供咨询，以全面分析患者疾病。总体而言，互联网健康平台应尽可能优化在线健康咨询及其类似服务。

2.5　本 章 小 结

本章利用双重差分模型对医生提供在线咨询服务与患者评分之间的关系进行因果推断，填补了先前研究的空白。本章的一个主要贡献在于发现了医生提供在线咨询服务的价值，它可以提高患者的满意度评分，进而改善医患关系，同时发现了该影响在不同满意度维度和不同职称的医生之间会有所不同。因此，互联网健康平台管理者和医生可以制定对应的策略实现价值最大化。

第3章 互联网健康平台语音服务价值挖掘

3.1 互联网健康平台语音服务概述

随着智能手机的广泛普及和通信技术的快速发展，互联网健康平台的移动服务变得愈发重要，它能够随时随地为患者提供在线问诊服务。患者会寻找合适的医生进行问诊，并在移动终端上提供有关自身健康状况的描述（Wu and Lu，2017），随后医生会根据患者的描述提供相应的诊疗意见。医患交互的过程会涉及至少三种个性化问诊服务模式，即文本、电话和语音问诊（Wu and Lu，2017）。近些年，随着移动语音功能的广泛应用，医生语音服务变得越来越流行，与文本问诊服务相比，使用语音可以提高医患交互频率，且有助于医生向患者传递关爱；相比于电话问诊，语音服务具有成本低的优势，允许医生有充足时间来评估患者的健康状况，从而作出有针对性的高质量回复。

尽管基于语音交互的服务模式具有显著优势，但在移动健康问诊中，医生声音产生的价值仍不明晰。以往的研究都是从服务过程的视角或基于文本内容来对患者满意度及其价值进行分析（Yang et al.，2015），尚未开展对医生声音大数据的挖掘研究。该问题的破解不仅可以帮助医生找到适当的交互方法来提高健康语音服务的价值（如患者的满意度），还能促进移动互联网健康平台优化语音服务功能以增强医生与患者之间的交互效果。因此，本章旨在探讨移动互联网健康平台语音服务中，医生的声音特征会如何影响其服务的价值（即患者满意度）。

声音作为人类基本的特征之一，引起了学术界的广泛关注。以往的研究发现，服务提供者的声音特征（如音调和声音的吸引力）与顾客对服务质量的评价结果显著相关，并最终影响消费者的满意度和购买意愿，这些研究主要集中于营销领域，重点分析声音带来的经济效益（Lowe and Haws，2017）。但本章主要关注互联网移动健康领域，与传统营销领域不同的是，移动互联网健康平台服务涉及患者的基本生活质量，且在一定程度上决定患者的死亡率。因此，与其他类型的服务相比，医生与患者在移动互联网健康平台服务中交互的有效性显得更为重要（Liang et al.，2017）。

在移动互联网健康平台语音问诊服务中，医生不仅提供信息支持（如向患者推荐合适的药物），还为患者提供情感支持，包括鼓励、同理心和信任等，这些支持不仅会向患者传递温暖与关怀，还会减少由患病压力或其他负面情绪带来的影响（Deng and Liu，2017）。移动互联网健康平台服务中，医生与患者通常进行非面对面的交流，这使医生需要提供较高的社会支持才能弥补该沟通方式的局限性。声音包含了丰富的信息，同时也是医患进行交互的重要媒介。因此，探究移动互联网健康平台语音服务中声音扮演的角色具有重要意义和独特性，可帮助医生运用其声音特征，提高对患者无形支持与情感支持的质量，并由此发展出良好的医患关系。由于医生间存在差异性，在进行健康语音服务的过程中，声音特征所产生的价值可能会因人而异。然而，对于某些医生的关键特征（如职业资本）所产生的效用却鲜有研究。职业资本是一种属于社会专业人士所拥有的特殊、稀有、长期和有价值的资本，因此它会与专业能力的强弱产生关联（在结构性社会中，医生天然处于被依赖者的角色）。职业资本反映了医生的能力与地位，并且可能是影响患者选择医生的最重要因素（Guo et al.，2017）。在医生与患者的互动中，医生提供的信息是得到专业认证的，患者如果强烈感知到了医生较高的职业资本，这一特征可能掩盖医生其他相对较次要的特征（如声音特征）（Nisbett and Wilson，1977）。

声音大数据提供了丰富的信息，反映了服务提供者对服务接收者的情绪与态度。但以往的研究仅考虑了几种基本的声学特征，如音调和响度（Lowe and Haws，2017）。随着语音识别技术的飞速发展，科学家从声音频谱中挖掘出了其他高级指标（如频谱质心，该指标可衡量声音的"亮度"），从而能更好地对声音进行全方位描述（Ding et al.，2017）。本章将重心集中在两个关键的高级声音指标上，即语速和平均频谱质心，两者会对语音接收者产生重要影响（Přibil and Přibilová，2011）。

本章基于如下原因选择了这两类语音特征。首先，医生健康语音服务会为患者提供两种类型的社会支持，即信息支持和情感支持，两者可能会显著影响患者的满意度（Zhang et al.，2018）。在声音特征中，语速与信息支持有关，因为语速反映了声音中所包含的信息量；平均频谱质心则与情感支持相关（Přibil and Přibilová，2011），它衡量了说话者的情感状态。因此，声音的这两大特征可能在语音服务中扮演着重要的角色。其次，以往的研究指出语速和平均频谱质心皆为声音的关键特征（Kendall，2013）。语速反映了声音内容的长度，平均频谱质心反映了声音的频谱特征，长度和频谱则构成了声音的两大基本元素。最后，其他声音特征，如平均基音频率和平均短时过零率，不太可能与健康语音服务中的信息支持和情感支持相关，不会产生如语速和平均频谱质心造成的显著影响。因此，本章着重挖掘声音大数据中语速和平均频谱质心这两大关键特征的价值。

3.2 社会支持视角下语音服务的价值分析与模型设计

健康语音服务可使患者实时获得令人满意的医疗服务。患者满意度是指患者对医生提供的健康问诊服务感到满意的程度，是健康服务的核心价值之一。随着以患者为中心理念的盛行，如何提高患者满意度这一关键问题在健康领域的研究中倍受关注。在文本问诊的背景下，研究人员深入分析了医生服务提供过程（Yang et al.，2015）、人际信任（Audrain-Pontevia and Menvielle，2018）和服务定价对患者满意度的影响。但是，现有研究很少关注医生语音服务的过程。健康语音服务的运用提供了大量不同于传统文本数据的声音大数据，其具有区别于其他交互模式的鲜明特征。通常而言，它能在尽可能短的时间内向患者传输尽可能多的医疗信息，并且清晰地向患者传递医生的同理心和情感支持。

3.2.1 医生声音的价值影响分析

以往的研究证实了医生的社会支持与患者的满意度密切相关，并影响了患者的健康状况（Zhang et al.，2018）。社会支持表示在社会互动中得到他人的帮助与关怀（Liu et al.，2021），本章提出了健康语音问诊服务中的两类社会支持，即信息支持和情感支持。信息支持可提供建议、知识和指导，以帮助患者解决健康问题。情感支持是指提供情感关注，如信任、鼓励、同理心、理解和关怀。在医生的声音特征中，有两个与信息支持和情感支持密切相关，即语速和平均频谱质心。语速能部分反映出医生的知识储备程度和提供的医疗建议中包含的信息量，平均频谱质心则可以衡量医生的服务情绪（Přibil and Přibilová，2011）。尽管以往的研究证实了两种社会支持的有效性，但仍缺乏从语音的角度来理解信息支持和情感支持的相关理论知识。

语速是服务提供者较重要的声音特征之一，该声音特征通常用单位时间内特定类型语音单元的数量来衡量（Kendall，2013）。进行健康语音服务时，语速较快的医生通常可以为患者提供足够的信息，使患者在高频的交流与互动中感受到更多的支持（Jaeger，2010）。语速较快的医生往往能向患者展现出更高的关心程度，因为这类医生往往更加关切地为患者提供信息。相对于语速较慢的医生，拥有较快语速的同行被认为更具说服力，较快的语速表明说话者具有更强的知识储备和专业技能，从而部分体现了医生的可信度。但一个潜在的担忧是，语速过快可能会降低说话者被理解的程度，从而降低信息质量。然而，有研究发现，在正常范围内以较快的语速进行表达，显然难以达到干扰信息接收从而阻碍听者理解的程度（Miller et al.，1976）。此外，语速较快的表述会吸引患者注意并有效地调动医患双方积极参与问诊（Dillard and Pfau，2002）。总之，语速较快的医生会以更有说服力的方式，为患者提供大量的信息、关心、关注和专业知识，从而为患者提供社会支持。在该情况下，患者会认为语速较快的医生对他们更有帮助，并且会照顾到他们焦虑与担心的负面情绪。

假设 1：健康语音服务中医生问诊声音的语速正向影响患者满意度，医生语速较快会带来较高的患者满意度。

语音服务过程中医生声音的另一个特征是平均频谱质心，它可能以提供情感支持的方式影响患者的满意度。本章将声音的频谱分为多个部分，并计算频谱质心的平均值。频谱质心是指频谱的重心，它是在一定频率范围内通过能量加权平均的频率，并与声音的"亮度"紧密相关。以往的研究指出语音的频谱特征（如频谱质心）极大程度上取决于说话者的情绪状态。因此，情绪在频谱质心的形成中起着关键作用。随着平均频谱质心的增强，说话者的情绪状态从中性变为喜悦，当上升到很高的程度时，情绪状态变成愤怒（Přibil and Přibilová，2011）。因此，问诊声音的平均频谱质心反映了医生在健康语音服务中提供医疗服务时的情绪状态。

根据情绪调节的观点，反映医生服务情绪的平均频谱质心会显著影响患者的满意度。情绪调节观点认为，在有效的社交互动中，个人应更多地注意调节正面或负面的情绪表达，以不损害与他人的关系。医患沟通是重要的社交互动之一，患者对语音服务过程中服务质量的评价同样与医生的情绪状态有关。情绪控制能力弱并且急躁和焦虑程度较高的医生会招致患者质疑其专业水平，并很可能受到患者的抱怨与投诉（Jain and Ogden，1999）。同时，这类医生也更可能产生医疗事故。反之，较低的平均频谱质心显示出较高的共情感，因此患者对这类医生更愿意作出积极的评价，使得在医疗服务中患者更愿意遵循医生的建议（Kim et al.，2004）。现有研究还表明，患者对医生的服务情绪极度敏感，总是希望医生以认真的态度提供服务，并在中性的情绪状态下展示出同理心（Deledda et al.，2013）。因此，当医生语音的平均频谱质心处于高水平时，患者满意度会显著降低。

假设 2：语音服务过程中，医生声音的平均频谱质心会负向影响患者满意度，医生声音的高平均频谱质心会带来患者的低满意度。

3.2.2　医生职业资本的调节作用

现有文献分析了服务提供者的特征（如性别、职称、年龄和服务态度）对服务接收者满意度的影响（Yang et al.，2015）。具有不同特征的服务提供者尽管提供相同的服务，但可能会导致服务接收者截然不同的满意度。现有研究还指出，职业资本是反映服务提供者能力和地位特征的一个重要因素，会对消费者的选择行为和满意度产生影响。职业资本被定义为在社会实践领域内通过良好教育形成的一组属于社会专业人员（如老师、医生和律师等）的可再生资源（Chau，2005）。在医疗行业中，医生的职业资本可以用他们的职称、工作年限和就职医院级别来衡量。当患者在移动互联网健康平台中浏览并选择合适的医生进行问诊时，上述官方资格认证（如职称、工作年限及就职医院级别）将帮助他们评估医生的实力并作出选择（Guo et al.，2017）。因此，在对医生了解有限的情况下，职业资本是患者考虑的主要因素。根据晕轮效应理论，对一个人主要特征的强烈感知会影响并削弱对其次要特征的感知与判断。换言之，作为医生的主要特征，职业资本掩盖了诸如声音特征等其他次要特征对患者的影响，并且这种掩盖效果随着医生职业资本的提高而增加（Nisbett and Wilson，1977）。因此，当患者向专业技能高的医生问诊时，他们的注意力可能集中在医生职称、工作年限和就职医院级别等特征上，从而削弱了对声音特征的关注。

　　假设 3：医生语速会对患者满意度产生正向影响，而医生的职业资本会对这一影响产生负向调节作用，因此对于拥有较高职业资本的医生而言，医生语速与患者满意度之间的正向影响关系将会较弱。

　　假设 4：平均频谱质心会对患者满意度产生负向影响，而医生的职业资本会正向调节这一影响，因此对于职业资本较高的医生而言，平均频谱质心对患者满意度的负向影响将会较弱。

　　图 3-1 展示了研究模型。

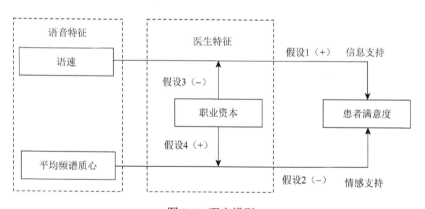

图 3-1　研究模型

3.3　基于声音大数据的语音特征识别与价值测度

3.3.1　数据收集与处理

　　数据来自中国较大的移动互联网健康平台之一——"春雨医生"，该平台成立于 2011 年 7 月，截至 2017 年 1 月，已经吸引了超过 9200 万用户和 50 万注册医生。该健康平台提供了一个互动社区，患者和医生可以通过语音进行问诊交流。患者寻求合适的医生进行问诊服务，提供关于其健康状况的详细信息并给出具体问题。随后，医生通过语音消息提供医疗建议，丰富的声音数据奠定了良好的基础。

图 3-2 显示了数据抓取与处理过程。第一，开发了一个 Python 程序来自动抓取使用语音服务的医生个人信息。在该健康平台上，每位医生的个人主页信息包括医生科室、职称、就职医院级别、工作年限、服务人数、好评率、同行评价、擅长疾病、工作地点、服务价格等。

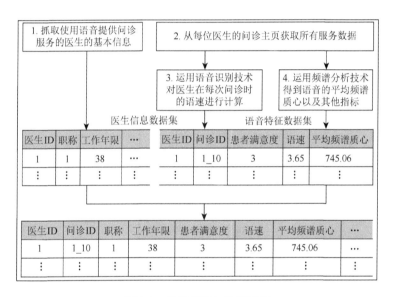

图 3-2　数据抓取与处理过程

第二，从每位医生的问诊服务页面收集了自 2017 年 11 月 1 日至 2018 年 1 月 31 日的所有服务数据（如医生提供服务的语音和患者对每次问诊服务的评价）。值得注意的是，考虑到医生和患者针对每次服务可能会沟通多次，收集了每次服务过程中声音文件的链接地址，并自动下载储存。然后，应用 Python 程序依次读取声音文件，合并为一个文件并输出。因此，对于每次语音问诊服务，仅存储一个完整的声音文件，该处理过程有助于随后的频谱分析。

第三，识别每次服务中医生声音的语速（Speech_Rate），计算的具体过程如式（3-1）所示。

$$Speech\_Rate = Words\_Number/Duration\_Time \qquad (3\text{-}1)$$

首先，编写 Python 程序提取声音的持续时间（Duration_Time）。其次，使用百度语音识别 API（application programming interface，应用程序编程接口）将声音转换为文本，并计算总字符数（Words_Number），该 API 由百度人工智能开放平台（一个中国较大的 AI 平台）提供，其语音识别准确率超过 90%。最后，使用单位时间内包含的字符数来表示语速（如 10 秒长的语音中包含 50 个字符，则医生语速为每秒 5 个字符）。

第四，运用频谱分析技术识别声音的频谱特征。图 3-3 显示了频谱特征计算的详细过程。

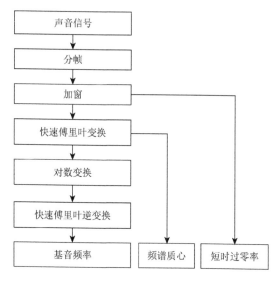

图 3-3　频谱特征计算过程

根据文献，首先通过分帧和加窗对原始声音信号进行预处理（Chavhan et al.，2010），再运用倒谱分析技术计算基音频率，该过程包括快速傅里叶变换（fast Fourier transform，FFT）和快速傅里叶逆变换（inverse fast Fourier transform，IFFT）等步骤。图 3-4 呈现了一个频谱分析示例。随后，运用每帧内信号通过零值的次数来表示短时过零率。然后，从声音的频谱中提取出频谱质心（Spectral_Centroid），具体计算方法如式（3-2）所示。

$$\text{Spectral\_Centroid} = \frac{f_s}{N_F}\left(\sum_{k=1}^{N_F} k\,|\,S(k)\,|^2 \Big/ \sum_{k=1}^{N_F/2}|\,S(k)\,|^2\right) \qquad (3\text{-}2)$$

其中，f_s 表示声音信号处理中的采样频率。声音信号是一种能量波，可以看作由无数个点组成。但是，由于存储空间的相对局限性，仅采样了整个能量波的部分点。换言之，采样可以将连续时间信号转换为离散时间信号。采样频率的常见单位是赫兹（Hz），即每秒采样数，如 22.05kHz 是指每秒采取 22 050 个样本点。根据以往文献，选取的采样频率为 16kHz（Grimm et al.，2007）。$S(k)$ 则表示声音信号的快速傅里叶变换，其计算等式如式（3-3）所示。

$$S(k) = \sum_{n=1}^{N_F} x(n) \mathrm{e}^{-j\frac{2\pi}{N_F}nk} \qquad (3\text{-}3)$$

其中，N_F 表示快速傅里叶变换的处理点数。最后，针对每次个性化语音服务的组合声音，使用各频谱特征的平均值来表示平均基音频率、平均短时过零率和平均频谱质心。

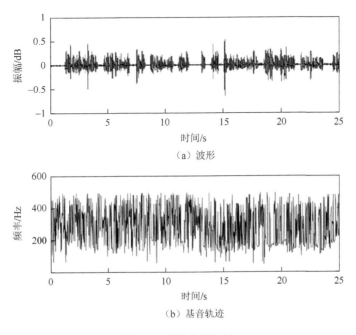

（a）波形

（b）基音轨迹

图 3-4　频谱分析示例

第五，整合各阶段获取的数据，并生成两个子数据集，即医生信息数据集和语音特征数据集，这些数据集都包含了医生 ID 标识，根据此标识可将不同数据集进行连接形成最终数据集，并用于实证分析。样本中共包含自 2017 年 11 月 1 日至 2018 年 1 月 31 日来自 16 个科室的 343 位医生提供的 35 597 条个性化语音服务的问诊记录。在这 343 位医生中，女性约占 50.4%，具有高级职称（即主任医师和副主任医师）的医生占 31.7%，且平均工作年限为 16.4 年。因此，所用数据在样本规模和医生多样性这两个维度上均表现良好。

3.3.2　研究变量与测度

模型中因变量为患者满意度（Patient_Satisfaction）。如图 3-5 所示，在完成线上健康问诊后，患者会给医生的服务质量进行打分，即满意、一般和不满意。如果患者感到不满意，则将 Patient_Satisfaction 设置为 1，如果感到一般则为 2，若感到满意则为 3。

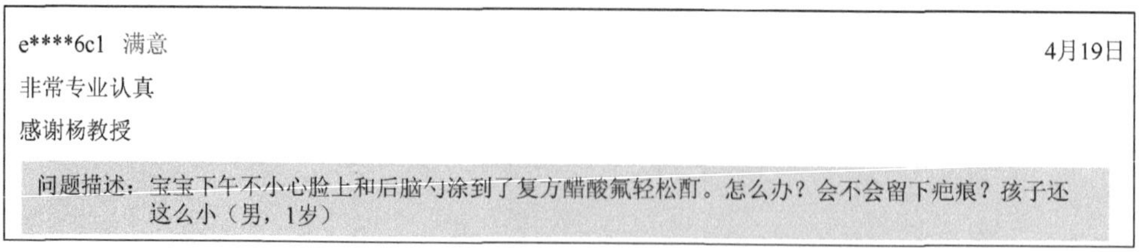

e****6c1　满意　　　　　　　　　　　　　　　　　　　　　　　　4月19日
非常专业认真
感谢杨教授

问题描述：宝宝下午不小心脸上和后脑勺涂到了复方醋酸氟轻松酊。怎么办？会不会留下疤痕？孩子还这么小（男，1岁）

图 3-5　患者评价结果

模型中主要自变量包括医生声音的语速和平均频谱质心。此外，为分析假设 3 和假设 4 中医生职业资本的调节作用，在模型中添加了 Professional_Capital（PC）这一指标。显然，在语音服务中，仅凭医生的职称、工作年限或就职医院级别来表征职业资本是明显不足的。尽管一些医生由于缺乏学术成就和其他原因职称较低，但多年的行业实践为他们积累了丰富的临床经验，这类医生仍然具有较高的职业资本。类似地，较为年轻的医生若能拥有较高的专业职称也会提升患者的信任度，认为该医生年轻有为。医生就职医院级别同样是一个重要特征，可以部分反映其专业能力和社会声誉。因此，对这三个特征（工作年限、职称和就职医院级别）进行因子分析，并使用因子得分表示医生的职业资本。具体而言，这三个重要特征分别表示为 Working_Years、Title 和 Hospital_Grade。Working_Years 是 4～48 的整数。若医生具有高级职称（即主任医师或副主任医师），Title 赋值为 1，反之赋值为 0。若医生在三级甲等医院工作，则 Hospital_Grade 赋值为 1，反之赋值为 0。

根据以往的文献（Audrain-Pontevia and Menvielle，2018），本章还添加了一组控制变量以减轻由医生专业能力或服务水平等因素造成的干扰。医生个人专业水平会对患者满意度带来显著影响，这种影响部分由医生性别、科室、职称、工作年限、服务价格和好评率来体现。但考虑到医生的专业能力是影响患者满意度关键的因素之一，而职称和工作年限无法很好地衡量这一指标，因此，本章根据"医生 ID"添加了 342 个虚拟变量以控制医生的个体固定效应。这组虚拟变量控制了医生的职称、工作年限、性别、年龄、服务价格、科室、就职医院和城市以及医生的职业资本、医疗能力和人格特质等。在较短的数据收集期内（即 2017 年 11 月 1 日~2018 年 1 月 31 日），上述医生特征几乎不会发生显著变化。

健康语音服务过程相关的控制变量如下：考虑到其他语音特征，如平均基音频率和平均短时过零率，分别表示为 Ave_Fund_Frequency 和 Ave_Szcr，可能会影响患者满意度，因此将两者作为控制变量加入模型。此外，医生提供医疗建议的总信息量可能会影响患者满意度。更多的信息输出表明医生具有更强的责任心，对患者的关心与支持也更充足。因此，在模型中添加变量 Total_Information，以控制每次服务中医生语音中包含的总字符数。遵循以往相关文献（Yang et al.，2015），还添加了单次服务中包含的语音数（Voice_Times）到模型中，以控制交互频率对患者满意度的影响。此外，医生的语速可能会随着服务过程中声音持续时间的增加而降低，因此将语音总时长（Duration_Time）加入模型中以减轻此顾虑。值得注意的是，为控制患者满意度随时间的波动，在所有回归模型中都加入了月份的固定效应。表 3-1 列出了所有变量及其定义。

表 3-1　变量描述

	变量	测度
因变量	Patient_Satisfaction	患者体验完语音服务后的评价（1 表示不满意；2 表示一般；3 表示满意）
自变量	Speech_Rate	医生语音中每秒包含的字数
	Ave_Spectral_Centroid	在每一帧内通过能量加权平均的频率的均值
	PC	对医生的职称、工作年限和就职医院级别进行因子分析后得到的因子得分
控制变量	Ave_Szcr	在每一帧内信号通过零轴次数的平均值
	Ave_Fund_Frequency	语音频谱中基音频率的均值
	Total_Information	每次服务中语音包含的总字符数
	Duration_Time	每次服务中语音的总时长
	Voice_Times	每次服务中语音的条数
	Physician	一系列虚拟变量用于控制医生的个体固定效应
	Month	两个虚拟变量用于控制月份的固定效应

表 3-2 提供了模型中关键变量的描述性指标，其中语速和平均频谱质心的最大值与最小值之间存在显著差异，保证了声音特征的多样性。此外，患者满意度呈现出清晰的"L"形分布，因为有近一半的患者都对就诊服务感到满意。

表 3-2　描述性统计

变量	均值	标准差	最小值	中位数	最大值
Patient_Satisfaction	2.57	0.63	1.00	3.00	3.00
Speech_Rate	3.60	0.91	0.52	3.64	6.68
Ave_Spectral_Centroid	765.17	187.12	144.20	745.75	2678.92

变量	均值	标准差	最小值	中位数	最大值
PC	0.00	1.00	−1.15	−0.49	2.73
Title	0.32	0.47	0	0	1
Working_Years	16.37	9.25	4.00	15.00	48.00
Hospital_Grade	0.59	0.49	0	1	1
Total_Information	580.06	377.72	18.00	494.00	2140.00
Duration_Time	164.52	103.93	18.16	139.94	500.02
Voice_Times	8.25	8.70	1.00	5.00	34.00
Ave_Szcr	35.26	10.81	8.86	33.74	108.04
Ave_Fund_Frequency	290.11	34.73	161.25	288.70	446.66

3.3.3　测度模型构建

患者评分是从 1 到 3 的整数值，而且是序数型变量，不服从正态分布。因此，采用有序逻辑回归模型。考虑到因变量的非线性效应，采用有序逻辑回归。在建立模型的过程中引入了潜变量 U_{ij}，表示患者对于医生 j 在服务 i 中的评价。

$$U_{ij} = \beta_0 + \beta_1 \text{Speech\_Rate}_{ij} + \beta_2 \text{Ave\_Spectral\_Centroid}_{ij}$$
$$+ \beta_3 \text{Speech\_Rate}_{ij} \times \text{PC}_j + \beta_4 \text{Ave\_Spectral\_Centroid}_{ij} \times \text{PC}_j$$
$$+ \beta_5 \text{Ave\_Szcr}_{ij} + \beta_6 \text{Ave\_Fund\_Frequency}_{ij} + \beta_7 \text{Total\_Information}_{ij}$$
$$+ \lambda \text{Physician}_j + \delta \text{Month} + \varepsilon_{ij} \tag{3-4}$$

观察变量 $\text{Patient\_Satisfaction}_{ij}$ 的值取决于 U_{ij}，两者间的关系如下：

$$\text{Patient\_Satisfaction}_{ij} = k = \begin{cases} 1, & U_{ij} \leqslant \tau_1 \\ 2, & \tau_1 < U_{ij} \leqslant \tau_2 \\ 3, & U_{ij} > \tau_2 \end{cases} \tag{3-5}$$

其中，k 表示患者在服务结束后实际提供的评分；τ_1 和 τ_2 表示决定每个评分等级的间隔划分参数。可观测结果变量 $\text{Patient\_Satisfaction}_{ij}$ 的概率分布与 U_{ij} 落入由 τ_1 和 τ_2 所划分区域的概率分布相符。经计算，得到的预测概率分布如下：

$$\ln \left[\frac{\Pr(\text{Patient\_Satisfaction}_{ij} \geqslant k)}{1 - \Pr(\text{Patient\_Satisfaction}_{ij} \geqslant k)} \right] = U_{ij} - \tau_{k-1}, \ k \in \{2,3\} \tag{3-6}$$

本章分析了医生声音的两种主要特征对患者满意度的影响，同时还检验了医生职业资本的调节作用。在式（3-4）中，主要关注 β_1、β_2、β_3 和 β_4 这四个参数，分别表示语速和平均频谱质心的直接影响以及职业资本的调节作用。

在式（3-4）中，同样控制了医生和问诊层面的其他干扰因素。例如，控制了其他可能影响到患者满意度的声音特征，即平均基音频率（Ave_Fund_Frequency$_{ij}$）和平均短时过零率（Ave_Szcr$_{ij}$），还在控制变量中加入了语音服务中医生语音包含的总字符数（Total_Information$_{ij}$）。此外，向量 λ 和 δ 分别控制了医生和时间的固定效果。式（3-6）中的截距 τ_{k-1}（$k = 2$、3）用于捕捉 U_{ij} 相关的分布范围。

在式（3-4）中，变量 PC$_j$ 表示医生 j 的职业资本，通过因子分析计算得出。因此，为检验结果的稳健性，在使用 PC$_j$ 作为调节变量获得基础模型的估计结果后，本章将该变量替换为 Title$_j$、Working_Years$_j$ 和 Hospital_Grade$_j$，通过重新估计模型，验证假设是否在对医生职业资本更换测量方式时仍然成立。

3.4　语音服务的价值作用分析与讨论

3.4.1　假设检验分析

表 3-3 显示了模型的估计结果。模型（1）是没有加入交互项的基准模型，而模型（2）包括了 PC 的调节作用、Speech_Rate 和 Ave_Spectral_Centroid 的主效应。每个模型的估计结果都是一致的。

表 3-3　声音特征对患者满意度的影响

变量	因变量：Patient_Satisfaction	
	模型（1）	模型（2）
Speech_Rate	0.078** (0.026)	0.076** (0.026)
Ave_Spectral_Centroid	−0.002*** (0.000)	−0.002*** (0.000)
Speech_Rate×PC		−0.045** (0.017)
Ave_Spectral_Centroid×PC		0.000** (0.000)
Ave_Szcr	−0.003* (0.001)	−0.003* (0.001)
Ave_Fund_Frequency	−0.001* (0.001)	−0.001* (0.001)
Total_Information	−0.000 (0.000)	−0.000 (0.000)

续表

变量	因变量：Patient_Satisfaction	
	模型（1）	模型（2）
Duration_Time	0.001 （0.001）	0.001 （0.001）
Voice_Times	−0.002 （0.002）	−0.002 （0.002）
Intercept-2	7.374*** （1.023）	7.357*** （1.026）
Intercept-3	5.209*** （1.022）	5.191*** （1.026）
医生固定效应	是	是
月份固定效应	是	是
观测量	35 597	35 597
R^2	0.235	0.236
chi^2	7 530.11***	7 547.74***

注：括号中是异方差稳健标准误；所有模型控制了医生固定效应和月份固定效应；Intercept-2 和 Intercept-3 是评分为 2 和 3 的两组别对应的截距

*表示 $p<0.05$，**表示 $p<0.01$，***表示 $p<0.001$

如表 3-3 所示，Speech_Rate 的估计系数显著为正（$p<0.01$），从而表明服务过程中医生的语速与患者满意度呈正相关，语速快的医生往往会获得较高的患者满意度。因此，研究结果支持假设 1。

假设 2 预测问诊中医生声音的平均频谱质心会对患者满意度产生负向影响。表 3-3 显示了该假设检验的结果。Ave_Spectral_Centroid 与患者满意度之间呈显著负相关（$p<0.001$）。因此，当医生问诊语音的平均频谱质心增加时，患者满意度会降低。假设 2 得到支持。表 3-3 的模型（2）显示两个交互项的系数在 0.01 的显著性水平上显著。语速对患者满意度会产生正向影响，而 Speech_Rate×PC 的交互效应为负，则在其他条件相同的情况下，对于拥有较高职业资本的医生而言，医生语速对患者满意度的正向影响会降低。因此，医生语速对患者满意度的影响会被医生的职业资本显著削弱，对于具有较高职业资本的医生而言，语速的积极作用较弱。假设 3 得到支持。类似地，平均频谱质心对患者满意度的直接影响为负，而 Ave_Spectral_Centroid×PC 的系数为正，随着医生职业资本的增加，平均频谱质心对患者满意度的负向影响也随之降低，平均频谱质心与患者满意度之间的负相关关系会被医生的职业资本调节。因此，研究结果支持假设 4。

表 3-3 还列出了语音水平控制变量的估计结果。Ave_Fund_Frequency 的系数为负（$p<0.05$），这表明随着医生声音的平均基音频率增加，患者更倾向于给出较低的评分。根据现有研究，声音的音调随着平均基音频率的增加而升高（Klofstad，2016），而音调高的声音会对接收者产生负向影响（Wittels et al.，2002），因而降低了患者的满意度。

3.4.2　稳健性检验

1. 职称、工作年限和就职医院级别的调节作用

本章用医生的职称（Title）、工作年限（Working_Years）和就职医院级别（Hospital_Grade）代替医生的职业资本（PC），然后重新按照式（3-4）所显示的模型进行有序逻辑回归，以检验结果的稳健性。表 3-4 显示了稳健性分析结果。

表 3-4　医生职称、工作年限和就职医院级别的调节作用

变量	因变量：Patient_Satisfaction		
	模型（1）	模型（2）	模型（3）
Speech_Rate	0.101*** (0.029)	0.152*** (0.040)	0.125*** (0.032)
Ave_Spectral_Centroid	−0.002*** (0.000)	−0.002*** (0.000)	−0.002*** (0.000)
Speech_Rate×Title	−0.076* (0.035)		
Ave_Spectral_Centroid×Title	0.000* (0.000)		
Speech_Rate×Working_Years		−0.005* (0.002)	
Ave_Spectral_Centroid×Working_Years		0.000*** (0.000)	
Speech_Rate×Hospital_Grade			−0.096** (0.034)
Ave_Spectral_Centroid×Hospital_Grade			0.000* (0.000)
Ave_Szcr	−0.003* (0.001)	−0.004* (0.001)	−0.003* (0.001)
Ave_Fund_Frequency	−0.001* (0.001)	−0.001* (0.001)	−0.001* (0.001)

续表

变量	因变量：Patient_Satisfaction		
	模型（1）	模型（2）	模型（3）
Total_Information	−0.000 (0.000)	−0.000 (0.000)	0.000 (0.000)
Duration_Time	0.001 (0.001)	0.001 (0.001)	0.001 (0.001)
Voice_Times	−0.002 (0.002)	−0.002 (0.002)	−0.002 (0.002)
Intercept-2	7.377*** (1.028)	7.363*** (1.028)	7.395*** (1.025)
Intercept-3	5.212*** (1.027)	5.197*** (1.023)	5.230*** (1.025)
医生固定效应	是	是	是
月份固定效应	是	是	是
观测量	35 597	35 597	35 597
R^2	0.236	0.236	0.236
chi^2	7 539.87***	7 548.79***	7 545.55***

注：括号中是异方差稳健标准误；所有模型控制了医生固定效应和月份固定效应；Intercept-2 和 Intercept-3 是评分为 2 和 3 的两组别对应的截距

*表示 $p<0.05$，**表示 $p<0.01$，***表示 $p<0.001$

在表 3-4 中，模型（1）~模型（3）显示语速的影响效果为正，而交互效应的系数为负；类似地，平均频谱质心的主效应为负，交互效应为正。因此，在替换调节变量后，回归结果仍支持模型中的相关假设。

医生职称（$\beta_3 = -0.076$，$p<0.05$）和就职医院级别（$\beta_3 = -0.096$，$p<0.01$）具有极强的调节作用，由此推测对于具有高级职称或者在三级甲等医院工作的医生而言，语速对患者满意度的影响作用可能并不显著。为验证这一推测，将总样本分割为几个子样本并再次对基础模型进行回归，结果显示在表 3-5 中。

表 3-5　样本分组回归

变量	因变量：Patient_Satisfaction			
	模型（1）	模型（2）	模型（3）	模型（4）
Speech_Rate	0.049 (0.045)	0.090** (0.032)	0.040 (0.036)	0.093* (0.040)
Ave_Spectral_Centroid	−0.001*** (0.000)	−0.002*** (0.000)	−0.001*** (0.000)	−0.002*** (0.000)

续表

变量	因变量：Patient_Satisfaction			
	模型（1）	模型（2）	模型（3）	模型（4）
Ave_Szcr	−0.011*** (0.002)	0.001 (0.002)	−0.005** (0.002)	0.002 (0.003)
Ave_Fund_Frequency	−0.004*** (0.001)	0.000 (0.001)	−0.002*** (0.001)	0.000 (0.001)
Total_Information	−0.000 (0.000)	0.000 (0.000)	−0.000 (0.000)	0.000 (0.000)
Duration_Time	0.002* (0.001)	0.000 (0.001)	0.001 (0.001)	0.000 (0.001)
Voice_Times	−0.005 (0.004)	−0.001 (0.003)	−0.001 (0.003)	−0.005 (0.004)
Intercept-2	8.111*** (1.053)	6.892*** (1.063)	7.732*** (1.036)	7.256*** (1.081)
Intercept-3	5.870*** (1.052)	4.762*** (1.062)	5.589*** (1.035)	5.059*** (1.079)
医生固定效应	是	是	是	是
月份固定效应	是	是	是	是
观测量	11 280	24 317	21 066	14 531
R^2	0.238	0.235	0.231	0.236
chi^2	2 444.26***	5 093.50***	4 285.97***	3 154.43***

注：括号中是异方差稳健标准误；所有模型控制了医生固定效应和月份固定效应；Intercept-2 和 Intercept-3 是评分为 2 和 3 的两组别对应的截距

*表示 $p<0.05$，**表示 $p<0.01$，***表示 $p<0.001$

在表 3-5 的模型（1）和模型（2）中，分别对具有高级职称的医生和其他医生进行分组分析。结果显示，仅对不具有高级职称的医生而言，语速才会对患者满意度产生正向影响，但对于具有高级职称的医生而言，这种影响并不显著。类似地，分别对在三级甲等医院和非三级甲等医院工作的医生进行分析，发现仅有后者的语速会对患者的满意度产生显著的正向影响。可能的解释为，相对于不具有高级职称的医生，拥有高级职称的医生通常年龄较大，并且随着年龄的增长，医生的语速会显著降低。拥有高级职称并在三级甲等医院工作的医生具有较高的患者信任度，可替代语速对患者满意度的正向影响。因此，在这种情况下，语速的正向作用变得微不足道。然而，表 3-5 的结果显示平均频谱质心的影响作用都是显著的。

2. 语速的非单调性效应

结果发现医生较快的语速与较高的患者满意度相关，但一个潜在的问题是：医生语速过快可能会增强患者处理信息的难度，从而降低其满意度。为解决这一潜在担忧，将语速的二次项添加到基础模型中，并尝试寻找到医生语速与患者满意度之间的倒"U"形关系。表 3-6 中的模型（1）显示，二次项的影响系数并不显著。因此，所用样本并未对验证倒"U"形关系提供充足证据。

表 3-6　医生语速的非单调性效应

变量	因变量：Patient_Satisfaction			
	模型（1）	模型（2）-97th	模型（3）-98th	模型（4）-99th
Speech_Rate	0.007 (0.084)	0.087** (0.027)	0.088** (0.027)	0.088*** (0.027)
Speech_Rate^2	0.010 (0.011)			
Spline_Variable		−0.266 (0.196)	−0.437 (0.244)	−0.847* (0.355)
Ave_Spectral_Centroid	−0.002*** (0.000)	−0.002*** (0.000)	−0.002*** (0.000)	−0.002*** (0.000)
Ave_Szcr	−0.003* (0.001)	−0.003* (0.001)	−0.003* (0.001)	−0.003* (0.001)
Ave_Fund_Frequency	−0.001* (0.001)	−0.001* (0.001)	−0.001* (0.001)	−0.001* (0.001)
Total_Information	−0.000 (0.000)	−0.000 (0.000)	−0.000 (0.000)	−0.000 (0.000)
Duration_Time	0.001 (0.001)	0.001* (0.001)	0.001* (0.001)	0.001* (0.001)
Voice_Times	−0.003 (0.002)	−0.002 (0.002)	−0.002 (0.002)	−0.002 (0.002)
Intercept-2	7.488*** (1.032)	7.342*** (1.023)	7.337*** (1.023)	7.336*** (1.023)
Intercept-3	5.324*** (1.031)	5.178*** (1.023)	5.173*** (1.023)	5.171*** (1.022)

续表

变量	因变量：Patient_Satisfaction			
	模型（1）	模型（2）-97th	模型（3）-98th	模型（4）-99th
医生固定效应	是	是	是	是
月份固定效应	是	是	是	是
观测量	35 597	35 597	35 597	35 597
R^2	0.235	0.235	0.235	0.235
chi^2	7 530.94***	7 531.87***	7 533.12***	7 535.06***

注：括号中是异方差稳健标准误；所有模型控制了医生固定效应和月份固定效应；Intercept-2 和 Intercept-3 是评分为 2 和 3 的两组别对应的截距

*表示 $p < 0.05$，**表示 $p < 0.01$，***表示 $p < 0.001$

通过考虑 Speech_Rate（单位：字数/秒）在不同取值范围内造成的差异化影响，对基础模型进行了分段回归，以进一步检验语速与患者满意度之间的关系。样本中医生语速在 0.52～6.68，约 99%的记录语速低于 5.49，服从右偏分布。因此，为分析语速过快对患者造成的负面影响，将 Speech_Rate 变量数值区间的分段节点分别放置在该变量的 97、98 和 99 百分位数处，分别对应语速为 5.16、5.29 和 5.49。表 3-6 的模型（2）~模型（4）显示了语速位于不同区间时的估计结果。本章发现，Speech_Rate 的估计系数均显著为正，即当服务过程中医生语速低于 5.16、5.29 或 5.49 时，语速都与患者满意度呈正相关关系。在模型（2）和模型（3）中，当语速高于 5.16 或 5.29 时，其对应的数值区间 Spline_Variable 的系数为负但并不显著。然而，在模型（4）中，当语速超过 5.49 时，Spline_Variable 的系数显著为负，即此时语速对患者满意度的影响效果为负。可能的解释为当语速过快时（如语速高于 5.49），患者对语音内容的理解力会降低或使患者认为医生是屈尊俯就的。因此，医生语速过快时将不会再对患者满意度产生正向影响。

3. 时变效应

疾病因季节而异，诊疗次数可能会影响医疗服务质量并进一步影响患者满意度。例如，中国流感的高发期为每年的 12 月至次年 3 月，具有一定的季节性。在此期间，医生可能每天会收到大量问诊，可能导致没有足够的精力认真对待每位患者，由此降低患者满意度。基于此，推测由医生声音特征造成的影响可能因月份不同而有所差异。因此，将声音特征和月份虚拟变量的交互项纳入基础模型，探究声音特征在 11 月和 12 月的时变效应（1 月为基准）。表 3-7 显示了模型的估计结果。在模型（1）和模型（2）中，11 月虚拟变量（Nov）和 12 月虚拟变量（Dec）对应的交互项的系数不显著，表明声音特征在不同月份的影响没有显著差异。

表 3-7 时变效应

变量	因变量：Patient_Satisfaction	
	模型（1）	模型（2）
Speech_Rate	0.096** (0.032)	0.078** (0.026)
Ave_Spectral_Centroid	−0.002*** (0.000)	−0.002*** (0.000)
Speech_Rate×Nov	−0.022 (0.031)	
Speech_Rate×Dec	−0.036 (0.032)	
Ave_Spectral_Centroid×Nov		−0.000 (0.000)
Ave_Spectral_Centroid×Dec		0.000 (0.000)
Ave_Szcr	−0.003* (0.001)	−0.003* (0.001)
Ave_Fund_Frequency	−0.001* (0.001)	−0.001* (0.001)
Total_Information	−0.000 (0.000)	−0.000 (0.000)
Duration_Time	0.001 (0.001)	0.001 (0.001)
Voice_Times	−0.002 (0.002)	−0.002 (0.002)
Intercept-2	7.308*** (1.024)	7.336*** (1.024)
Intercept-3	5.144*** (1.024)	5.172*** (1.024)
医生固定效应	是	是
月份固定效应	是	是
观测量	35 597	35 597
R^2	0.235	0.235
chi^2	7 531.46***	7 531.37***

注：括号中是异方差稳健标准误；所有模型控制了医生固定效应和月份固定效应；Intercept-2 和 Intercept-3 是评分为 2 和 3 的两组别对应的截距

*表示 $p<0.05$，**表示 $p<0.01$，***表示 $p<0.001$

3.4.3 附加分析

考虑到不同声音特征的组合可能会对患者产生不同影响，本章尝试分析语速和平均频谱质心的交互作用对患者满意度的影响。表 3-8 的估计结果表明，Speech_Rate×Ave_Spectral_Centroid 的系数显著为负。因此，随着语速的增加，平均频谱质心对患者满意度的负向影响会被放大。该发现与社会普遍认知相契合，即带着负面情绪快速地说话并不是一件好事。从另一个角度来看，随着平均频谱质心的增加，由语速引起的正效应会被降低。以往的研究同样指出负面情绪可能会削弱医生医疗建议的说服力（Dillard and Nabi，2006）。综上，语音服务期间医生的最佳选择可能是在中性情绪状态下以较快语速（但不要过快）陈述医疗建议，因为平均频谱质心高的语音不仅会对患者满意度产生直接的负向影响，还会削弱较快语速所带来的正向影响。

表 3-8　两大声音特征的交互效应

变量	因变量：Patient_Satisfaction
Speech_Rate	0.194^{**} （0.060）
Ave_Spectral_Centroid	-0.001^{***} （0.000）
Speech_Rate×Ave_Spectral_Centroid	-0.000^{*} （0.000）
Ave_Szcr	-0.003^{*} （0.001）
Ave_Fund_Frequency	-0.001^{*} （0.001）
Total_Information	-0.000 （0.000）
Duration_Time	0.001^{*} （0.001）
Voice_Times	-0.002 （0.002）
Intercept-2	6.977^{***} （1.040）
Intercept-3	4.813^{***} （1.040）
医生固定效应	是
月份固定效应	是
观测量	35 597
R^2	0.235
chi^2	$7\,534.63^{***}$

注：括号中是异方差稳健标准误；所有模型控制了医生固定效应和月份固定效应；Intercept-2 和 Intercept-3 是评分为 2 和 3 的两组别对应的截距

*表示 $p<0.05$，**表示 $p<0.01$，***表示 $p<0.001$

3.4.4　讨论

本章探索移动互联网健康平台中医生语音服务中声音特征的价值，尤其对患者满意度的影响。当医生的语速较快（未达到过快的程度）且语音的平均频谱质心很低时，患者更有可能会感到满意。但是，医生的职业资本调节了这两种声音特征对患者满意度的影响。基于移动互联网健康平台中获得的声音数据，开发了用于假设检验的有序逻辑回归模型，并控制了诸多医生和问诊层级的相关因素以在一定程度上减少由内生性问题带来的干扰。

本章研究获得了三个关键发现。首先，患者满意度受到医生语速的正向影响，但与平均频谱质心呈负相关关系。具体而言，只有具备非高级职称或在非三级甲等医院工作的医生的语速才能对患者满意度产生正向影响。相比之下，对于具有高级职称或在三级甲等医院工作的医生而言，这种影响微不足道。此外，若医生语速过快，语速与患者满意度间并不存在正相关关系。这些发现为以往文献中语速过快导致的矛盾效用提供了新证据。大多数研究者强调，较快语速与较高的信息支持和说服力相关，会产生正向作用（Miller et al.，1976），但仍有研究者指出，过快的语速可能会对信息处理过程产生阻碍，从而对听者产生负向影响。在语音服务的独特背景下，本章确定了位于不同语速区间（即每秒低于或高于 5.49 个字符）所产生的两类效应。此外，由于平均频谱质心较高的声音包含负面情绪，因此，由平均频谱质心引起的负向影响是与假设一致的。

其次，对于具有较高职业资本的医生而言，声音特征对患者满意度的影响较弱。这一发现贡献了新的知识，即职业资本作为医生的重要特征，不仅会对患者满意度产生直接影响（Guo et al.，2017），还弱化了由声音特征造成的影响。这一发现与晕轮效应理论相吻合（Nisbett and Wilson，1977）。

最后，语速和平均频谱质心对患者满意度的交互作用为负。声音由一系列频率与强度不断变化的声波组成，声音特征的不同组合可能会对信息接收者产生不同的影响。例如，在广告中，声音强度会削弱语音音调对顾客产生的负向影响。本章则检验了一种新的组合（即语速与平均频谱质心），并识别了该组合产生的负向交互效应。这一发现与负面情绪会降低医生建议的说服力相契合（Dillard and Nabi，2006）。综上，本章强调了医生语速的积极影响、平均频谱质心对患者满意度的负向影响以及医生职业资本的调节作用。这些结果有助于制定移动互联网健康平台个性化语音服务问诊规范和设计移动医疗服务系统。

3.4.5　理论启示

本章研究作出了如下理论贡献：第一，基于声音大数据，发现了语速和平均频谱质心对患者满意度造成的普遍性影响，由此对移动互联网健康平台领域的相关文献与理论作出了贡献。结果表明，某些特定的声音特征可提高患者满意度，医生可以通过调节自身的说话方式来提高患者满意度并借此建立良好的医患关系。这一发现与以往有关声音及服务满意度的研究有很大不同，后者仅关注声音特征产生的经济价值（Lowe and Haws，2017）。此外，现有文献的设计和数据局限性限制了其研究发现的可推广性。相比之下，本章使用了一个独特的语音数据集，其中包括来自"春雨医生 APP"的 343 位医生产生的真实声音数据。医生与患者的多样性增强了研究结论的可推广性。综上，本章通过使用独特的声音特征和丰富的真实数据，将声音特征分析扩展到了移动互联网健康服务领域。

第二，通过识别声音频谱特征及其相互作用对患者满意度的影响，为声音特征相关文献作出了新的贡献。实证结果验证了语速和平均频谱质心造成的影响，而两者产生的效应在与声音特征相关的研究中很少得到检验（Lowe and Haws，2017）。本章研究发现，平均频谱质心对患者满意度有负向影响，而语速对患者满意度有正向影响，该结论同样适用于与声音特征相关的其他现实情境。此外，语速和平均频谱质心会对患者满意度产生负向的交互作用。这一发现为探索声音特征交互作用的相关文献提供了新的见解，因为以往的研究主要关注声音特征的直接作用。本章研究表明可以通过组合不同的声音特征的方式来优化声音，从而使听众满意。

本章通过将信息支持、情感支持与声音特征相关的理论进行结合，丰富了社会支持领域的相关文献，揭示了语速和平均频谱质心如何通过信息支持和情感支持影响患者满意度的潜在内部机制。其结果表明，不同类型的医生声音可能会为患者带来不同程度的支持，而且还进一步指出，这两种类型的支持可能会相互影响。因此，未来的研究可以分析与信息支持和情感支持有关的其他声音特征，以获取更多研究思路。

第三，考虑到服务提供者的职业资本在声音特征与患者满意度之间发挥的调节作用，本章研究对服务管理领域作出了贡献。以往的研究极少分析服务提供者和语音特征造成的综合影响，但本章验证了服务提供者的职业资本与声音特征会相互作用，从而影响患者的满意度。本章研究结果也表明，患者对医生职业资本的强烈感知会削弱医生声音特征与患者满意度间的关系。

3.4.6　实践启示

第一，医生可以通过调节其语速来提高患者满意度，尤其是对职业资本较低的医生而言。根据本章研究结果，医生声音的语速对患者提供的健康服务评价具有正向影响。说话语速较快的人会被认为具有较高的信息感染力、说服力和较强的专业知识，这一认知可以加强患者从医学建议中获取的信息支持，从而提高其满意度。由此，语速在形成良好的医患关系中扮演着重要角色，且这一机制可在医疗领域得到广泛应用。例如，医生不仅需要提供语音服务，还会在线下的医院提供医疗服务，两种服务有时可能会发生冲突（Wu and Lu，2017），并且此时医生更倾向于关注后者，因为线下问诊服务中患者的满意度与医生的工作密切相关（Zhang et al.，2018）。此时，医生无法专注于分析线上患者的身体健康状况，由此在交流中往往会存在语速较慢、停顿时间较长等问题，从而降低了患者对信息质量的评价。综上，在移动互联网健康平台中，医生应充分考虑患者的健康状况，并在空余时间以较快的语速（但不要过快）提供医疗建议。

第二，问诊声音的平均频谱质心与患者满意度间呈负相关关系。该结果表明，医生在提供语音服务时应表现出中性的情绪状态（相对于焦躁或低沉的情绪状态）。与文本不同，声音中包含着容易被患者感知的重要情感信息。因此，医生应特别注意其提供医疗服务时的情绪。例如，医生的情绪状态会受其繁重的工作量和线下医疗纠纷的影响。线下工作中产生的负面情绪可能会转嫁到在线问诊过程中，医生应积极调整线下工作中产生的负面情绪，并使用包含中性情绪状态的声音来陈述医疗建议。

第三，本章研究同样为个性化问诊系统的设计提供了启示。由于移动互联网健康平台中缺乏面对面交互，许多医生只是简单地对待患者的问题，而没有真正积极了解患者的健康状况（Yang et al.，2015）。因此，随着语音识别和频谱分析技术的快速发展，移动互联网健康平台可以添加实时语音监控系统，以提高患者满意度并帮助构建良好的在线问诊环境。该系统可判断医生声音是否清晰、流畅，服务态度是否温和，只有条件达标的问诊服务声音才可通过检测并发送给患者。

3.5　本章小结

本章通过识别挖掘医生声音特征和其他个人特质对患者满意度的共同影响，为移动互联网健康平台语音服务价值这一领域研究提供了新知识。当医生的语速较快（但不会过快）并且平均频谱质心较低时，患者会更满意。这一发现体现了声音特征的价值和贡献，并揭示了两种独特声音特征的影响机理。本章的另一个贡献在于分析了医生个人特质产生的调节作用。结果表明，医生的职业资本会削弱其声音特征对患者满意度的影响。因此，职业资本较低的医生应更加注意自身的声音表达，并通过调节自己的声音来提高患者满意度。

第4章 互联网健康平台的价值共创行为研究

4.1 互联网健康平台用户价值共创行为概述

互联网与医疗服务的结合形成了互联网健康平台，为促进患者的参与和互动行为提供了巨大的空间（Zhang et al.，2018）。互联网健康平台在帮助患者共享信息、经历和感受等方面发挥着重要作用（Zhang et al.，2018）。互联网健康平台的迅速发展，也伴随着传统医疗服务与价值传递模式的巨大变化，如何实现互联网健康平台用户间的价值共创仍然是一项挑战。

互联网健康平台的成功在很大程度上取决于用户的贡献行为（如价值共创行为），这些行为通常有利于平台（Zhao et al.，2015）的可持续发展。在互联网健康平台中，用户（如患者）可以与其他患者交流信息，并与医疗服务人员（如医生）进行互动。患者还可以分享自身的治疗经历和一些有利于医疗服务的创意想法（Zhao et al.，2015），同时从互联网健康平台上获得与自身相关的健康信息。这些活动使互联网健康平台成为一个用户进行价值共创活动来改善福祉的合适场所。因此，对于建立和维持一个成功的互联网健康平台，应该理解激励互联网健康平台中用户参与价值共创行为的机制。

"价值共创"一词用来说明提供者和使用者的关系。过去关于价值共创的研究主要强调顾客与公司的关系。例如，在线品牌平台中的顾客和品牌的关系，或者社交商业平台中用户价值的共同创造。然而，现有研究很少考虑到顾客与顾客之间的关系，尤其是在互联网健康平台中。由于互联网健康平台有不同方面的特征，因此应充分了解互联网健康平台如何驱动用户的价值共创行为。

第一，互联网健康平台用户喜欢共同创造社会价值，而不是经济和享乐价值。用户加入互联网健康平台是为了健康管理和社会关怀。为了治愈疾病和改善每个人的福祉，用户可能会致力于各种有助于互联网健康平台的活动。因为互联网健康平台用户很可能会有公民行为（角色外行为）和参与行为（角色内行为），所以互联网健康平台的价值共创行为可能不同于其他平台。

第二，互联网健康平台的一些用户患有慢性病或并发症，在短时间内很难恢复或改变（Zhao et al.，2015）。因此他们倾向于与互联网健康平台建立、保持长期关系，并参与价值共创行为。归属需要理论强调人的归属感涉及对关系的长期承诺。有平台归属感体验的人被激励积极参与互动，以建立持久的关系。先前研究已经确定归属感是互联网平台发展的一个重要因素，归属感可能会导致共同创造行为（Chou et al.，2016）。因此，用户对互联网健康平台的归属感可能会影响他们的价值共创行为。

第三，互联网健康平台促进其用户与患有相同疾病的其他用户保持联系。用户可以获得大量的健康信息（即信息支持），还可以获得其他类型的支持，如鼓励、同理心和尊重等。因此，用户获得的大量利益是社会支持而非享受或经济回报（Yan and Tan，2014；Zhang et al.，2018）。由于平台可以为用户提供持续不断的社会支持，用户倾向于对平台有归属感（Wellman and Gulia，2018）。因此，不同类型的社会支持可能会影响用户对互联网健康平台的归属感。

第四，互联网健康平台用户的归属感和价值共创行为可能取决于他们的健康问题得到解决的程度。健康状况不佳和高度归属感的用户倾向于积极分享信息和提供反馈，因为他们有丰富的经验，期望改善自身的健康状况。相比之下，健康管理较差的用户可能表现相反。因此，用户的健康或健康管理的相关因素可能会改变他们对互联网健康平台的归属感与价值共创行为之间的关系。其中有两个与健康相关的重要因素，即心理健康和感知健康能力。心理健康是个体固有的健康状态，感知健康能力是一种后天获得的能力。理解这两个与健康相关因素的作用有助于解决和管理互联网健康平台用户的健康问题。值得指出的是，这两种因素可能会改变归属感对用户价值共创行为的影响。

解决这些问题需要了解互联网健康平台用户进行价值共创行为的过程和驱动因素。本章将通过整合社会支持、健康、归属感等视角全面了解互联网健康平台中的用户价值共创行为，主要包括信息共享行为、责任行为、反馈行为和倡导行为。

4.2　互联网健康平台价值共创理论综述

4.2.1　用户价值共创行为

价值共创是指消费者与供应商、服务提供者或其他消费者共同在消费过程中创造价值。基于服务主导的逻辑，客户在价值创造链中起着关键作用，他们不是被动的价值接受者（Chou et al.，2016）。价值共创活动可以为众多互联网平台带来经济价值。用户在互联网健康平台的活动可以通过降低医疗成本产生经济价值。此外，互联网健康平台通过改变医疗提供方式和改善社会福祉来创造社会价值。社会价值是一种面向他人的价值，由于平台提供的治疗和建议可以改善他们的健康状况，用户可以积极参与互联网健康平台并从中受益。用户参与互联网健康平台可以创造新知识来改善医疗服务，还可以为特定疾病筹集资金进行相关研究，以及通过提高医疗水平来解决城乡医疗差距问题。因此，社会价值的共同创造构成了互联网健康平台的价值基础。为了实现这些社会价值，互联网健康平台用户必须参与各种有助于平台的价值共创行为，因此有必要全面研究互联网健康平台的价值共创行为。

先前的研究已经提出了两种形式的价值共创行为（Chou et al.，2016；Yi and Gong，2013），即参与行为和公民行为。信息共享行为和责任行为是两种常见的参与行为，而倡导行为和反馈行为是两种常见的公民行为，现有对互联网健康平台的研究主要集中在信息共享行为（Zhang et al.，2017）。虽然信息共享被广泛认为是互联网健康平台最重要的价值共创行为，但其他三种行为也能产生巨大价值。例如，用户的倡导行为，尤其是向其他人推荐平台，这就为互联网健康平台创造了社会价值。患者的反馈行为也可以完善医生治疗，使其他患有类似疾病的患者受益。然而，很少有研究考察这三种价值共创行为及其激励因素。鉴于每种类型的价值共创行为都可以提供独特的贡献，本章分别识别、分析互联网健康平台中每种行为的实际驱动因素有助于弥补现有研究的不足。

4.2.2　用户归属感与价值共创行为

随着对价值共创的深入研究，研究人员对其前因的关注日益增加。表 4-1 列出了研究互联网平台中价值共创前因的代表性文献，由此可以发现大多文献集中在用户的参与行为，鲜有研究同时考察用户的参与行为和公民行为。另外，这些研究仅探讨了互联网健康平台背景下一种类型的用户参与行为，即信息共享行为。

表 4-1　互联网平台中价值共创行为的影响因素代表性研究

背景	价值共创行为	影响因素	文献
互联网平台	参与行为（知识贡献）	满意度、感知身份验证	Ma 和 Agarwal（2007）
互联网投资平台	参与行为（信息共享、信息寻求行为）	娱乐价值、归属感、感知有用性	Park 等（2014）
互联网品牌平台	参与行为（客户参与）	认可、奖励、表达自由、平台价值和系统支持	Chan 等（2014）
互联网共同创新平台	参与行为（参与态度）	品牌资产、平台意识、金钱激励	Zhang 等（2015）
互联网平台社区	参与行为（未来参与的意向）	社会整合和客户学习价值	Chen 等（2017）
社会问答网站	参与行为（持续知识共享意向）	满意度	Kang（2018）
互联网健康平台	参与行为（知识共享意向）	声誉、共同愿景、利他主义、知识自我效能	Lin 等（2016）
互联网健康平台	参与行为（一般和特定知识共享）	收益、成本	Yan 等（2016）

背景	价值共创行为	影响因素	文献
互联网健康平台	参与行为（知识共享意向）	同理心、利他主义、知识自我效能、互惠和声誉	Zhang 等（2017）
互联网健康平台	参与行为（个人信息披露意向）	信息支持、情感支持、健康信息隐私问题	Zhang 等（2018）
社交媒体	参与行为（健康信息交流行为）	社会关系的期望与健康自我管理能力	Lin 和 Chang（2018）
互联网客户平台	公民行为（顺从、利他、个人主动性）	情感承诺	Mpinganjira（2016）
在线购物	公民行为（服务便利化、帮助和推荐行为）	顾客满意度、忠诚度	Anaza（2014）
互联网品牌平台	公民行为（帮助其他客户、推荐和向公司提供反馈）	客户满意度	Zhu 等（2016）
在线环境	公民行为（宽容、帮助、倡导和反馈）	品牌心理所有权、顾客参与度	Fu 和 Lu（2017）
在线平台和论坛	参与行为（知识贡献）、公民行为（在线平台公民行为）	虚拟平台意识	Chou 等（2016）
互联网讨论平台	参与行为（知识贡献）、公民行为（正面口碑）	满意度、平台参与度	Ray 等（2014）
互联网平台社区	公民行为（虚拟平台社区公民行为）	自尊	Chiu 等（2019）

　　表 4-1 说明了满意度和客户利益（如金钱激励、奖励和享乐）是研究关注最多的价值共创行为的前因，尤其是在互联网购物平台或品牌平台中（Anaza，2014；Zhu et al.，2016），然而，这些变量不一定会影响互联网健康平台背景下的患者用户价值共创行为。同时，患者用户往往担心自身的健康问题，通过参与互联网健康平台来治愈疾病和改善自身的整体健康，进而创造社会价值。如果商业网站用户对网站的质量或商品价格不满意，那么他们可以随时放弃使用。然而，当互联网健康平台用户认为平台的发展可以促进他们和其他人的健康时，他们可以继续为平台作出贡献。

　　先前研究认为用户的社会情感是价值创造的一个重要因素（Zhang et al.，2019）。归属感源于需要归属理论，该理论表明个人具有与他人建立并保持密切而持久关系的强烈愿望（Gao et al.，2017）。归属感问题已经在线下（Sánchez et al.，2005）和线上（James et al.，2017）的环境中进行了广泛的研究，这一概念可以产生积极的结果，并被视为互联网平台发展的基础（Gao et al.，2017；Zhao et al.，2012b）。

　　以往的研究表明，当用户对平台产生归属感后，会为避免失去这种感觉（Gao et al.，2017）而接受平台的价值观和目标。例如，用户对虚拟平台的归属感积极影响其信息共享行为（Zhao et al.，2012b）。一些研究还确定了归属感对平台中消费者倡导行为的重要性（Cheung and Lee，2012；Chou et al.，2016）。然而，鲜有研究考察用户对互联网健康平台的归属感对不同类型的价值共创行为的影响。用户对互联网健康平台的归属感表现为一种对平台的依恋和认同感，从而减少了自身的压力和孤独感。Wright 和 Bell（2003）认为互联网健康平台用户希望与其他有类似健康问题或状况的用户形成归属感。当人们认为自己是平台的一部分时，即使他们对平台服务的质量或价格不满意，也仍然会选择留下来，并付出相当大的努力为平台作出贡献。他们可以从事各种活动，如共享信息、传播在线口碑，所有这些共同创造价值的行为都有利于互联网健康平台的发展，从而满足用户的归属感需求。因此，归属感是用户价值共创行为的一种重要驱动因素。

4.2.3　社会支持、归属感与价值共创行为

由于归属感可以导致价值共创行为，有研究开始探索归属感是如何在互联网平台中发展的。现有研究已经确定了用户对互联网平台归属感的几个前因。表 4-2 列举了详细的文献综述。例如，Koh 和 Kim（2003）指出互联网平台社区领导者的热情、用户的线下活动和愉快感促进了用户对虚拟平台社区的归属感。Chen 等（2013）认为虚拟平台管理者应为其用户创造愉快的体验，以增加用户的归属感。满意度和信任度也被广泛认为是归属感的影响因素，然而，这些变量不一定产生互联网健康平台背景下的价值归属感。

表 4-2　互联网平台中归属感代表性研究

背景	归属感变量	影响因素	文献
虚拟平台社区	意识	社区领导者的热情、用户的线下活动、愉快感	Koh 和 Kim（2003）
虚拟平台社区	归属感	用户满意度、信任度	Lin（2008）
互联网平台社区	归属感	感知相似性、对用户的熟悉度和信任度	Zhao 等（2012b）
点对点问题解决互联网平台	意识	愉快的体验	Chen 等（2013）
互联网健康平台	意识	获得支持	Welbourne 等（2013）
互联网平台	归属感	品牌一致性、负面公众关系	Wade 和 Thatcher（2016）
虚拟平台社区	意识	互补、信息、人际、程序和分配正义感知	Chou 等（2016）
跨性别平台社区	归属感	跨性别身份强度	Barr 等（2016）
社交网站	归属感	社交场合	Gao 等（2017）

续表

背景	归属感变量	影响因素	文献
Facebook（脸书）	归属需要	信任、满足	Murray 等（2018）
品牌社区	品牌社群心理意识	感知质量、感知成本价值和品牌独特性	Swimberghe 等（2018）

　　归属感作为一种社会情感，受到了社会刺激的巨大影响。先前的研究认为社会支持是互联网健康平台较重要的社会刺激之一，因为互联网健康平台用户依赖并受益于这种支持。社会支持描述的是个人被社会群体关心、帮助和认可的感觉。社会支持帮助个体减轻压力和提高自我效能，尤其有益于改善健康状况。因此，社会支持被认为是互联网健康平台用户主要考虑的利益之一（Welbourne et al.，2013；Zhang et al.，2018）。参与互联网健康平台的用户主要寻求社会支持，而不是金钱奖励或享乐利益（Welbourne et al.，2013；Zhang et al.，2018）。当一个人得到他人的支持时，就会在平台中受益。总的来说，社会支持的交换产生了一种对互联网健康平台的归属感。

　　表 4-2 表明将社会支持作为用户对互联网健康平台的归属感的前因的研究很少。Welbourne 等（2013）认为社会支持可以增加用户对互联网健康平台的归属感，然而他们没有具体比较分析社会支持的类型。现有文献已经识别了五种类型的社会支持，即信息支持、情感支持、尊重支持、有形支持和同伴关系支持（或网络支持），其中，有形支持往往更多地发生在现实生活中，而不是在互联网健康平台及其他虚拟平台中（Flickinger et al.，2016），剩余的四种类型的社会支持广泛存在于虚拟互联网平台，其不仅会对用户的归属感产生直接影响，也可能会对用户的价值共创行为产生间接影响。了解不同类型的社会支持的影响有助于互联网健康平台的管理者建立用户的归属感。

4.3　互联网健康平台价值共创理论开发与模型设计

　　用户在互联网平台的价值共创行为可为用户带来经济价值，如用户参与互联网健康平台活动可以通过降低医疗保健成本产生经济价值，同时互联网健康平台通过改变医疗提供方式和改善社会福祉来创造社会价值。用户对互联网健康平台的归属感是价值创造的一个重要因素，当归属感建立后，用户会担心失去这种感觉，因此，用户会接受互联网健康平台的共同价值观和目标，进而产生信息共享行为。归属感是一种社会情感，会受到社会刺激（如社会支持）的影响。社会支持描述的是被社会群体中的个人关心、帮助和认可的感觉。社会支持可以帮助用户减轻压力和提高自我效能，是用户寻求的目标。当用户获得社会支持时，他们对互联网健康平台的归属感可能会改变。

4.3.1　社会支持与用户对互联网健康平台的归属感

1. 信息支持

信息支持可以提供建议、意见、相关知识和经验来帮助人们解决问题（Liu et al.，2020b）。在互联网健康平台中，用户可以提供他们自身的经历、症状和问题，为其他用户提供参考。有健康问题的用户也可以获得其他患有类似疾病的患者提供的临床经验和康复方法（Zhang et al.，2017）。总之，信息支持能够使用户在解决健康问题时从其他用户的信息和建议中获得帮助（Yan and Tan，2014），这些方面增加了用户对互联网健康平台的参与度和归属感（Wellman and Gulia，2018）。当患者用户遇到健康问题时，他们往往会再次在互联网健康平台中搜索他们需要的解释或答案。在这种重复的交流信息支持的互动过程中，用户对互联网健康平台的归属感得到了增强。

假设 1：信息支持正向影响用户对互联网健康平台的归属感。

2. 情感支持

情感支持为互联网健康平台用户提供鼓励、关心和共情。情感支持可以独立发生，也可以通过分享快乐或悲伤，或表达关心而发生。有健康信息需求的患者往往希望从与自身类似情况的患者那里获得同理心、鼓励和其他形式的情感支持。在互联网健康平台中，患者可以与能够理解他们感受并提供同情和关心的其他患者交流，从而减少他们的孤独感。当患者用户得到情感支持时，他们可能会为他人提供支持，并出于互惠目的将自己视为互联网健康平台的一员，这种情感支持增加了他们的认同感和归属感（Lin et al.，2015）。

假设 2：情感支持正向影响用户对互联网健康平台的归属感。

3. 尊重支持

尊重支持侧重于他人的尊重、成功和自信感，并有助于减少他人的耻辱感（Flickinger et al.，2016）。尊重支持的一个来源是赞赏和同意，主要体现在其他用户直接对一个用户分享的建议和经验提供高的评分和积极评论（如"你的建议很棒"）时。尊重支持的另一个来源是免除责备。一些患者可能会因为患有某种疾病而感到耻辱或自卑，或者可能会因为自己给家人和朋友带来焦虑而感到内疚。一些尊重的表达可以给患者带来深刻的安慰和支持，如"这不是你的错"。

当互联网健康平台用户有更多的健康知识时，他们可能会对自己的健康更有信心。

用户也可以从在互联网健康平台上帮助其他人的过程中感受到成就感和其他人积极的期望（Flickinger et al.，2016）。获得尊重支持的用户可以获得在现实生活或其他平台中无法实现的自我实现感、自尊感和宽恕感，这反过来也会激发用户的社会认同（Lin et al.，2015）。从互联网健康平台获得的这种自尊允许用户欣赏他们在平台中的价值，从而产生对平台的归属感（Wellman and Gulia，2018）。

假设 3：尊重支持正向影响用户对互联网健康平台的归属感。

4. 同伴关系支持

个体的同伴关系支持主要指与之交流并共同参与社会活动的陪伴存在（Lin et al.，2015）。它向具有相似的担心和经历的群体呈现了一种认同的感觉（Flickinger et al.，2016）。互联网健康平台用户总是有相似的健康需求和咨询问题，互联网健康平台为用户提供了在其遇到健康问题时可以搜寻到帮助他们的用户的可能性和便利性，而这些健康问题在现实生活中难以解决。当一个人有机会在需要时与其他有类似健康问题的用户交流经验，就会产生一种对群体的认同感、联系感和亲和力（Lin et al.，2015）。当用户发现其他人也在做自己喜欢的事情时，用户可能会留在平台里。个体的归属感源于吸引及其与群体维持这种满意感的愿望（Zhao et al.，2012b）。

假设 4：同伴关系支持正向影响用户对互联网健康平台的归属感。

4.3.2　用户对互联网健康平台的归属感与价值共创行为

1. 用户参与行为

根据需要归属理论，保持归属感的动机影响人们的参与行为（James et al.，2017），这种说法表明，用户对互联网健康平台归属感增强了其与该平台上的群体进行定期社交和信息共享的需求。对互联网健康平台有强烈归属感的用户会获得情感支持和自我价值，因此，用户很可能积极参与互联网健康平台，并为其作出贡献。先前的研究表明，在线社交网络中的虚拟社区或归属感会导致用户的知识贡献行为（Chou et al.，2016）。事实上，当他们在平台中拥有朋友时，他们可能会参与平台和共享健康信息。

假设 5：用户对互联网健康平台的归属感正向影响其信息共享行为。

当用户意识到他们作为平台的一部分，需尽相应的责任时，就会导致用户的责任行为（Yi and Gong，2013）。依恋水平较高的人通常有更负责任的行为。对平台的归属感可以导致积极的行为（Zhao et al.，2012b）。例如，当患者觉得自己是某个互联网健康平台的一部分时，他们可能会发表评论，提供有帮助的投票，或者完成该平台要求的期望行为。因此，用户对互联网健康平台的归属感可以驱动其对整个平台的责任行为。

假设 6：用户对互联网健康平台的归属感正向影响其责任行为。

2. 用户公民行为

归属感反映了用户的主观情感，包括努力、依恋、爱和自我认同。当用户对互联网健康平台有情感投入、依恋或承诺时，他们很可能在他们的团体或平台中投入额外的努力（Chou et al.，2016）。对互联网健康平台有强烈认同感的用户愿意有积极的亲社会行为，这有利于平台上的用户。在互联网健康平台上，用户对平台有丰富的经验。鉴于用户对互联网健康平台强烈的归属感，他们作为平台的一部分，期望平台提供更好的服务，因此，具有强烈归属感的用户可能会提供反馈或共享经验来改善平台。例如，患者可能会回复其他患者的评论以提供反馈，也可以对与他们互动的用户进行评论，以改善服务。用户也可以为互联网健康平台提供反馈和分享经验，以改善其服务。

假设 7：用户对互联网健康平台的归属感正向影响其反馈行为。

倡导是指用户向他人（如亲戚和朋友）推荐互联网健康平台。先前的研究表明，归属感可以驱动用户在互联网平台上传播口碑（Cheung and Lee，2012）。归属感意味着用户把自己视为平台的一部分，它不仅包括自我认同，还包括对环境的认可（An and Liu，2014）。因此，高归属感的用户倾向于向其他人传播关于平台的积极信息。当患者用户周围的其他人有健康问题时，对互联网健康平台有强烈归属感的这些用户可能会立即想到自己的健康平台，并向其他人推荐。

假设 8：用户对互联网健康平台的归属感正向影响其倡导行为。

4.3.3　用户的感知健康能力和心理健康

1. 感知健康能力

感知健康能力表示个体对与健康相关情况的自我效能感知（Arora et al.，2002）。它指的是个人有效地影响和管理其健康的能力（Arora et al.，2002）。感知健康能力显著调节行为意向与其前因之间的关系（Zhang et al.，2017）。用户较高的健康感知能力可以增强其帮助和激励他人的积极态度和动机。因此，对于具有相同归属感的不同个体用户来说，拥有高感知健康能力的个体比低感知健康能力的个体更可能参与自愿行为和亲社会行为，如用户共享信息、帮助他人和给予反馈等。此外，感知健康能力高的用户比能力低的用户更有自信，更相信自己能与他人分享更有帮助、更可信的医学知识（Zhang et al.，2017）。与后者相比，前者更有可能通过分享健康信息和提供反馈来与他人联系，或体验与其他用户在一起的感觉。同时，前者比后者有更高的责任感和存在感，其也更有可能通过执行所需任务或向他人推荐平台这两种方式来促进他人对自己的理解。总体而言，感知健康能力有助于将归属感转化为共享信息、提供反馈和负责任的活动与行为。

假设 9a～假设 9d：感知健康能力正向调节归属感对信息共享行为（假设 9a）、责任行为（假设 9b）、倡导行为（假设 9c）和反馈行为（假设 9d）的影响。

2. 心理健康

心理健康指没有精神疾病和对心理健康的感知。本章主要考察的是心理健康，而不是健康状况或身体健康，原因有以下几个。首先，后者在以前研究中被认为是调节因素（Zhang et al.，2018），而心理健康很少受到关注。其次，归属感是个体在心理层面的一种感觉，很可能与心理健康相互作用。

有心理疾病的用户通常关心如何变得健康，当他们感到与互联网健康平台中的朋友有联系且认为自己属于互联网健康平台时，会比那些心理健康的人更有可能向他人共享信息和提供反馈，一个可能的原因是他们希望与互联网健康平台建立持久的关系，以便能够获得大量的信息资源和对其疾病治疗的支持。心理健康不佳的用户也很可能通过履行职责、遵循其他用户的建议、向他人推荐互联网健康平台中的朋友等方式来与他人交往，以及与互联网健康平台中的朋友进行联系，因为他们可能会获得可观的利益并为互联网健康平台提供回报。因此，心理健康状况良好的用户的归属感对其参与行为和公民行为的影响比心理健康状况不佳的用户要弱。

此外，对于患有精神障碍的人来说，在现实生活中发展和维持关系是困难的（Yan and Tan，2014），他们很可能引发对个人关系的焦虑。互联网健康平台为人们匿名和无时间限制的交流提供了方便的渠道，这有助于自我表达和调节社会问题，这些人可能会转向互联网健康平台寻求同伴支持，并通过减少孤独感和增加存在感来加强其归属感的影响。因此，认为自己心理健康水平非常差的互联网健康平台用户倾向于花时间与平台中的朋友联系，并通过参与行为和公民行为与其他互联网健康平台用户联系，从而加强亲密感和归属感的影响。

假设 10a～假设 10d：心理健康负向调节用户对互联网健康平台的归属感对信息共享行为（假设 10a）、责任行为（假设 10b）、倡导行为（假设 10c）和反馈行为（假设 10d）的影响。

图 4-1 总结了上述假设。

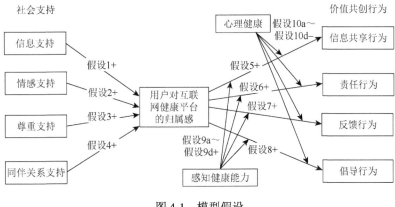

图 4-1　模型假设

4.4　基于医患数据的价值共创行为测度分析

4.4.1　数据收集与处理

1. 量表开发

本章基于现有的测度获得了所有潜在构念的测度项。归属感、价值共创行为和感知健康能力的量表采用了 James 等（2017）、Yi 和 Gong（2013）和 Arora 等（2002）的测量方法。四种类型的社会支持是在 Oh 等（2014）、Zhang 等（2018）的量表基础上构建起来的。使用了 7 分的利克特量表（1 分表示非常不同意；7 分表示非常同意）和 5 分的利克特量表（1 分表示非常差；5 分表示非常好）来测量个体的心理健康。与多维度题项测度相比，单维度题项量表更适合测量自评心理健康，并已被证明具有良好的可靠性和判别性能（Maguire et al., 2016）。

为了适应互联网健康平台的环境，由一个专家小组对上述所有量表进行修改，该专家小组由一名教授和四名熟悉互联网健康平台的研究生组成。将所有用英文描述的测度翻译成中文，随后再翻译成英文。通过比较中文版和英文原版的描述，进行了几处修改以确保准确性。召集了七名使用互联网健康平台时间在六个月以上的专家，由他们对问卷进行进一步修改，这些专家表示问卷问题很容易被回答并提供反馈。表 4-3 给出了最终的构念和测度项。

表 4-3　构念与测度项

构念	题项	测度项	文献
信息支持	PSS_I1	当我需要帮助时，互联网健康平台用户会给我建议	Zhang 等（2018）
	PSS_I2	当我遇到问题时，互联网健康平台用户会提供信息帮助我	
	PSS_I3	当我遇到困难时，互联网健康平台用户会提供建议帮助我查明原因	

续表

构念	题项	测度项	文献
情感支持	PSS_E1	当我遇到困难时，互联网健康平台用户会表达关心	Zhang 等（2018）
	PSS_E2	当我遇到困难时，互联网健康平台用户会安慰和鼓励我	
	PSS_E3	当我遇到困难时，互联网健康平台用户会听取我的内心的感受	
	PSS_E4	当我遇到困难时，互联网健康平台的用户会关注我和表达担忧	
尊重支持	PSS_R1	互联网健康平台用户认为我的建议或分享的经验是有益的	Oh 等（2014）
	PSS_R2	我比互联网健康平台大多用户更了解疾病，擅长改善我的健康	
	PSS_R3	大多数互联网健康平台用户在改善健康方面比我更成功（R）	
同伴关系支持	PSS_C1	互联网健康平台用户会关注我的存在	Oh 等（2014）
	PSS_C2	互联网健康平台用户和我一样做喜欢的事情（如共享观点）	
	PSS_C3	我觉得我在互联网健康平台处于边缘地位（R）	
用户对互联网健康平台的归属感	BL1	我和我的互联网健康平台用户保持一致	James 等（2017）
	BL2	我和互联网健康平台的朋友之间不存在友情（R）	
	BL3	我能很好地适应新的互联网健康平台环境	
	BL4	我感觉和互联网健康平台中的用户很亲近	
	BL5	我感觉和互联网健康平台中的朋友脱节了（R）	
	BL6	即使我在互联网健康平台上和人互动，也感觉不到真正的归属（R）	
	BL7	我认为互联网健康平台中的朋友很友好，很容易接近	
	BL8	我觉得能被互联网健康平台的人理解	
	BL9	我可以和我的互联网健康平台中的朋友相处	
	BL10	我对我的互联网健康平台用户没有亲密感（R）	
	BL11	我发现自己积极参与互联网健康平台用户的生活	
	BL12	我能够在互联网健康平台上与其他用户联系	
	BL13	我感觉和互联网健康平台上的大多数人都没有关系（R）	
	BL14	我感觉互联网健康平台朋友像家人一样	
感知健康能力	PHC1	我能处理好自己的健康问题	Arora 等（2002）
	PHC2	无论我怎么努力，我的健康都不会如我所愿（R）	
	PHC3	对我来说，很难找到有效的方法来解决我遇到的健康问题（R）	
	PHC4	我在健康改善的项目中取得了成功	
	PHC5	我通常能够实现我的健康目标	
	PHC6	我发现改变我不喜欢的健康状况的努力是无效的（R）	
	PHC7	一般来说，我的健康计划都不顺利（R）	
	PHC8	我能和大多数人一样为自己的健康做些事情	
信息共享行为	ISB1	我明确说明了我想知道的健康信息	Yi 和 Gong（2013）
	ISB2	我为互联网健康平台用户提供了适当的健康信息	
	ISB3	我提供必要的健康信息以便其他用户能够很好地表达自己	

续表

构念	题项	测度项	文献
信息共享行为	ISB4	我尽我所能回答健康服务相关的问题	Yi 和 Gong (2013)
责任行为	RB1	我执行所有需要完成的任务	Yi 和 Gong (2013)
	RB2	我充分完成了所有预期的行为	
	RB3	我履行了对互联网健康平台的责任	
	RB4	我遵循其他互联网健康平台用户的指示和建议	
反馈行为	FB1	如果我有一些改善互联网健康服务的想法，会让平台管理者知道	Yi 和 Gong (2013)
	FB2	当我收到平台用户的良好服务时，会对此评论	
	FB3	当我遇到问题时，会让互联网健康平台其他用户知道	
倡导行为	AB1	我对其他用户表达关于特定的互联网健康平台用户的正面评价	Yi 和 Gong (2013)
	AB2	我向其他用户推荐一个特定的互联网健康平台或用户	
	AB3	我鼓励朋友和亲戚加入互联网健康平台	

注：R 为反向题项；心理健康是一个单题项的构念

本章将年龄、性别、用户使用时间、受教育程度和身体健康状况作为控制变量，这些变量通常在医疗保健或行为研究中被用作控制变量（Zhang et al., 2017, 2018）。因为互联网健康平台用户有不同的背景和个人特征，故本章研究假设不同年龄、性别、用户使用时间、受教育程度和身体健康状况的用户有不同的价值共创行为。

2. 参与者与过程

在线问卷调查是通过一个名为问卷星（https://www.wjx.cn）的免费在线调查网站进行的，参与者可以通过该网站上的链接和快速回复代码获得调查问卷。为了减少共同方法偏差，参与者被告知调查是自愿和匿名的。因此，参与者不需要猜测调查员的意愿，可以根据自身的实际情况来回答问题。本章采取了多项措施确保参与者是互联网健康平台的正式用户，如使用筛选问题来确保参与者是互联网健康平台的正式用户，即"在过去的一年里，你使用过互联网健康平台吗？"，同时提供了中国一些领先的互联网健康平台以方便参与者在填写问卷之前了解。如果参与者的回答为"是"，那么参与者会被要求提供他在互联网健康平台的经历。

本章主要关注"患者-患者"模式的互联网健康平台和患者用户，因为患者有很好的定位来评估社会支持、归属感和价值共创行为。他们获得社会支持、共享信息、发表评论、提供有用的投票或在互联网健康平台中回复其他患者的评论。本章还要求参与者提供证据，证明他们确实参与了互联网健康平台，然后排除那些不能提供确凿证据的回复，以确保受访者在互联网健康平台方面有真实的经验。本章的研究样本还包括几个"患者-医生"模式的互联网健康平台，因为一些参与者反映许多"患者-医生"模式的互联网健康平台融合了许多允许患者相互交流的功能，如"好大夫在线"作为中国一家领先的互联网健康平台，提供了用户咨询的服务功能，患者可以在这个平台上点评、共享信息、向其他患者推荐等，该平台还提供了一个社区，允许患者以小组的方式与其他患者进行交流。本章不涉及"医生-医生"模式的互联网健康平台，因为这种模式的平台仅允许医生共享一些专业的医学知识，为患者创造的价值有限。

本章的研究数据从线上和线下两种渠道收集。对于线上收集，在猪八戒和一品威客两个中国领先的众包平台上发布了在线调查问卷任务，其中包括了相应的网站链接，参与者可以凭此访问到中国几家领先的互联网健康平台的众包任务，进而从众包任务中获得奖励。受 IP 地址限制，每个人只能提交一次问卷。当参与者提交问卷时，问卷星监控问卷填写行为，并排除那些在不到 9 分钟内完成的回答。本章的研究还设置了反向的测度题项，以确保参与者的认真态度，在提交问卷后，每个参与者会得到 3 元的奖励。在线下收集过程中，我们获得了在西安某大型医院门诊发放问卷的资格。有互联网健康平台经历的患者或其亲友参加了此次调查。一般来说，线下完成问卷需要 15～20 分钟，在线大约需要 12 分钟。

收集数据分两次进行。首先，收集参与者的基本信息、他们感知的四类社会支持和归属感。共收集了 442 份回复问卷，其中 393 份在线回复，49 份线下回复。排除那些不完整、非互联网健康平台用户和那些忽略反向题项的问卷，数据集包含 277 个回复。其次，在几个月后通过电子邮件和电话联系了这 277 名受访者，请他们回答关于价值共创行为的问题，这种操作不仅能够避免共同方法偏差，而且能够捕捉到用户归属感对价值共创行为的因果影响。最终样本为 237 份，有效回复率为 53.6%，样本人口统计信息如表 4-4 所示。

表 4-4　样本人口统计信息（$N = 237$）

变量	项目	计数/名	百分比
性别	男	138	58.2%
	女	99	41.8%
年龄	≤18 岁	5	2.1%
	19～29 岁	150	63.3%
	30～39 岁	71	30.0%
	40～49 岁	10	4.2%
	50～59 岁	1	0.4%
地区	城市	191	80.6%
	农村	46	19.4%

变量	项目	计数/名	百分比
受教育程度	高中及以下	32	13.5%
	专科和本科	188	79.3%
	硕士及以上学历	17	7.2%
月收入	没有	31	13.1%
	≤1499 元	7	3.0%
	1500～2999 元	38	16.0%
	3000～4999 元	85	35.8%
	5000～7999 元	58	24.5%
	≥8000 元	18	7.6%
用户使用时间	<3 个月	73	30.8%
	3～6 个月	67	28.3%
	6～12 个月	51	21.5%
	≥12 个月	46	19.4%
身体健康状况	非常差	3	1.3%
	差	29	12.2%
	中立	116	48.9%
	好	86	36.3%
	非常好	3	1.3%

3. 数据评估

通过比较前期和后期收到的回复问卷来检查无响应误差。t 检验结果表明所有构念的显著性水平超过 0.05，说明两组数据之间不存在显著差异。曼-惠特尼 U 检验（Mann-Whitney U test）被进一步用于确定线上和线下数据之间的差异。结果表明，用户年龄、使用时间、受教育程度和身体健康状况在两组数据之间相似（$p > 0.05$）。因此，数据来源偏差是可以忽略的。

为了检验"患者-患者"模式和"患者-医生"模式的互联网健康平台之间是否存在差异，还对来自两种类型的互联网健康平台的反馈进行了 t 检验，结果显示，两种反馈的差异是不显著的（$p > 0.05$）。以上检验表明，来自不同渠道的数据可以被放在一起处理。进一步对线上和线下数据结构进行了 t 检验，结果表明，所有显著性水平都高于 0.05，从而说明目前的数据结构是合理的，没有必要平衡来自两个来源的问卷数量。另外，采用哈曼单因素检验法来验证共同方法偏差，其结果表明，提取因子个数为 10（＞1），最大方差在 30%以下。因此，共同方法偏差是不显著的。

4.4.2 测度评估

鉴于样本相对较大，采用 AMOS 20.0 分析了基于协方差的结构方程建模的研究模型，并测试了收敛和判别有效性。由于构念及题项的测度是基于现有的量而开发的，因此使用验证性因子分析（confirmatory factor analysis，CFA）。收敛有效性通过三种方法进行测试（James et al.，2017；Zhang et al.，2018）。首先，检查了表 4-5 中所有的多维度构念的因子载荷。当载荷大于 0.7 时，则通过收敛效度检验。几乎所有题项的因子载荷都超过 0.7，除了用户对互联网健康平台的归属感对应的 BL3、BL6 和 BL10 以及感知健康能力对应的 PHC1、PHC2、PHC6 和 PHC7。删除这些题项后，发现题项之间的因子载荷及其主构念与其他变量的因子载荷的差异超过 0.20，所以误差方差比共有的方差低很多。另外，进行了探索性因子分析，结果与验证性因子分析结果一致。删除这些题项后，用户对互联网健康平台的归属感的平均方差提取值（average variance extracted，AVE）上升至 0.530，感知健康能力的 AVE 上升至 0.619。其次，计算了组合信度（composite reliability，CR）和 Cronbach's α，表 4-5 中显示它们的值均超过 0.7，表现出良好的收敛有效性（Liu et al.，2020a）。最后，检查 AVE，其均超过了 0.5。使用 Fornell-Larcker 准则来评估判别有效性。表 4-6 表明每个构念的 AVE 的平方根大于其相关性，表明判别有效性良好（James et al.，2017）。通过方差膨胀因子来检验多重共线性问题，所有方差膨胀因子的值在 1.412～2.907，低于 3，因此不存在多重共线性问题。

表 4-5 因子载荷、信度和效度

构念	题项	因子载荷	AVE	CR	Cronbach's α
信息支持	PSS_I1	0.756	0.622	0.831	0.826
	PSS_I2	0.802			
	PSS_I3	0.806			
情感支持	PSS_E1	0.770	0.638	0.876	0.874
	PSS_E2	0.769			
	PSS_E3	0.880			
	PSS_E4	0.771			
尊重支持	PSS_R1	0.820	0.687	0.868	0.853
	PSS_R2	0.799			
	PSS_R3	0.817			

构念	题项	因子载荷	AVE	CR	Cronbach's α
同伴关系支持	PSS_C1	0.909	0.659	0.853	0.855
	PSS_C2	0.768			
	PSS_C3	0.766			
用户对互联网健康平台的归属感	BL1	0.717	0.530	0.925	0.924
	BL2	0.708			
	BL3	0.510（d）			
	BL4	0.714			
	BL5	0.742			
	BL6	0.600（d）			
	BL7	0.712			
	BL8	0.743			
	BL9	0.752			
	BL10	0.599（d）			
	BL11	0.702			
	BL12	0.764			
	BL13	0.716			
	BL14	0.733			
信息共享行为	ISB1	0.762	0.663	0.887	0.886
	ISB2	0.888			
	ISB3	0.816			
	ISB4	0.786			
责任行为	RB1	0.818	0.643	0.878	0.877
	RB2	0.840			
	RB3	0.814			
	RB4	0.730			
倡导行为	AB1	0.760	0.628	0.835	0.831
	AB2	0.863			
	AB3	0.750			
反馈行为	FB1	0.775	0.579	0.805	0.803
	FB2	0.762			
	FB3	0.745			
感知健康能力	PHC1	0.618（d）	0.619	0.867	0.788
	PHC2	0.669（d）			
	PHC3	0.786			

续表

构念	题项	因子载荷	AVE	CR	Cronbach's α
感知健康能力	PHC4	0.797	0.619	0.867	0.788
	PHC5	0.789			
	PHC6	0.663（d）			
	PHC7	0.690（d）			
	PHC8	0.776			

注："d" 表示去掉载荷小于 0.7 的题项

表 4-6　相关性和 AVE 平方根

构念	1	2	3	4	5	6	7	8	9	10
信息支持（1）	**0.789**									
情感支持（2）	0.337	**0.799**								
自尊支持（3）	0.273	0.191	**0.829**							
同伴关系支持（4）	0.210	0.328	0.098	**0.812**						
归属感（5）	0.385	0.448	0.300	0.476	**0.728**					
信息共享行为（6）	0.258	0.302	0.403	0.173	0.439	**0.814**				
责任行为（7）	0.297	0.489	0.281	0.242	0.534	0.411	**0.802**			
倡导行为（8）	0.284	0.256	0.164	0.199	0.536	0.377	0.462	**0.792**		
反馈行为（9）	0.382	0.475	0.283	0.232	0.492	0.568	0.557	0.364	**0.761**	
感知健康能力（10）	0.031	0.068	0.071	−0.015	0.310	0.307	0.282	0.162	0.164	**0.787**

注：加粗的数据表示 AVE 平方根

4.5　互联网健康平台用户价值共创机理分析与讨论

4.5.1　主效应检验结果

AMOS 20.0 被用于检验结构模型，结果表明模型拟合是可接受的，其中卡方值与自由度的比率 $\chi^2/\mathrm{df} = 1.613$，近似均方根误差（root mean square error of approximation，RMSEA）等于 0.051（＜0.08），比较拟合指数（comparative fit index，CFI）等于 0.925（＞0.90），Tucker-Lewis 指数（塔克-刘易斯指数）等于 0.917（＞0.90），增量拟合指数（incremental fit index，IFI）等于 0.926（＞0.90），这些值都满足了推荐值条件，表明模型具有良好的匹配度。

图 4-2 展示了 AMOS 20.0 分析的结果。四种社会支持正向影响用户对互联网

健康平台的归属感（$\beta = 0.175$，$p<0.05$；$\beta = 0.261$，$p<0.001$；$\beta = 0.186$，$p<0.001$；$\beta = 0.355$，$p<0.001$；$R^2 = 0.403$），用户对互联网健康平台的归属感正向影响四种类型的价值共创行为（$\beta = 0.375$，$p<0.001$；$\beta = 0.420$，$p<0.001$；$\beta = 0.305$，$p<0.001$；$\beta = 0.562$，$p<0.001$）。信息共享、责任、反馈和倡导行为的 R^2 分别为 0.31、0.40、0.37 和 0.31。因此，结果支持假设 1~假设 8。

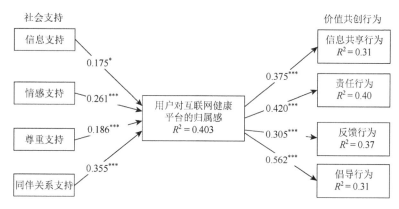

图 4-2　主效应结果

*表示 $p<0.05$，***表示 $p<0.001$

4.5.2　中介效应检验结果

采用 Zhao 等（2010）提出的方法进一步检验了用户对互联网健康平台的归属感是否在社会支持与价值共创行为的关系中起到中介作用。使用 5000 个自举样本的自举过程来测试中介效应。如果对于间接影响估计的 95%自举置信区间均不包括零，则中介效应是统计显著的（Zhao et al.，2010）。表 4-7 报告了间接路径的估计值及其 95%置信区间。结果表明，所有 95%间接路径的置信区间不包括零，用户对互联网健康平台的归属感在社会支持和价值共创行为的关系中有显著的中介作用。

表 4-7　用户对互联网健康平台的归属感的中介效应

路径	间接影响	95%置信区间	
		下限	上限
信息支持→信息共享行为	0.066	0.015	0.166
信息支持→责任行为	0.074	0.012	0.188
信息支持→反馈行为	0.053	0.010	0.144
信息支持→倡导行为	0.099	0.016	0.227

路径	间接影响	95%置信区间	
		下限	上限
情感支持→信息共享行为	0.098	0.033	0.214
情感支持→责任行为	0.110	0.039	0.231
情感支持→反馈行为	0.080	0.020	0.203
情感支持→倡导行为	0.147	0.059	0.282
尊重支持→信息共享行为	0.070	0.018	0.164
尊重支持→责任行为	0.078	0.023	0.164
尊重支持→反馈行为	0.057	0.010	0.149
尊重支持→倡导行为	0.105	0.030	0.199
同伴关系支持→信息共享行为	0.133	0.053	0.274
同伴关系支持→责任行为	0.149	0.068	0.272
同伴关系支持→反馈行为	0.108	0.030	0.255
同伴关系支持→倡导行为	0.200	0.105	0.347

另外，检验了四种社会支持和价值共创行为之间的直接关系。结果表明，信息支持对反馈行为（$\beta = 0.215$，$p < 0.01$）和倡导行为（$\beta = 0.195$，$p < 0.05$）有正向影响。情感支持对信息共享行为（$\beta = 0.204$，$p < 0.01$）、责任行为（$\beta = 0.414$，$p < 0.001$）、反馈行为（$\beta = 0.376$，$p < 0.001$）、倡导行为（$\beta = 0.170$，$p < 0.05$）有正向影响。尊重支持对信息共享行为（$\beta = 0.342$，$p < 0.01$）、责任行为（$\beta = 0.181$，$p < 0.01$）和反馈行为（$\beta = 0.161$，$p < 0.05$）有正向影响，这些结果支持了先前社会支持对在线行为有显著影响的发现（Zhang et al.，2018；Zhu et al.，2016）。

4.5.3　调节效应检验结果

本章进一步构建模型，进行层次回归分析以检验用户感知健康能力和心理健康的调节效应。在模型 a1、b1、c1 和 d1 中，性别、年龄、受教育程度、用户使用时间和身体健康状况被设置为控制变量。在模型 a2、b2、c2 和 d2 中增加了用户对互联网健康平台的归属感（即归属感），在模型 a3、b3、c3 和 d3 中增加了感知健康能力和心理健康以及它们与用户对互联网健康平台的归属感的交互项，以计算这两个调节变量对价值共创行为的直接和调节作用。在表 4-8 中，模型 a3、 b3、c3 和 d3 表明，用户感知健康能力正向调节其归属感与信息共享行为的关系（$\beta = 0.234$，$p<0.001$），但并不调节用户归属感对其他三种价值共创行为的影响。因此，结果支持假设 9a，但不支持假设 9b、9c 和 9d。用户心理健康负向调节其归属感与信息共享行为（$\beta = -0.183$，$p<0.01$）、责任行为（$\beta = -0.256$，$p<0.001$）、倡导行为（$\beta = -0.201$，$p<0.001$）和反馈行为（$\beta = -0.320$，$p<0.001$）的关系，回归的 F 检验值都是显著的。因此，假设 10a～假设 10d 都得到了支持。

表 4-8 价值共创行为调节因素的检验

变量		信息共享行为			责任行为			倡导行为			反馈行为		
		模型a1	模型a2	模型a3	模型b1	模型b2	模型b3	模型c1	模型c2	模型c3	模型d1	模型d2	模型d3
控制变量	性别	−0.101	−0.011	−0.048	−0.082	0.026	0.026	0.006	−0.059	0.054	0.031	−0.140	−0.062
	年龄	0.064	0.064	0.038	0.065	0.065	0.065	0.048	0.001	0.002	−0.014	−0.055	−0.065
	受教育程度	0.008	0.016	0.034	−0.006	0.003	0.003	−0.002	0.013	0.023	0.033	−0.051	−0.046
	用户使用时间	0.089	0.020	0.053	0.074	0.074	−0.009	0.021	0.145*	0.059	0.080	0.060	0.017
	身体健康状况	0.024	0.008	0.005	0.041	0.041	0.022	0.042	0.070	0.050	0.061	−0.043	−0.034
主效应	归属感		0.039***	0.301***		0.468***	0.411***		0.486***	0.433***		0.415***	0.368***
调节效应	感知健康能力			0.148*			0.026			−0.008		0.415***	−0.044
	心理健康			0.044			−0.133*			0.035			−0.063
	感知健康能力×归属感			0.234***			0.074			0.096			−0.011
	心理健康×归属感			−0.183**			−0.256***			−0.201***			−0.320***
R^2		0.026	0.166	0.313	0.021	0.223	0.336	0.028	0.246	0.308	0.024	0.182	0.279
ΔR^2			0.140	0.147		0.202	0.113		0.218	0.062		0.158	0.097
F			7.613***	10.289***		11.012***	11.412***		12.514***	10.061***		8.535***	8.744***

*表示 $p<0.05$，**表示 $p<0.01$，***表示 $p<0.001$

4.5.4　讨论

本章提出了一个基于互联网健康平台的社会支持、用户对互联网健康平台的归属感（即归属感）和价值共创行为的综合模型。其结果表明，信息支持、情感支持、尊重支持和同伴关系支持四种社会支持与归属感之间存在着正向的关系。社会支持是用户对互联网健康平台产生归属感的重要前因。与以往的研究相比（Oh et al.，2014），本章进一步揭示了四种类型的社会支持都对用户归属感产生正向影响。本章研究结果还表明，互联网健康平台的用户的确参与了价值共创行为。信息共享行为和责任行为是直接有利于其他用户的参与行为，而倡导行为和反馈行为是直接有利于服务提供者和组织的公民行为。与以往文献相比（Chou et al.，2016；Zhao et al.，2012b），本章发现用户归属感与四种价值共创行为之间存在正向关系，这些结果表明互联网健康平台中交换社会支持的用户可能因为他们对于平台的归属感而愿意参与有益活动，进而为互联网健康平台作出贡献。

通过对中介效应的分析，本章发现了价值共创行为的内在机制。归属感在社会支持和价值共创行为之间起着中介作用。本章确定了归属感比顾客满意度和主观的幸福感更适合衡量互联网健康平台用户对在线群体的心理反应（Zhu et al.，2016；Zhang et al.，2018）。例如，即使用户对健康平台不满意，也会向平台报告问题，而不是离开平台。因此，在塑造用户的行为时，可能需要牢固的关系纽带将用户和平台联系起来。如图 4-2 中的中介路径所示，归属感在用户的四种社会支持与价值共创行为之间起着中介作用。因此，社会支持在影响价值共创行为中起着间接作用，归属感可以替代它产生直接作用。

本章研究还表明，感知健康能力仅正向调节用户归属感与信息共享行为之间的关系。感知健康能力显示了一个人管理自身健康的能力。与信息共享行为相比，其他三种价值共创行为可能更多地依赖平台的使用感受和经验，而不是健康信息控制。本章研究发现，心理健康对用户归属感与信息共享、责任、反馈和倡导行为之间的关系有负向调节作用，表明自我报告心理健康水平低的用户在相同的归属感水平上表现出附加的价值共创行为。

4.5.5　理论启示

本章实证检验了由社会支持、归属感和价值共创行为构成的一个集成模型，有助于揭示互联网健康平台用户价值共创的过程及其内在机制。先前关于价值共创的文献大多是相对的静态模型，侧重于研究外部因素与价值共创意愿或行为之间的直接关系。例如，Cheung 等（2015）从在线社交互动的角度研究了客户信息贡献行为。另外,本章还发现了用户归属感的中介作用。因此,本章通过揭示用户归属感引起的用户真实的心理和行为变化,加深了对互联网健康平台价值共创行为机制的理解。此外,本章提出的集成模型可以为探究互联网健康平台用户价值共创行为的影响因素提供重要补充。

本章将需要归属理论扩展到互联网健康平台背景下,进一步丰富了该理论的应用场景,并识别了用户归属感的前因和后果。先前关于归属感的研究集中在社交网络背景及其益处(即满意度和心理健康)(Zhu et al.,2016)或弊处(即社交成瘾和强迫症)(Gao et al.,2017;James et al.,2017)。相反,本章研究表明,互联网健康平台的归属感确实存在,并且来自其他用户的社会支持。早期并没有将社会支持作为归属感的前因进行研究。此外,本章观察到用户归属感促进了四种类型的价值共创行为,这意味着归属感是互联网健康平台价值的重要影响因素。因此,本章研究的结果拓展了归属感的应用。

本章通过集成用户健康特征和健康管理因素、归属感和价值共创行为,丰富了互联网健康平台相关文献。本章关注的调节效应有助于建立对患者感知健康能力和心理健康如何影响归属感与价值共创行为的关系的全面理解。有趣的是,这两个变量的调节作用方向相反,其中前者促进归属感的影响,后者削弱归属感的效果。因此,互联网健康平台的价值共创过程应该考虑使用一种混合策略来治疗和管理用户健康。

4.5.6　实践启示

第一,本章发现社会支持和价值共创行为的关系是间接的。因此,如果没有其他因素(归属感)的影响,社会支持不一定导致价值共创行为。如果互联网健康平台管理者想要刺激用户的价值共创行为,他们应该尽力减少用户不被接受和不被重视的程度,如服务延迟或强迫消费。管理者还应采取措施提高用户的归属感,如更好的用户界面设计、建立提醒用户服药的通知以及根据用户档案提供个性化订阅服务。

第二,鉴于信息支持、情感支持、尊重支持和同伴关系支持都可以提高用户对互联网健康平台的归属感,用户可以在询问和问答服务过程中更多地使用温暖的语言。管理者还可以采取措施,让用户感受到强烈的存在感,并鼓励他们在这个平台中与其他用户进行交流。互联网健康平台用户应该明白,温暖的行为会给别人带来意想不到的好处,信息支持也不应该被忽视,满足用户对全面、不同类型的健康信息的需求是十分有意义的。

第三,本章研究表明具有不同健康感知能力的人在归属感的驱动下会有不同的参与行为。具有高感知健康能力的用户是高质量信息的重要来源。因此,互联网健康平台可以采取一些激励措施来留住这些用户。此外，平台管理者还可以通过讲座、发帖子等途径传播健康知识，从而提高用户的健康管理能力。心理健康的调节作用揭示，患有心理健康疾病的人有创造更大价值的潜在可能。因此，互联网健康平台管理者可以为心理健康水平低的用户开发论坛，鼓励他们共享信息。

4.6　本　章　小　结

用户是价值创造的主体，本章主要关注互联网健康平台用户间的价值共创行为。从归属需要理论和社会支持整体视角出发，收集了互联网健康平台用户的调查问卷数据，详细解释了用户的归属感和社会支持是如何影响互联网健康平台中四种价值共创行为（即信息共享、责任、反馈和倡导行为）的。本章还发现信息支持、情感支持、尊重支持和同伴关系支持对用户的归属感产生积极影响，进而影响其价值共创行为，用户的归属感可以起到中介作用。此外，用户的健康因素（即感知健康能力和心理健康）差异化地调节归属感对信息共享行为的影响。这些发现对于相关理论和实践有重要启示。

第5章　互联网健康平台的信息披露行为研究

5.1　互联网健康平台的用户健康信息披露行为与价值共创

在过去的几年里，互联网已经成为寻求和分享健康信息的一个有用渠道。皮尤研究中心报告称，2013 年已有 59%的美国成年人在网上搜索健康信息，而 35%的美国成年人在网上为自己或其他可能患有疾病的人搜索医疗解决方案（Fox and Duggan，2013）。随着互联网技术的进步，互联网健康平台成了人们寻找健康信息和自我保健管理的替代平台。互联网健康平台为对健康主题感兴趣的用户提供了一个虚拟讨论场所，其优势包括 24 小时信息获取、不受地理位置限制、节省成本、避免尴尬以及信息和支持网络的多样性等。

互联网健康平台的存在和发展在很大程度上是由用户的个人健康信息（personal health information）披露分享驱动的。信息披露是指个人在人际关系中故意和主动向他人透露自己的个人信息（Lowry et al.，2011）。用户在互联网健康平台上披露健康信息可以为其他用户创造价值，其他用户就会感知到效益，在这种情况下，会形成良性循环，其他用户也会披露健康信息，这样就会实现用户各取所需、各尽所能的价值共创结果，同时平台也可能会吸引更多的用户参与来获取价值。然而，一旦用户选择披露他们的个人健康信息，就会面临着隐私被侵犯的风险（Bansal et al.，2010）。例如，用户的个人健康信息在没有授权的情况下可能会被用于各种营销目的。用户在很大程度上担心雇主和保险公司能够获得他们的个人健康信息并歧视他们，这样就束缚了用户间的价值共创行为。

互联网健康平台用户间的价值共创行为会受到一系列风险因素的影响。以往文献表明敏感的健康信息披露（如遗传病、心理健康问题、家庭暴力、生殖保健疾病等）可能会导致社会歧视。因此，个人选择信息披露可能会给其家庭带来麻烦，如一份体检报告可能会泄露家族遗传疾病的信息。个人对自己的健康信息是如何被其他人得到和使用的有着严重的焦虑。当用户需要提供足够的健康信息以获得使用互联网健康平台的收益时，很可能会出现健康信息隐私担忧的情况，这类隐私担忧会导致个人拒绝向互联网健康平台提供信息，并拒绝来自互联网健康平台的医疗服务，因此这大大限制了用户的价值共创行为。研究互联网健康平台用户的健康信息披露意愿和隐私担忧的潜在驱动因素对于深入了解用户间的价值共创行为机制变得越来越重要。

先前关于互联网健康平台信息披露行为的研究尚存在一些不足。首先，尽管许多研究学者关注了在不同情境下的信息隐私和信息披露行为（Dinev and Hart，2006），但是在互联网健康平台背景下的健康信息披露以及隐私担忧很少被研究。互联网健康平台中的信息隐私所导致的困境看上去与其他电子商务网站、社交网络或虚拟社区有类似的部分，但它有着独特性，互联网健康平台中披露的健康信息比其他信息形式（如人口统计资料、生活方式、兴趣或历史信息等）更敏感。Rohm 和 Milne（2004）认为，用户可能更加关注其健康信息的使用，如病史或医疗记录等。相对而言，敏感的健康信息会增加用户的风险意识，从而降低信息披露的意愿，进而约束其为其他相关利益主体创造价值。

除了以上健康信息隐私担忧对用户披露信息、创造价值行为的束缚外，也有一些因素可能会促进其披露信息及用户间的价值共创。与其他类型的互联网平台不同，用户通过参与互联网健康平台能获得其所需的社会支持（如信息支持和情感支持），而不是金钱奖励或愉悦感（Yan and Tan，2014）。虽然已经在其他平台发现了许多信息披露的收益，但这些收益可能并不是互联网健康平台用户进行自我信息披露的主要驱动力。互联网健康平台中用户潜在的感知风险（如隐私担忧）、感知收益（社会支持和情感支持）及其与健康信息披露行为的关系亟待进一步研究，以揭示其价值共创的机制。

其次，尽管有大量关于隐私担忧与信息披露意愿之间关系的研究（Smith et al.，2011），还有一些研究提出了隐私担忧的前因变量（Bansal et al.，2010；Dinev and Hart，2006），但很少有学者综合考虑信息披露、隐私担忧和它们的前因。Phelps等（2001）认为信息隐私的研究需要识别出导致隐私担忧的因素。隐私担忧可能是信息披露及价值创造的主要障碍，向他人披露信息的收益可以在一定程度上抵消个人的隐私担忧。另外，识别隐私担忧的前因也有助于降低用户的焦虑，从而提高信息披露和价值创造的意愿。结合隐私担忧构建一个整合模型来解释个人的信息披露意愿，可以更好地理解互联网健康平台用户间的价值共创。

最后，先前研究表明有一些个人特征（如之前遭遇过隐私侵犯）和情境风险因素（如信息类型、预期目的和利益相关者）可以调节信息披露意愿与其前因之间的关系（Anderson and Agarwal，2011），然而，先前的研究没有直接将个人健康因素作为调节变量。考虑到健康信息披露是一种医疗健康的价值创造行为，因此，一些健康因素可能会调节隐私担忧和信息披露意愿之间的关系。个人的感知健康状态是一个普遍被认可的健康因素（Kim et al.，2015）。以前的研究报告表明感知健康状态直接或间接地影响了用户的信息披露意愿（Bansal et al.，2010；Anderson and Agarwal，2011）。然而，这些研究并没有探讨感知健康状态对信息隐私担忧的调节作用。探索用户感知健康状态如何加强或抑制感知收益和健康信息隐私担忧对信息披露意愿的影响有助于全面了解其价值共创。

5.2　用户健康信息披露行为理论综述

5.2.1　信息披露与隐私担忧

信息披露是指个人在人际关系中故意和主动向他人透露自己的个人信息（Lowry et al.，2011）。因此，信息披露对不同的互联网环境有着巨大的影响，涉及电子商务、社交网络服务和基于位置的服务等环境的个人信息共享（Dinev and Hart，2006；Shibchurn and Yan，2015；Zhao et al.，2012a）。在这些环境中，互联网健康平台服务由 Web 2.0 下的平台驱动，允许用户满足他们与健康相关的信息需求。互联网健康平台为披露健康信息的用户提供支持，进而使用户受益（Bansal et al.，2010）。互联网健康平台用户可以公开他们的健康信息，以换取医生对其健康风险评估、疾病预防、治疗意见等方面的健康建议（Bansal et al.，2010；Xiao et al.，2014），他们也可以与曾经有类似健康问题的患者分享他们的病史、经历和感受。

尽管如此，由于健康信息是私人的，用户还是对透露他们的健康信息产生抵触。信息披露的隐私担忧被认为是信息隐私文献中研究的核心问题（Smith et al.，2011；Li，2012）。隐私担忧是指个人在信息隐私背景下对公平性的主观看法（Malhotra et al.，2004）。对于担心隐私泄露的互联网健康平台用户来说，他们害怕超过消费者个人权利的底线，害怕服务商和其他应用的数据收集侵犯到他们的隐私。鉴于这些问题，用户可能会在隐私泄露和健康信息积极披露之间进行权衡，进而阻碍健康信息服务的形成和发展。

5.2.2　双运算理论

以往文献从不同的角度对隐私担忧的性质和信息披露行为进行了研究，这些文献采用了不同理论，如理性行为理论、隐私运算理论和社会契约论（Bansal et al.，2010；Dinev and Hart，2006）。其中，隐私运算理论将隐私担忧的风险和收益结合起来，以调查消费者隐私担忧（Culnan and Bies，2003），该理论模型假设个人在决定是否公开个人信息之前必须进行风险收益分析（Laufer and Wolfe，1977）。如果一个人预期的收益比信息披露导致的感知风险更大，其通常愿意披露信息（Culnan and Bies，2003）。

尽管之前的实证研究（Zhao et al.，2012a）已经分析了隐私运算理论模型，但仍然需要解决一些限制。首先，尽管该模型强调了预期风险和收益对信息披露的重要影响，但它们在不同环境中可能有所差异（Shibchurn and Yan，2015），有必要进一步研究互联网健康平台环境下的隐私担忧，并重新审视披露个人健康信息的具体收益和风险。其次，隐私运算模型仅检验了隐私担忧与信息披露意愿之间的关系，忽略了隐私担忧的前因，探究隐私担忧与它的前因之间的关系是有必要的（Smith et al.，2011；Li，2011，2012）。虽然之前的研究已经识别了一些影响因素（Mohamed and Ahmad，2012），但具体的影响机制仍然是未知的（Li，2011）。

Li（2012）建议采用双运算模型来填补这一空白，其假设隐私运算会受到风险运算的影响，这将极大地影响个人的隐私决策。隐私运算模型假定一个人的意愿受到信息披露收益和潜在的隐私担忧之间平衡的影响。与此相反，风险运算依赖于应对效果与预期风险之间的平衡。预期的风险增加了隐私担忧，而应对机制（如自我效能）降低了风险运算中的隐私担忧（Li，2012）。然而，这种双运算模型还未出现在互联网健康平台用户健康信息披露的实证研究中。

5.2.3　隐私运算

隐私运算的概念受到了研究人员的广泛关注。Laufer 和 Wolfe（1977）认为个体在情境约束条件下进行风险收益分析的行为运算是个人信息披露的重要前因。隐私运算理论认为，个人的行为意愿和后续行动受到信息披露产生的潜在收益的积极影响，并受到潜在的隐私侵犯导致的预期损失的消极影响（Culnan and Armstrong，1999），这一理论符合期望理论，即用户的行为往往倾向于最小化负面结果并使正面结果最大化。如果披露的感知收益明显高于感知风险（Culnan and Bies，2003），个人将会选择披露信息。

隐私运算理论现已被广泛应用于研究不同环境下（如电子商务、在线社交网络以及基于位置的服务）的信息披露行为（Dinev and Hart，2006；Shibchurn and Yan，2015）的意图。然而，很少研究关注互联网健康平台的用户健康信息披露。事实上，互联网健康平台用户会进行成本收益分析以决定是否披露健康信息。因此，隐私运算模型也适用于分析互联网健康平台背景下的信息披露。

信息披露的利益在不同的情况下会有所差异。先前的研究已经识别出了用户信息披露最看重的是收益，包括金钱奖励、社会奖励（如社会化、社会连接和关系构建）、感知有用性、个性化、自我表现和愉悦感（Shibchurn and Yan，2015）。本章研究主要集中在特定的互联网健康平台背景下的信息披露，该背景在先前研究中很少被关注。互联网健康平台为那些具有类似健康问题的用户提供了获得信息支持和情感支持的机会（Yan and Tan，2014）。许多互联网健康平台用户公开他们的信息以获得信息支持和情感支持等社会支持（Yan and Tan，2014），而不是获得在其他背景条件下信息披露的收益（如金钱奖励、个性化和愉悦感等）。然而，以往的研究很少将社会支持作为信息披露的收益。因此，需要对互联网健康平台用户信息隐私运算的具体收益进行进一步研究。

5.2.4　风险运算与保护动机理论

尽管许多研究关注了隐私担忧导致的后果，但很少有文献系统地探究隐私担忧的前因（Smith et al.，2011）。风险运算是指个体根据隐私泄露风险和应对评估来衡量感知到的净风险，它被用来整体性地分析隐私担忧（Li，2012）。当一个人可以应对感知风险时，净风险就很低，否则，净风险就很高（Li，2012）。较高的隐私保护能力有助于降低用户对隐私的担心（Li，2012）。

以往的研究已经识别、确定了一些威胁评估变量（如之前的隐私侵犯、感知脆弱性、社会意识以及感知严重性）和应对评估变量（如隐私自我效能、感知控制、感知有用性和金钱奖励）（Li，2012；Akhter，2014）。然而，根据其他研究的结果，相同前因在不同情景下对隐私担忧的影响存在矛盾。例如，Mohamed 和 Ahmad（2012）认为自我效能在社交网络环境下对隐私担忧的影响是正向的，而 Akhter（2014）则认为自我效能在线上交易的环境下对隐私担忧的影响是负向的。因此，需要进一步通过实证研究方法来分析互联网健康平台中隐私担忧与不同前因之间的关系。此外，研究人员采取了一种脱节的方式对隐私担忧和其前因之间的关系进行了研究（Smith et al.，2011）。一系列的隐私担忧前因并没有在理论框架中被提出，只是被随机进行了检验（Li，2011）。由于缺乏有效的组织，研究人员很难以统一的视角来分析这些前因对隐私担忧的影响，因此有必要开发一个集成的框架来分析隐私担忧和它们前因变量之间的关系（Li，2011）。

过去的文献提出了基于健康信念模型的保护动机理论，用来解释恐惧如何影响个体及其相关的健康行为（Rogers，1975），它解释了个体表现出保护和预防风险行为的意愿（Anderson and Agarwal，2010）。保护动机理论强调社会、环境和个人能力因素对个体行为的影响，它使个人能够评估信息隐私威胁及自身降低风险的能力。保护动机理论说明了隐私担忧的两个潜在决定因素，即威胁评估和应对评估，前者通常包括感知脆弱性和感知严重性，而后者包括自我效能和反应效能，这些评估过程类似于风险运算中的威胁和应对机制的权衡。因此，保护动机理论可在风险运算中被用来系统地分析隐私担忧的前因。

5.3　用户健康信息披露行为理论开发与模型设计

5.3.1　感知收益与用户健康信息披露意愿

互联网健康平台因其参与群体、动机和需求的独特性而不同于其他平台。

用户参与互联网健康平台的一个明显收益是获得社会支持（Yan and Tan，2014）。社会支持指的是来自社会群体中其他成员的关心和支持，主要包括被照顾、被回应和被帮助的感觉（Cobb，1976）。以前的研究表明，社会支持可以改善患有严重疾病的人的健康状况（Lindsay et al.，2009）。

先前研究将社会支持划分为不同的类型，但最常见的两种类型是信息支持和情感支持（Coulson，2005），这两种类型的社会支持是互联网健康平台背景下两个主要研究对象（Liang et al.，2011）。用户参与互联网健康平台的主要动机是交换信息和分享情感（Coulson，2005）。互联网健康平台提供了一个方便的信息交流渠道，允许患者交流关于疾病治疗的信息和建议，并寻找其他类似疾病的患者分享情感（Xiao et al.，2014）。

1. 信息支持

信息支持是指提供意见、建议、知识来帮助人们解决问题（Yan and Tan，2014；Liang et al.，2011）。互联网健康平台的用户可以从医生那里获取健康风险评估、疾病预防和诊断的知识以及治疗建议（Xiao et al.，2014）。他们也可以从经历过类似健康问题的患者那里获得医疗经验。当用户获得更多的健康信息时，他们才能更好地理解和改善自身的健康状况（Yan and Tan，2014）。

用户通过与其他用户进行社会交往获得社会支持，这种互动使他们能够进行互惠互利的合作，这要求他们公平地交换信息（Lawler and Thye，1999）。提供信息的用户也会得到其他用户的信息支持（Yan and Tan，2014），这种持续的信息交换是建立人际关系的主要过程（Ben-Ze'ev，2003）。公开和真诚的信息自我披露是建立一种亲密而互惠的关系的有效手段（Ben-Ze'ev，2003）。用户对个人健康记录和治疗经验的自我披露可以便捷地为其他用户提供他们需要的健康信息（Ziebland et al.，2004）。互联网健康平台用户必须公开他们的健康信息，以获得额外的信息支持，从而满足社区对成员互惠的需求。

假设 1：感知的信息支持正向影响互联网健康平台用户的信息披露意愿。

2. 情感支持

情感支持是情感关怀的表达，包括关爱、理解、移情、信任和爱（Liang et al.，2011）。虽然一些研究已经探索了线下的健康支持小组中情感支持的积极作用，但由于身体残疾、时间和资源限制、偏远的生活场所、面对面交流的尴尬以及其他因素等，许多人可能仍然无法获得这些收益（Yan and Tan，2014）。互联网健康平台没有地理位置的限制，这使更多人能够参与在线社会互动，并获得情感支持的收益，这些收益包括减少患者的孤独和抑郁、增加他们应对压力的能力，并鼓励他们坚持治疗方案（Lindsay et al.，2009）。情感支持不仅能帮助人们解决健康问题,还可以给人们提供一种温暖的感觉,使人们感觉更好(Liang et al.,2011)。

情感支持主要由用户提供和获得相似的信息支持来表现。如果一个用户只接受而不提供支持,长此以往,该用户可能会产生内疚、羞愧和无法独立的感觉。因此,互联网健康平台用户可以在获得和提供情感支持之间保持平衡。在情感交流中,公开和真诚地披露个人私密信息,包括分享感觉和想法,被视为亲密关系的重要标志(Ben-Ze'ev,2003)。所以,用户愿意在适当的情感支持下披露他们的个人健康信息。

假设 2:感知的情感支持正向影响互联网健康平台用户的信息披露意愿。

5.3.2 隐私担忧与用户健康信息披露意愿

隐私担忧反映隐私运算方程中的风险/成本维度(Li,2012),它反映了个人对隐私信息的潜在损失的固有关注(Malhotra et al.,2004)。隐私担忧模型表明隐私担忧对个人公开信息的意愿产生了负面影响(Dinev and Hart,2006)。许多研究在线上交易、基于位置的服务和线上社交互动背景下通过实证方法验证了这种负面关系(Zhao et al.,2012a)。信息技术使得在互联网健康平台上进行健康咨询和诊断成为可能,然而,这些咨询功能高度依赖于个人健康信息的使用。考虑到用户被要求提供个人健康信息,用户在处理此类信息时常常会伴随着隐私担忧。互联网健康平台用户主要关注的是信息披露可能导致的负面后果,如污名、偏见和歧视等,特别是在需要提供与身体残疾、精神障碍,甚至遗传特征相关的高度敏感的健康信息的时候(Anderson and Agarwal,2011)。

假设 3:健康信息隐私担忧负向影响互联网健康平台用户的信息披露意愿。

5.3.3 威胁评估与隐私担忧

1. 感知严重性

感知严重性是基于威胁的严重程度的个人评价(Mohamed and Ahmad,2012;Culnan and Bies,2003)。当个人感觉受到威胁时,他们通常会根据风险水平调整自己的行为。一方面,当人们感知到威胁将会造成更严重的后果时,他们更有可能采取应对机制;另一方面,感知到低风险程度的人不太可能对威胁进行响应(Herath et al.,2014)。

互联网健康平台中的威胁评估通常反映在基于隐私信息损失的风险感知中。虽然用户信息面临的威胁严重程度低于用户自身直接面临的威胁严重程度(Johnston et al.,2015),但感知严重性对防止信息安全威胁有相当大的影响

（Workman et al.，2008）。感知严重性也与信息隐私担忧相关（Mohamed and Ahmad，2012）。个人对可能出现负面事件（如网络诈骗或身份盗窃）的预期会对其隐私担忧产生正向影响（LaRose and Rifon，2007）。有较高程度的感知严重性的个体更可能关心他们在互联网健康平台中的隐私。

假设 4：感知严重性正向影响互联网健康平台用户的健康信息隐私担忧。

2. 感知脆弱性

个体感知脆弱性是其对遇到威胁的可能性进行评估（Rogers，1975）。一旦个体认为自己更容易受到不利的威胁，他们就会采取保护措施来削弱威胁（Liu et al.，2017）。脆弱性这一术语描述了信息披露的潜在负面结果（Dinev and Hart，2006）。当个人察觉到私人信息丢失的风险时，可能会有更大的信息隐私担忧（Mohamed and Ahmad，2012）。

用户在互联网健康平台情境下的脆弱性感知可能会增加，因为他们忽略了互联网健康平台提供的信息隐私或保护措施。感知脆弱性越高，用户的健康信息值就越有可能面临误用和滥用的风险，这种风险会导致负面影响。因此，当用户意识到自己很容易受到隐私风险的影响时，他们更有可能关心自己的个人健康信息。

假设 5：感知脆弱性正向影响互联网健康平台用户的健康信息隐私担忧。

5.3.4 应对评估与隐私担忧

1. 反应效能

反应效能评估了自适应性反应缓解威胁的有效性（Rogers，1975）。鉴于信息隐私被认为是一个不确定性或具有风险的问题，反应效能可能在降低这种风险上发挥关键作用，那些从个性化服务提供商获得更多隐私保护的人对系统的隐私担忧较少（Kobsa et al.，2016）。

反应效能评估互联网健康平台提供的隐私保护机制在降低隐私入侵方面的有效性。互联网健康平台可以提供隐私保护和隐私保证声明，以减少用户隐私侵犯，还可以提供一些新技术，以保护互联网健康信息隐私，如采用访问控制机制、加密方法和匿名方法等来隐藏患者的医疗记录的身份（Parks et al.，2017）。互联网健康平台的隐私保护措施可以减少用户对其健康信息被收集的担忧。如果用户觉得自己的健康信息不能被互联网健康平台有效保护，他们则更可能关心信息隐私。

假设 6：反应效能负向影响互联网健康平台用户的健康信息隐私担忧。

2. 自我效能

自我效能是对个人执行推荐的应对行为的能力的期望（Rogers，1975）。自我效能可以显著地影响个体在不同情境下采取保护行为的意愿，它表明了个人对控制信息能力的信心，并与控制隐私上的自我效能和感知隐私控制密切相关（Zhao et al.，2012a）。

互联网健康平台加强隐私保护措施可以减少隐私入侵，但是用户必须知道如何使用它们。对健康信息的保护还涉及一些难以理解的医学术语、政策和规章。用户对自己管理隐私信息的能力越有信心，越会减少对隐私的担忧（Akhter，2014）。相反，低自我效能的互联网健康平台用户更担忧他们的隐私，因为他们不能或难以决定何时以及如何提供他们的健康信息。

假设 7：自我效能负向影响互联网健康平台用户的健康信息隐私担忧。

5.3.5　感知健康状态的调节作用

感知健康状态是指用户患病与健康的相对水平。Deng 等（2015）认为感知到的健康状况显著地调节了个体的健康行为意愿与其影响因素之间的关系。个人在遇到涉及生死选择的问题而不是其他生活问题（如个人金钱、投资或公共财产等方面的问题）时，更可能去冒险（Druckman and McDermott，2008）。当用户认为自己病得很严重时，他们会更多地关注信息披露的收益，而不是担心失去隐私。因此，感知健康状态可能会调节信息支持与信息披露意愿之间的关系。那些认为自身健康状况非常好的用户比那些认为自己健康状况非常差的用户需要较少的信息和建议，包括诊断、预防和治疗等。因此，前者相对后者不太可能完全披露自己的健康信息。

假设 8a：感知健康状态对互联网健康平台用户的信息支持与健康信息披露意愿之间的关系具有负向调节作用。

互联网健康平台用户可以与遭受类似健康问题的人交换情感支持。与健康状况不那么好的其他用户相比，健康的用户不会感觉那么沮丧和孤独，也不会十分渴望从与其他人建立的亲密关系中得到安慰、同情和关心。因此，健康的用户相比不健康的用户来说可能更少强调情感支持的重要性。

假设 8b：感知健康状态对互联网健康平台用户的情感支持与健康信息披露意愿之间的关系具有负向调节作用。

互联网健康平台用户在公开他们的健康信息之前必须考虑隐私侵犯的风险。健康状况不佳的用户对其个人健康信息更敏感（Bansal et al.，2010），他们的健康信息一旦被披露，就再也不能保密了。一些敏感的健康信息披露，如精神健康障碍、药物滥用等，可能会增加歧视和羞耻感风险。因此，健康状况不佳的用户往往不愿意提供他们的电子健康记录、医学检测结果等敏感信息，直到他们的信息隐私得到保证。相反，健康的用户不太关心保护他们的信息隐私，因为他们认为他们的健康信息不那么敏感。因此，健康状况不佳的用户对信息公开的担忧程度高于健康的用户。

假设 8c：感知健康状态对互联网健康平台用户的健康信息隐私担忧与健康信息披露意愿之间的关系具有正向调节作用。

根据上述假设，提出的研究模型如图 5-1 所示。

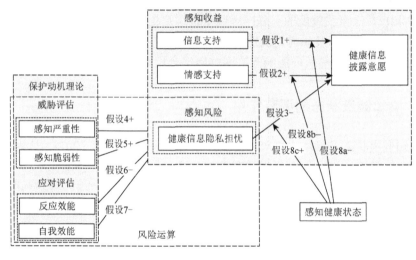

图 5-1　研究模型

5.4　用户数据驱动的信息披露行为测度与验证

5.4.1　数据收集与处理

1. 量表开发

调查问卷包括一系列测度项。在研究模型中，所有构念的测度项都是基于现有文献，以适应互联网健康平台的情境。在心理学、医疗保健和信息系统领域进行文献搜索，以选择合适的测度项和提高它们的内容效度。除了用户的感知健康状态采用单一尺度来度量外，主要选择了 7 分的利克特量表（从"强烈不同意"到"强烈同意"）来测量多题项的构念，用户感知健康状态则采用了一个从"非常差"到"非常好"的 5 分量表，该单一题项的测度在以往医疗研究中表现出良好的可重复性和可靠性。在自我评估的健康状况的测度中，单一测度项是多测度项的一个很好的替代方法，这一措施也被广泛应用于其他健康主题的研究中（Deng et al.，2015）。因此，使用单一题项来测度感知健康状态是合适的。由于原来的量表是用英语表达的，所以把这些量表翻译成中文，再将其翻译成英文的版本和原来的英文版本进行比较，以提高翻译准确性。在开发了原始问卷后，利用专家判断方法来提高研究内容的效度。向信息系统和医疗领域的八位专家发送了问卷，并根据专家的建议修改了测度项，以确保表达清晰。最后的测度项如表 5-1 所示。

表 5-1　构念与测度项

构念	题项	测度项	文献
信息支持（ISUP）	ISUP1	当我需要帮助时，互联网健康平台用户会给我建议	Liang 等（2011）
	ISUP2	当我遇到问题时，互联网健康平台用户会提供信息，帮助我解决问题	
	ISUP3	当我遇到困难时，互联网健康平台用户帮助我查明原因，并提供建议	
情感支持（ESUP）	ESUP1	当我遇到困难时，互联网健康平台用户会表达关心	Liang 等（2011）
	ESUP2	当我遇到困难时，互联网健康平台用户会安慰和鼓励我	
	ESUP3	当我遇到困难时，互联网健康平台用户会听取我的内心感受	
	ESUP4	当我遇到困难时，互联网健康平台用户会关注我的状态和表达担忧	
健康信息披露意愿（INTD）	INTD1	我倾向在这个互联网健康平台中披露我的健康信息	Bansal 等（2010）
	INTD2	我很有可能在这个互联网健康平台中披露我的健康信息	
	INTD3	我愿意在这个互联网健康平台中披露我的健康信息	
健康信息隐私担忧（HIPC）	HIPC1	我认为在互联网健康平台中提交健康信息是完全不可取的	Bansal 等（2010）
	HIPC2	在互联网健康平台中提交的健康信息肯定会被滥用	
	HIPC3	互联网健康平台中的健康信息可以在提交后被共享或出售给其他人	
感知严重性（PSEV）	PSEV1	如果我的信息隐私被侵犯，那将是非常恶劣的	Johnston 等（2015）
	PSEV2	如果我的信息隐私被侵犯，那将是很严重的	
	PSEV3	如果我的信息隐私被侵犯，那将是非常严重的	
感知脆弱性（PVUL）	PVUL1	我的信息隐私有被侵犯的危险	Johnston（2015）
	PVUL2	我的信息隐私或许会被侵犯	
	PVUL3	我的信息隐私有可能被侵犯	
自我效能（SEFF）	SEFF1	保护我的信息隐私对我来说很容易	Johnston 等（2015）
	SEFF2	我有能力保护我的信息隐私	
	SEFF3	我可以毫不费力地保护我的信息隐私	
反应效能（RESP）	RESP1	互联网健康平台的隐私保护措施对于保护我的健康信息是起作用的	Johnston 等（2015）
	RESP2	互联网健康平台的隐私保护措施可以有效保护我的健康信息	
	RESP3	使用该互联网健康平台提供的隐私保护措施时，我的健康信息更容易受到保护	

2. 参与者与流程

本章通过线上和线下的调查问卷收集数据，主要分为四个部分。其中，第一部分描述了研究目的以及参与者在问卷调查完成后的自愿、匿名等情况。参与者的问卷调查信息是保密的。第二部分说明了此次问卷调查的参与者被限定为互联网健康平台用户。这一部分简要介绍了互联网健康平台的定义，并提供了中国五家领先的互联网健康平台来识别实际的互联网健康平台用户，这五家互联网健康平台分别为："好大夫在线"，它是受医生和患者欢迎的医患互动平台；"宝宝树"，它是中国的一个大型育儿社区；"39健康网"，它是中国一个减肥健康类网站；"甜蜜家园"，它是一个中国糖尿病互联网健康平台社区；"肝胆相照"，它是一个庞大的用于治疗慢性肝炎的互联网平台。参与者必须访问某个互联网健康平台半年或更长时间，以便保证他们有丰富的经验。第三部分要求参与者提供个人信息，如受教育程度、性别、年龄和月收入水平等。第四部分包括了本章研究中九个构念的测度问题。

问卷调查分为两个阶段。第一阶段是预调查。在完成问卷设计后，问卷被发送给18个互联网健康平台用户。预调查结果表明，该问卷具有较好的信度和效度，还要求预调查用户就问卷结构和所采用的语言表达方式提供建议，并根据他们的反馈修改了问卷。第二阶段是正式调查。正式调查主要的目标人群是互联网健康平台用户。首先，在中国的三所医院和两所医学院发放问卷之前进行了一项调查，询问他们是否已经访问过上述五个互联网健康平台中的任何一个，当得到肯定的答复后，向他们发放问卷。其次，在这五个互联网健康平台发布了帖子，包括调查问卷的目的和链接，另外，在数据收集中应用了滚雪球方式，要求参与者通过即时通信工具（如微信和QQ）来共享调查链接，从而增加样本数量。

调查问卷于2016年3月20日~2016年6月12日正式发放，总共收到了676份回复，包括242份线下问卷和434份线上回复，剔除了不完整和不认真回答的调查问卷，以及来自非互联网健康平台用户的调查问卷，最终获得了337份有效问卷，有效回复率为49.85%。表5-2显示了受访者的人口统计特征。

表5-2　样本特征

变量	项目	总计/名	比例
性别	男性	189	56.1%
	女性	148	43.9%
年龄	<20岁	63	18.7%
	20~29岁	104	30.9%
	30~39岁	84	24.9%

续表

变量	项目	总计/名	比例
年龄	40~49 岁	52	15.4%
	≥50 岁	34	10.1%
受教育程度	小学	40	11.9%
	初中	108	32.0%
	高中	114	33.8%
	大专和本科	0	0
	硕士及以上	75	22.3%
月收入水平	无	23	6.8%
	1499 元及以下	99	29.4%
	1500~2999 元	85	25.2%
	3000~4999 元	65	19.3%
	5000~7999 元	44	13.1%
	8000 元及以上	21	6.2%
感知健康状态（PHS）	非常差	52	15.4%
	差	96	28.5%
	一般	93	27.6%
	好	75	22.3%
	非常好	21	6.2%

3. 控制变量

将年龄、月收入水平和受教育程度作为模型中的控制变量，这些变量通常被用作信息共享或医疗领域实证研究中的控制变量（Deng et al.，2015）。不同年龄、月收入水平和受教育程度的互联网健康平台用户可能表现出不同程度的信息披露意愿，因为他们具有不同的背景和用户需求。因此，将这三个变量作为控制变量。

4. 数据评估

本章进一步评估了样本的代表性。由于无法获得中国全部的互联网健康平台用户数据来进行合理的比较，本章将受访者的特征与中国互联网用户的统计数据进行了对比，以识别差异。通过中国互联网络信息中心（China Internet Network Information Center，CNNIC）提供的 2016 年调查报告获得了中国互联网用户数据，该组织发布与中国互联网发展相关的权威报告。对样本和 CNNIC 的统计数据中的性别、年龄、受教育程度和月收入水平的分布进行了非参数卡方检验。人口统计学特征的测试结果表明，性别、年龄、受教育程度和月收入水平的显著性水平分别为 $p = 0.257$、$p = 0.368$、$p = 0.270$ 和 $p = 0.138$，这表明使用的样本与 CNNIC 的统计数据没有显著差异。因此，使用的样本能够有效反映中国互联网用户。

通过比较前期阶段（前 40 天）和后期阶段（后 40 天）收到的问卷来评估无回复偏差，所有构念的显著性水平均高于 0.05，说明研究无回复偏差。通过进行克鲁斯卡尔-沃利斯检验（Kruskal-Wallis test）和曼-惠特尼 U 检验来确定线上和线下回复之间的差异（Liu and Wang，2014）。人口统计学特征的检验结果显示年龄、性别、受教育程度、月收入水平、感知健康状态的显著性水平分别为 $p = 0.571$、0.356、0.588、0.159 和 0.391，即线上和线下样本特征的差异不显著。因此，使用的样本是没有方法偏差的，可以合并不同数据进行分析。

使用自报告的调查问卷方法可能会导致共同方法偏差，为此，采用两种方法对共同方法偏差进行评估。首先是哈曼单因素检验。样本的最大方差解释了总方差的 20.2%，所以没有一个因素占据方差的大部分。其次，将所有测度项加载到一个因子中进行验证性因子分析（Malhotra et al.，2006），结果显示了较差的匹配度，$\chi^2 = 5741.6$，df = 275，$\chi^2/df = 20.879$（＞3），CFI = 0.282（＜0.90），归一化拟合指数（normalized fitting index，NFI）= 0.274（＜0.90），非标准化拟合指数（non-normed fitting index，NNFI）= 0.217（＜0.90），IFI = 0.284（＜0.90），RMSEA = 0.243（＞0.08），拟合优度指数（goodness-of-fit index，GFI）= 0.402（＜0.90），调整拟合优度指数（adjusted goodness-of-fit index，AGFI）= 0.293（＜0.80）。两种测试的结果都表明共同方法偏差在研究中并不构成威胁。

5.4.2　测度评估

使用 AMOS 20.0 进行了验证性因子分析以评估测度项的信度和效度。结果显示数据符合标准（$\chi^2 = 313.860$，df = 247，$\chi^2/df = 1.271$，RMSEA = 0.028，GFI = 0.932，AGFI = 0.911，NFI = 0.960，NNFI = 0.989，CFI = 0.991，IFI = 0.991）。构念的效度包括收敛效度和判别效度。本章进行一些测试以评估收敛效度，首先计算每个测度项的标准化载荷来评估各测度项的效度。表 5-3 表明每个构念测度项的载荷大于 0.70 的标准。因此，所有构念有足够的效度。其次，计算了 Cronbach's α 和每个测度项的 CR，表 5-3 显示最小的 CR 和 Cronbach's α 值分别为 0.894 和 0.905，且均超过了 0.70，这表明该量表内部一致且可靠。最后，检查了 AVE 值，表 5-3 显示所有 AVE 值都超过了 0.50 的标准，证实了量表具有合适的收敛效度。

表 5-3　测度项载荷和效度

构念	题项	标准化载荷	AVE	CR	Cronbach's α
PSEV	PSEV1	0.842	0.737	0.894	0.922
	PSEV2	0.886			
	PSEV3	0.847			
PVUL	PVUL1	0.843	0.781	0.915	0.932
	PVUL2	0.910			
	PVUL3	0.897			
SEFF	SEFF1	0.923	0.853	0.946	0.946
	SEFF2	0.934			
	SEFF3	0.914			
RESP	RESP1	0.883	0.772	0.910	0.935
	RESP2	0.928			
	RESP3	0.822			
ISUP	ISUP1	0.894	0.796	0.921	0.921
	ISUP2	0.888			
	ISUP3	0.895			
ESUP	ESUP1	0.887	0.741	0.919	0.905
	ESUP2	0.875			
	ESUP3	0.934			
	ESUP4	0.733			
HIPC	HIPC1	0.909	0.862	0.949	0.952
	HIPC2	0.932			
	HIPC3	0.944			
INTD	INTD1	0.899	0.848	0.943	0.942
	INTD2	0.955			
	INTD3	0.907			

判别效度主要指所有测度项之间的相关系数相对较低。表 5-4 显示对角线上所有构念的 AVE 平方根都大于对应构念间的相关系数，表明该模型满足要求的判别效度。

表 5-4　相关系数矩阵与 AVE 平方根

构念	PSEV	PVUL	SEFF	RESP	ISUP	ESUP	HIPC	INTD
PSEV	0.858							
PVUL	0.333	0.884						
SEFF	0.321	0.094	0.924					

续表

构念	PSEV	PVUL	SEFF	RESP	ISUP	ESUP	HIPC	INTD
RESP	−0.056	0.006	−0.028	0.879				
ISUP	0.236	0.131	0.495	0.083	0.892			
ESUP	0.100	0.172	0.301	−0.007	0.494	0.861		
HIPC	0.352	0.266	−0.123	−0.120	0.001	0.062	0.928	
INTD	0.118	0.157	0.449	−0.008	0.473	0.334	−0.220	0.921

5.5　用户健康信息披露行为的形成机制分析与讨论

5.5.1　结构模型检验与结果

结构模型包括风险和隐私两种类型的运算，采用多层回归的方式来测试结构模型。首先，使用模型 a1 和模型 a2 检验控制变量、威胁评估以及应对评估等变量对健康信息隐私担忧的影响。表 5-5 中的模型 a1 显示年龄和受教育程度显著影响健康信息隐私担忧，这表明不同背景的人有不同程度的隐私担忧。表 5-5 的模型 a2 显示了两个威胁评估变量（即感知严重性和感知脆弱性）会正向影响健康信息隐私担忧（$\beta = 0.274$，$p < 0.001$；$\beta = 0.164$，$p < 0.01$），而两个应对评估变量（即反应效能和自我效能）对健康信息隐私担忧产生负面影响（$\beta = -0.246$，$p < 0.001$；$\beta = -0.106$，$p < 0.05$）。

表 5-5　用户健康信息隐私担忧与健康信息披露意愿的多层回归结果

变量		健康信息隐私担忧		健康信息披露意愿		
		模型 a1	模型 a2	模型 b1	模型 b2	模型 b3
控制变量	年龄	0.146**	0.092	−0.150**	−0.116**	−0.117**
	月收入水平	0.019	0.011	0.066	0.027	0.025
	受教育程度	−0.112*	−0.052	0.187**	0.075	0.081
主效应	PSEV		0.274***			
	PVUL		0.164**			
	SEFF		−0.106*			
	RESP		−0.246***			
	ISUP				0.218***	0.248***
	ESUP				0.419***	0.405***
	HIPC				−0.213***	−0.226***
	PHS					0.084

续表

变量		健康信息隐私担忧		健康信息披露意愿		
		模型 a1	模型 a2	模型 b1	模型 b2	模型 b3
调节效应	ISUP×PHS					−0.124**
	ESUP×PHS					0.043
	HIPC×PHS					0.091*
R^2		0.033	0.270	0.058	0.415	0.440
调整 R^2		0.024	0.254	0.049	0.404	0.423
F		3.748**	17.366***	6.776***	38.955***	25.625***

*表示 $p<0.05$，**表示 $p<0.01$，***表示 $p<0.001$

其次，使用模型 b1 检验控制变量对用户健康信息披露意愿的影响。表 5-5 中的模型 b1 显示年龄显著影响用户健康信息披露意愿（$\beta = -0.150$，$p<0.01$），然后将隐私运算相关变量添加到模型 b2 中来检验其对用户健康信息披露意愿的影响。表 5-5 中的模型 b2 表明，所感知的收益因素（即信息支持和情感支持）对用户健康信息披露意愿有正向影响（$\beta = 0.218$，$p<0.001$；$\beta = 0.419$，$p<0.001$），而健康信息隐私担忧有负向影响（$\beta = -0.213$，$p<0.001$）。

最后，在模型 b3 中添加感知健康状态及其交互项因素来检测调节作用。表 5-5 中的模型 b3 显示了显著的交互项系数，感知健康状态负向调节信息支持与用户健康信息披露意愿之间的关系（$\beta = -0.124$，$p<0.01$），并正向调节健康信息隐私担忧与用户健康信息披露意愿之间的关系（$\beta = 0.091$，$p<0.05$）。图 5-2 展示了感知健康状态的调节关系。

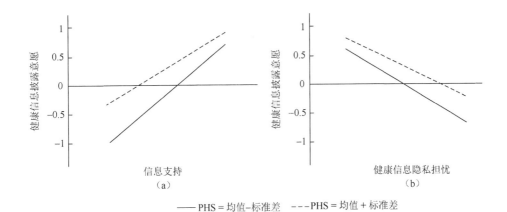

图 5-2　交互作用

通过计算方差膨胀因子（variance inflation factor，VIF）和容许差值来检测多重共线性问题。当 VIF 值低于 5 时，或者容许差值高于 0.1 时，则不必担心多重共线性问题。结果显示 VIF 值为 1.020～1.271，远低于 5 的界限值。容许差值范围为 0.787～0.981，均高于 0.1。因此多重共线性在研究中不是重要的担心问题。

表 5-6 总结了主效应和调节效应的检验结果及假设支持情况。主效应的所有假设（假设 1～假设 7）都得到了支持。在调节效应的三个假设中，假设 8a 和假设 8c 均被支持，假设 8b 未得到支持。

表 5-6　检验结果与假设支持

效应	假设	路径	回归系数	结果
主效应	假设 1	ISUP→INTD	0.248^{***}	支持
	假设 2	ESUP→INTD	0.405^{***}	支持
	假设 3	HIPC→INTD	-0.226^{***}	支持
	假设 4	PSEV→HIPC	0.274^{***}	支持
	假设 5	PVUL→HIPC	0.164^{**}	支持
	假设 6	RESP→HIPC	-0.246^{***}	支持
	假设 7	SEFF→HIPC	-0.106^{*}	支持
调节效应	假设 8a	ISUP×PHS→INTD	-0.124^{**}	支持
	假设 8b	ESUP×PHS→INTD	0.043	不支持
	假设 8c	HIPC×PHS→INTD	0.091^{*}	支持

*表示 $p<0.05$，**表示 $p<0.01$，***表示 $p<0.001$

鉴于健康信息隐私担忧处于保护动机因素和用户健康信息披露意愿之间，按照 Baron 和 Kenny（1986）建议的程序检验了它们之间的中介关系。表 5-7 显示了 Sobel 测试结果，表明健康信息隐私担忧在保护动机因素和用户健康信息披露意愿的关系中起到部分中介的作用。

表 5-7　健康信息隐私担忧的中介作用

自变量	自变量→INTD	自变量→HIPC	自变量 + HIPC→INTD		Sobel 检验
			自变量	HIPC	
PSEV	-0.241^{***}	0.359^{***}	-0.149^{**}	-0.257^{***}	-3.886^{***}
PVUL	-0.197^{***}	0.285^{***}	-0.118^{**}	-0.277^{***}	-3.617^{***}
SEFF	0.412^{***}	-0.155^{**}	0.373^{***}	-0.253^{***}	2.111^{*}
RESP	0.433^{***}	-0.365^{***}	0.369^{***}	-0.176^{**}	3.342^{***}

*表示 $p<0.05$，**表示 $p<0.01$，***表示 $p<0.001$

5.5.2　讨论

本章探索了互联网健康平台情境下用户个人健康信息披露的决定因素，开发并实证检验了同时包含风险运算和隐私运算的模型，得到以下几项重要发现。

首先，识别确定了在隐私运算中，隐私担忧负向影响了信息披露意愿，这一结果与其他场景下的先前发现一致（Zhao et al.，2012a）。与之前关注金钱奖励、感知有用性（Shibchurn and Yan，2015）或个性化（Zhao et al.，2012a）的文献不同，本章研究发现信息支持和情感支持是正向影响用户健康信息披露意愿的两个因素，用户在获得信息支持和情感支持后更愿意披露他们的健康信息。

其次，在风险运算中隐私担忧的四个影响因素是感知脆弱性、感知严重性、自我效能和反应效能。了解隐私担忧的前因将是一个消除用户健康信息披露障碍的起点。与先前研究一致（Mohamed and Ahmad，2012），感知严重性和感知脆弱性正向影响隐私担忧。反应效能很少被研究。与假设一致，实证发现反应效能是隐私担忧的一个决定因素，也发现了自我效能是影响隐私担忧的负面因素，这一发现与以前的研究一致（Akhter，2014）。不同的情境和样本特征可能会导致不一致性，如以前两项研究样本（Mohamed and Ahmad，2012）包括了中学生和本科生，这些个体可能对互联网使用没有科学的理解，可能高估自己的自我效能感。相反，本章研究样本包括所有年龄段。另外，互联网健康平台中的隐私保护需要更多的医疗知识和互联网技能，对这些领域有所了解的用户不太担忧他们的个人信息隐私，从而表现出自我效能和隐私担忧之间的负向关系。

最后，感知健康状态负向调节了信息支持和用户健康信息披露意愿之间的关系，这表明健康状态好的用户对信息支持与信息披露行为的需求感知较低。感知健康状态正向调节了隐私担忧和健康信息披露意愿之间的关系，表示健康的用户认为信息隐私担忧对他们的个人健康信息披露产生的负面影响较小。但是，感知健康状态对情感支持和健康信息披露意愿之间关系的调节作用不明显，表明健康和不健康的用户两者之间的情感支持的效果是相似的，这个结果的一个可能解释是不健康的用户可以从其他有类似健康问题的用户中获得安慰、同情和关怀，而健康的用户可以参与互联网社交互动并分享他们的个人健康信息以获得理解、信任和陪伴，这一发现值得注意，因为这表明情感支持对不健康和健康的用户都起着重要作用。

5.5.3　理论启示

本章主要创新体现在四个方面。首先，本章以互补的方式整合了双运算理论和保护动机理论，考察了互联网健康平台用户的隐私担忧和健康信息披露意愿之间的关系，进行了一项问卷调查，证明了风险和隐私运算在个人健康信息的隐私问题决策中起着重要作用，因此，在互联网健康平台环境下验证了双运算过程。本章还表明四种保护动机因素影响着用户健康信息隐私担忧；集成模型促进了对用户健康信息披露意愿影响因素的总体分析。

其次，本章将隐私运算理论扩展应用到了电子健康环境，而先前关于隐私运算的研究主要基于电子商务、社交商务、在线社交和基于位置的服务的背景（Dinev and Hart，2006；Zhao et al.，2012a）。另外，本章还发现了用户会对他们感知到的收益和隐私关注进行成本收益分析，以确定其是否会披露健康信息。先前研究一般将货币奖励或有形收入作为信息披露的收益，但是用户一般不愿意将他们的健康信息出售给互联网平台（Ward et al.，2005）。因此，本章提出并验证了在健康社区背景中用户获得的信息支持和情感支持是他们披露信息的收益，这些结论表明了隐私运算理论的应用存在着背景差异，学者必须关注这些差异，并开发出适应不同情境的隐私运算模型。

再次，本章实证检验了在健康领域提出的"前因—隐私担忧—后果"（antecedent—privacy concern—outcome，APCO）模型。Smith 等（2011）认为隐私相关的研究有必要更多地关注其前因和后果，如果情境不同，APCO 模型的使用需要考虑一些参数化。考虑到互联网健康平台的特殊性，本章提出了四个前因变量（即四种保护动机）和一个后果变量（即健康信息披露意愿），这种互联网健康平台背景下的具体参数化是对 APCO 模型的验证与拓展，有助于明确分析信息隐私担忧的前因和后果，以及用户健康信息披露的行为。

最后，本章检验了个体感知健康状态对隐私运算和健康信息披露意愿的关系的调节效应。感知健康状态在现有关于信息隐私的研究中很少被讨论，少部分实证研究仅考虑了感知健康状态对个人的信息披露意愿的直接效应或间接影响（Bansal et al.，2010；Anderson and Agarwal，2011）。本章研究实证性支持了先前关于感知健康状态显著调节了用户健康行为意愿与其前因关系的研究（Deng et al.，2015），确定了感知健康状态对健康行为意愿具有不同的调节作用。特别是本章研究结果表明感知健康状态分别负向、正向调节信息支持和健康信息隐私担忧与用户健康信息披露意愿的关系。

5.5.4　实践启示

本章为互联网健康平台管理员和用户提供了重要的实践启示。用户的健康信息披露意愿基于他们在隐私担忧和信息披露收益之间的权衡。因此，用户必须妥善处理信息披露和信息隐私的选择困境。互联网健康平台管理员必须增加信息披露的好处并减少用户对隐私的担忧，以提高其健康信息披露意愿，保护他们的私人健康信息，以便他们获得更好的医疗服务。用户必须了解信息披露行为可能会导致隐私泄露。

此外，信息支持和情感支持被证实对用户健康信息披露意愿具有影响。互联网健康平台管理员可以改进互联网健康平台的信息服务并为用户提供更多信息支持。例如，互联网健康平台管理员可以加强信息分析能力，提供更方便的界面，以及"一对一"模式的专家咨询服务。管理员和用户都必须采取措施来促进平台和谐氛围的形成，鼓励用户讨论他们关心的健康问题并接受来自他人的情感关怀。

本章还揭示了威胁评估与应对评估对隐私担忧的整体影响。平台管理员可以积极主动宣传网站的隐私政策和加强用户信息保护。用户必须加强对互联网健康平台隐私政策的了解，确定可以提交给平台的私人健康信息类型，并提高自身对健康信息的控制能力。

感知健康状态的调节作用表明，健康状况不佳的用户与健康的用户相比更可能坚持以私密的方式使用互联网健康平台，平台管理员可以根据用户健康状况设计个性化的健康服务来满足不同用户需求，尤其关注健康服务设计是否存在健康歧视。

5.6　本　章　小　结

本章构建了一个基于双运算理论和保护动机理论的集成框架，该框架提供了互联网健康平台中用户健康信息披露意愿及其前因和后果的整体视图，方便了对信息隐私领域的理解，同时为分析用户的健康信息披露意愿提供了参考。

第6章 互联网健康平台的知识分享行为研究

6.1 互联网健康平台用户知识分享行为与价值共创

健康是人们日常生活中普遍关注的问题。人们可以从各种渠道获取健康信息,如可以从他人、大众媒体、书籍以及期刊文章等渠道搜寻健康知识(Oh,2012),这些信息为其健康决策提供了支持,满足了人们健康服务价值需求。越来越多的用户参与互联网健康平台,产生了海量的健康信息内容,为用户进行医疗决策提供了依据。互联网健康平台节约了健康用户的时间、成本和社会资源,为用户通过分享、获取健康知识来实现价值共创提供了条件。人们越来越多地通过参与互联网健康平台分享健康知识来创造价值,同时获取健康信息,从而满足自身的价值需求。

互联网健康平台驱动着用户对感兴趣的健康主题进行讨论,用户互相分享信息、经验和感受,并且彼此之间提供支持与鼓励(Fan et al.,2014)。互联网健康平台的优势包括:24小时、不受地理位置的限制提供服务;节省成本;降低感知风险;提供定制化的信息以满足个人需求,以及获得更多样化的信息和支持网络(Goh et al.,2016),为用户价值共创提供了重要保证。互联网健康平台用户可以通过与医生或者经历过类似健康问题的患者进行交流来获取健康风险评估、疾病预防和诊断以及治疗建议等相关的知识(Oh,2012)。因此,参与互联网健康平台被视为一种获取健康知识的重要途径,互联网健康平台是用户实现价值共创的场所。

互联网健康平台在全世界范围内盛行,但是人们对其成功的因素知之甚少。互联网健康平台成功的一个关键因素是其用户在平台上的活动中创造、分享知识的动机和用户的积极参与。尽管很多研究已经强调了动机对于互联网平台用户知识共享的重要性(Kankanhalli et al.,2005;Lai and Chen,2014;Wasko and Faraj,2005),但是动机对于互联网健康平台情境中知识分享的作用很少被研究。用户分享健康知识的动机与其他平台不同,因为互联网健康平台具有独特的特征,它提供个性化的健康知识。互联网健康平台的目标是分享和解决健康问题,让其用户获得支持与鼓励,传递用户分享健康知识而创造的价值。健康用户主要获得非金钱性利益,不同于其他互联网平台背景下对金钱奖励或享乐的关注(Papadopoulos et al.,2013;Park et al,2014)。因此,一些外部动机,如金钱奖励和享乐,可能不是互联网健康平台中用户知识分享的主要驱动力。作为一种具有高社会价值的在线交流场所，互联网健康平台为用户提供获取特定疾病信息、治疗方案和经验的机会，帮助其增进健康与福祉（Goh et al.，2016）。对于有严重健康问题的用户，其他用户提供的健康知识对他们是极其重要的，因为这些知识与他们的生死息息相关（Johnston et al.，2013）。因此，用户有内部动机去分享知识以帮助其他人，这一目标最终会引起其他动机，如利他主义可能是互联网健康平台的一个重要的用户知识分享的动机。然而，以往的研究表明利他主义在员工网络日志（Papadopoulos et al.，2013）或社交商务网站中的作用并不显著（Liu et al.，2016a）。此外，用户可能是出于对患者的同情而分享知识。然而，这种动机在其他在线平台社区（如在线游戏社区）中的作用可能微不足道。因此，全面了解互联网健康平台情境中知识分享的动机有助于用户分享创造更多的健康知识，实现不同用户间的价值共创。

以往关于外部动机和内部动机对于知识分享的影响的研究结果并没有达成共识。例如，一种外部动机（如互惠）与电子网络中的知识分享呈正相关关系（Wasko and Faraj，2005），但是对于群体支持系统背景下的知识分享的影响不显著。另外，在互联网健康平台背景下，知识自我效能（一种内部动机）与知识分享之间的关系是多样化的（Lai and Chen，2014）。用户具体的外部动机和内部动机如何作用于其知识分享尚不明确。因此，有必要探究外部动机和内部动机对于互联网健康平台情境中用户知识分享的影响，以深化理解这一问题。

此外，互联网健康平台中不同的用户进行知识分享的动机可能不同（Hau and Kim，2011；Lai and Chen，2014）。与其他平台不同，互联网健康平台中的主要知识分享者包括医护专业人士（即医生）和普通用户。医护专业人士负责治疗和诊断人类和动物的健康问题，他们提供医疗保健服务，如物理治疗、言语治疗和药物。普通用户包括患者、患者家属和朋友，以及其他关心自己健康的人。凭借扎实的专业健康知识和丰富的临床经验，医护专业人士可以提供有关疾病病因、预防和治疗方面的建议。普通用户可以向面临类似健康问题的人分享他们的个人治疗经验和故事。人们可能有不同类型的价值观，这些价值观会影响他们的社交行为。因此，医护专业人士和普通用户分享知识的动机可能不同。医护专业人士提供的知识可能会增加患者的治疗经验，从而获得患者的普遍认可，并提高他们的在线声望。普通用户可能会出于对患有类似疾病的患者的同情以及实现共同康复的愿望而分享自己的经验。互联网健康平台在加强普通用户的动机方面的激励因素可能不太适用于医护专业人士。医护专业人士和普通用户的动机差异值得关注，然而，两类用户之间的这种差异性的相关实证研究很少，值得进一步探索。

6.2 用户知识分享行为理论综述

6.2.1 互联网健康平台用户知识分享

知识分享是个体将所获得的知识、经验以及技能传播给他人的一种传递行为（Lin，2007）。以往的研究表明互联网健康平台可以促进用户知识分享（Pi et al.，2013）。知识分享行为存在于各种互联网健康平台中，如专业平台虚拟社区、在线平台问答社区以及在线投资平台（Chen and Hung，2010；Park et al.，2014），然而很少有学者对互联网健康平台背景下的知识分享行为进行研究。

医疗保健服务中的知识分享是指一项服务的主要生产者（如医生或者患者）之间的知识转移（Bryant et al.，2012）。互联网技术的快速发展促进了互联网健康平台的发展，互联网健康平台是医护专业人士和普通用户之间沟通的媒介，同时也是消费者用户实现自我健康管理的有效渠道（Zhao et al.，2013a）。不同于其他互联网平台，互联网健康平台用户以医护专业人士和普通用户为主。通过互联网健康平台，普通用户可以从医护专业人士那里获取科学知识（如准确的医疗信息和治疗建议），以及从患有相似疾病的普通用户那里获得经验知识（Zhao et al.，2013a）。由于对同一种疾病的体验不同，用户经验知识的差异很大，如患者对同一种治疗方案或药物有不同程度的症状反应。用户的这些经验知识使得其去寻求更多额外的知识、改变健康行为并管理慢性疾病。然而，医护专业人士和普通用户的知识分享行为却很少进行比较研究。因此，比较分析医护专业人士和普通用户的知识分享行为及动机，有助于进一步了解用户知识分享机理，弥补研究不足。

6.2.2 动机与知识分享

动机理论被广泛应用于各个研究领域用以解释人类行为。动机来源于个人对有利结果的期望，它促使个人的某些行为（Ryan and Deci，2000a）。本章采用动机理论来探索互联网健康平台用户知识分享的动机。

知识管理相关研究表明，在不同的情境中，个人动机因素可以促使或阻碍知识分享行为（Chang and Chuang，2011）。互联网健康平台中用户参与知识分享的动机是多方面的，其中，两个主要动机分别是内部动机和外部动机（Kankanhalli et al.，2005；Ryan and Deci，2000a）。知识分享行为的外部动机通常以个体对分享行为的期望为基础（Lin，2007）。人们应该被鼓励而不能被逼迫去分享自己的知识，尤其是在没有任何回报的情况下。内部动机是指个体由于自身兴趣或来自参与活动的愉悦感和乐趣而参与某项活动（Ryan and Deci，2000a）。外部动机和内部动机是解释知识分享行为的重要因素（Lin，2007），这两者之间可能会存在交互作用，从而影响知识分享行为（Zhao et al.，2016）。表 6-1 展示了一些聚焦于互联网健康平台中动机与知识分享之间的关系的定量研究文献，并非列举了所有关于动机与互联网健康平台中知识分享的关系的研究，虽然包含了重要的参考文献，但对于互联网健康平台情境下的研究相对较少。

表 6-1　互联网健康平台中动机与知识分享代表性文献

序号	文献	情境	知识分享	动机		
					外部动机	内部动机
1	Zhang 等（2014a）	学习课堂平台	显性知识分享	中国北京用户组	互惠（ns）、声望（ns）、经济报酬（ns）	乐于助人（+）、自我效能（+）
				中国香港用户组	互惠（ns）、声望（+）、经济报酬（+）	乐于助人（ns）、自我效能（ns）
				荷兰用户组	互惠（ns）、声望（ns）、经济报酬（ns）	乐于助人（ns）、自我效能（ns）
			隐性知识分享	中国北京用户组	互惠（ns）、声望（ns）、经济报酬（ns）	乐于助人（+）、自我效能（+）
				中国香港用户组	互惠（+）、声望（+）、经济报酬（+）	乐于助人（ns）、自我效能（+）
				荷兰用户组	互惠（ns）、声望（ns）、经济报酬（ns）	乐于助人（+）、自我效能（ns）
2	Wasko 和 Faraj（2005）	电子实践平台	知识分享有用性	声望（+）、互惠（ns）		乐于助人（ns）
			知识分享数量	声望（+）、互惠（−）		乐于助人（ns）
3	Pi 等（2013）	社交平台	知识分享态度	声望（+）、期望关系（ns）		自我价值感（+）
4	Park 等（2014）	投资平台	知识分享意愿	声望（+）、感知有用性（+）、娱乐价值（+）		归属感（+）
5	Papadopoulos 等（2013）	员工博客平台	知识分享意愿	个人产出期望（+）		自我效能（+）、利他主义（ns）、感知愉悦（+）
6	Kankanhalli 等（2005）	电子知识仓库	电子知识仓库使用	组织奖励（+）、互惠（ns）		知识自我效能（+）、帮助他人的快乐（+）
7	Lai 和 Chen（2014）	兴趣平台	发帖者和潜伏者的知识分享意愿	发帖者用户组	声望（ns）、互惠（ns）、愉悦感（+）	帮助他人的快乐（+）、知识自我效能（+）
				潜伏者用户组	声望（ns）、互惠（+）、愉悦感（+）	帮助他人的快乐（ns）、知识自我效能（ns）

序号	文献	情境	知识分享	动机		
				外部动机		内部动机
8	Liou 等（2016）	测试平台	知识分享行为	预期外部回报（+）、预期互惠关系（+）、互惠规范（+）		知识分享效能（+）
9	Liu 等（2016a）	社会化商务平台	信息分享行为	声望（+）、互惠（+）		帮助他人的快乐（ns）
10	Hung 等（2015）	专业虚拟平台	知识分享态度	发帖者用户组	声望（ns）、互惠（ns）	帮助他人的快乐（+）
				潜伏者用户组	声望（ns）、互惠（+）	帮助他人的快乐（ns）
11	Hau 和 Kim（2011）	游戏平台	创新知识分享态度	创新用户组	期望外部收益（−）、期望关系收益（ns）	期望内部收益（+）
				非创新用户组	期望外部收益（ns）、期望关系收益（ns）	期望内部收益（+）
12	Yan 等（2016）	健康平台	一般和特殊知识分享行为	声望（+）、社会支持（+）		自我价值感（+）

注：对于动机与知识分享的变量影响关系，ns 表示不显著，＋表示正向影响，−表示负向影响

　　表 6-1 所列举的代表性研究尚存在一些不足。第一，尽管外部动机和内部动机对于知识分享的影响在各种互联网平台背景下已被研究，但是鲜有研究关注互联网健康平台这一独特背景。在其他平台中起作用的动机可能在互联网健康平台情境下并不奏效，因此，进一步了解动机对于互联网健康平台情境下的知识分享的影响很有必要。第二，尽管各种外部动机（如声望、互惠）和内部动机（如知识自我效能、帮助他人的快乐）与知识分享之间的关系已被广泛研究，但是研究结果相互矛盾。例如，表 6-1 中文献 2、3、4、9 和 12 认为获得声望正向影响知识分享，而文献 7 和 10 则发现获得声望和知识分享意愿之间的关系并不显著。此外，先前关于互惠与知识分享的关系研究也得到了不一致发现（Liu et al.，2016a；Wasko and Faraj，2005）。第三，以往大多数研究都关注了动机与知识分享的关系，但并没有从不同视角强调知识分享者，如表 6-1 中仅有文献 1、7、10 和 11 考虑了这一现象，但没有直接从互联网健康平台中不同的知识分享者（如医护专业人士和普通用户）的视角进行比较分析。在互联网健康平台情境中填补这一空白是非常重要的，因为同一动机对知识分享有不同的影响，如表 6-1 中文献 1、7、10 和 11。

　　上述研究的局限可能会产生一些实际问题，因为某些动机可能会对一类知识分享者的知识分享产生正向影响，但是对于特定情境下其他知识分享者的知识分

享意愿无显著作用，对这些差异的进一步了解可以促使互联网健康平台吸引医护专业人士和普通用户更加积极地分享知识，从而创造健康价值。不同于表 6-1 中的大部分文献，本章试图从互联网健康平台中医护专业人士和普通用户的不同视角，比较和分析动机和知识分享之间的关系，探索更多互联网健康平台中影响知识分享的外部动机和内部动机，丰富以往关于互联网健康平台背景下的动机与知识分享之间的关系的研究。

不同的动机因素会影响互联网健康平台知识分享的意愿，其主要包括两种外部动机（如声望和互惠）和三种内部动机（如知识自我效能、利他主义和同理心）。声望是指个人通过分享知识来提升个人形象和获得认可的程度（Hsu and Lin，2008）。互惠是一种有条件的获得，人们期望通过自身的努力得到一定的回报。作为一种内部动机，知识自我效能是指分享者通过为其他人或组织分享有用的信息而实现内部满足、提升自我效能或增强自信心的方式（Constant et al.，1996）。利他主义被认为是一种不期望得到任何回报的、无条件的友好行为。同理心是指能够准确理解他人处境和情感，并仁慈应对他人的痛苦处境的能力。

声望和互惠是影响互联网健康平台背景下知识分享的两种重要的外部动机因素，主要有以下原因：第一，声望和互惠是两种与知识分享相关的、经常被研究的非金钱回报（Wasko and Faraj，2005；Lin，2007）。与很多互联网平台不同，互联网健康平台用户的主要目的并不是为了获得金钱奖励而出售他们的健康信息或者知识。因此，与其他金钱相关的动机相比，声望和互惠更可能影响健康用户的知识分享。第二，声望和互惠受到了研究人员的广泛关注，但是在以往的研究中得到了相互矛盾的结果，因此有待进一步论证。第三，声望和互惠在互联网健康平台中越来越重要。大量的互联网健康平台已经引入声望系统以鼓励用户分享知识，如提供论坛功能来帮助用户建立长期互惠关系，从而确保持续的知识分享。因此，声望和互惠对互联网健康平台用户有重要的实践价值。

知识自我效能、利他主义和同理心作为知识分享的三种重要的内部动机，可以被医护专业人士和普通用户公平评估。知识自我效能和利他主义在知识分享的动机研究中受到了普遍关注（Lin，2007；Zhao et al.，2016），然而这两种动机在互联网健康平台背景下很少被研究。互联网健康平台中用户分享的健康知识可以为他人带来巨大价值。分享独特的健康知识可以让用户感到自信，因为他们分享的知识可以无私地帮助他人，并且在帮助的过程中获得乐趣（Constant et al.，1996）。另外，同理心是一种重要的内部动机，然而其对互联网健康平台中知识分享的影响在以往文献中很少被研究。对于互联网健康平台中很多经历病痛和压力的用户来说，解决健康问题是一个具有挑战性和情感性的过程（Johnston et al.，2013）。同理心可以促进用户分享信息，它可以帮助患者用户识别和解决类似的健康问题（Fan et al.，2014），对同理心进行分析可以促进对互联网健康平台中知识分享的理解。

6.3 基于医患比较的知识分享行为理论开发与模型设计

6.3.1 外部动机

1. 声望

声望是指对一个人的整体评价或意见（Safa and von Solms，2016），它能帮助用户获得和维持在互联网健康平台中的地位。以往的研究表明，个人声望的建立和提升是其分享知识的强大动力（Park et al.，2014；Wasko and Faraj，2005）。具体地说，如果用户认为分享知识可以提升他们的声望，则会更倾向于分享健康知识。互联网健康平台中的大多数医护专业人士都从事医疗保健工作，声望是反映医疗保健质量的重要因素，患者在选择医护专业人士时会依赖这些人员的声望口碑。因此，医护专业人士会分享健康知识来提高他们的平台声望和权威专业性。尽管互联网健康平台中的普通用户经常会匿名，但是他们还是会在平台互动中寻求提升他们的积极形象和良好声望的途径，这会给他们带来愉悦感（Yan et al.，2016）。因此，普通用户也可以通过与他人分享有价值的治疗经验来提高自己在平台中的声望和地位。

假设 1a：在互联网健康平台中，医护专业人士的声望对其知识分享的意愿有正向影响。

假设 1b：在互联网健康平台中，普通用户的声望对其知识分享的意愿有正向影响。

声望在互联网健康平台上需要慢慢积累，某些患者可能会对医护专业人士的服务不满意而在平台中发泄自己的不满，通过在线评级损害医生的声望。患者希望获得医生高度专业的保障，同时医生也希望增强自己的声望，并在平台获得良好的个人形象，这也有利于增加他们线下的门诊患者人数。回答问题和提供治疗建议可以突出医生的成就，是一种良好的提升平台声望的策略。然而，普通用户则没有这些强烈的外部需求。

假设 1c：在互联网健康平台中，医护专业人士的声望对其知识分享的意愿的正向影响比普通用户强。

2. 互惠

互惠是人们知识分享的另一种外部动机，它可以为长期合作和知识分享提供有效动力（Bock et al.，2005；Moghavvemi et al.，2017）。关心互惠的人们认为他们可以通过知识分享来改善与其他人的关系（Bock et al.，2005）。医护专业人士自愿提供健康信息，因为他们相信患者，并愿意与患者建立互惠关系。作为回报，他们可以获得更多患者报告的数据及病历。普通用户，尤其是那些患有慢性疾病的患者，经常将在线社交作为获得情感支持和友谊的有效途径。用户分享经验可以改进人际关系和获得信任（Tang et al.，2016），也有助于与他人建立互惠关系。因此，医护专业人士和普通用户能够通过分享知识获得更多的互惠利益，他们有更高的知识分享意愿。

假设 2a： 对于互联网健康平台中的医护专业人士，互惠对其知识分享的意愿有正向影响。

假设 2b： 对于互联网健康平台中的普通用户，互惠对其知识分享的意愿有正向影响。

互联网健康平台允许用户讨论不同类型的健康问题并且分享个人健康信息（Oh，2012），它已经成了人们健康咨询的一个重要渠道，许多用户倾向在平台上寻找健康信息来进行自我诊断，而不是去医院。如果普通用户可以分享更多的个人健康信息，如日常习惯和偏好、与疾病相关的经历以及家庭健康史，那么医护专业人士更可能会提供疾病原因、治疗建议和疾病预防策略。然而，医护专业人士并不期望从患者身上获取益处，通常具有奉献精神以及对解决患者的问题的责任感，因此，他们并不是很注重通过与患者建立互惠关系来分享知识。

假设 2c： 对于互联网健康平台中的医护专业人士，互惠对其知识分享的意愿的正向影响比普通用户要弱。

6.3.2　内部动机

1. 知识自我效能

一些研究表明知识自我效能与知识分享呈正相关关系（Liou et al.，2016）。互联网健康平台中不准确和不完整的健康信息会延误最佳治疗时机，并且会导致患者不恰当的自我诊断和治疗。很多用户担心自己提供的健康知识也许会不准确、不可靠，可能害怕在知识分享行为中出现尴尬。因此，高知识自我效能的用户会相信他们的答案是有用的，甚至可能会认为他们是唯一可以给别人提供正确信息的回答者（Oh，2012）。接受过专业医学知识和技能培训的医护专业人士可能有信心为他人提供准确和有用的健康知识，缺乏特定医疗知识的普通用户可能会相信互联网技术使他们能够搜寻到与健康相关的信息，并且促进其作出正确的健康决策。通过互联网健康平台，权威知识大大增进了信息交流，普通用户可以通过健康平台收集很多不同来源的信息，并且与他人分享权威健康知识，这种行为有助于增进他们获得知识的乐趣（Yan et al.，2016）。

假设 3a：在互联网健康平台中，医护专业人士的知识自我效能对其知识分享的意愿有正向影响。

假设 3b：在互联网健康平台中，普通用户的知识自我效能对其知识分享的意愿有正向影响。

许多人会同时向医护专业人士和普通用户寻求健康知识，由于前者具有高度专业性，而后者缺乏系统的医疗培训，所以后者分享的健康知识通常会遭到前者的质疑，缺乏有效的方法来衡量这些知识的质量。以往的研究证明误导性的健康信息存在潜在风险（Coulson et al.，2007）。医护专业人士在医学教育和培训的过程中已经形成了自我效能感和临床经验，并认为自己可以为用户提供有用和可信的医疗知识。

假设 3c：对于互联网健康平台中的医护专业人士，知识自我效能对其知识分享的意愿的正向影响比普通用户要强。

2. 利他主义

利他主义体现了个体的内在社会责任感和使命感（Chang and Chuang，2011）。先前研究发现通过分享知识而享受利他行为的个体更倾向于分享知识（Kankanhalli et al.，2005；Lin，2007）。受医学伦理指导的医护专业人士会本能地把握利他主义，并以患者最大利益为出发点。互联网健康平台中的知识分享会增强医护专业人士帮助他人的满足感。普通用户也可能会分享知识，通过帮助他人而实现自己的社会价值并获得愉悦感（Yan et al.，2016），当他们分享自己的经历并被他人接受时，他们会变得快乐。

假设 4a：在互联网健康平台中，医护专业人士的利他主义对其知识分享的意愿有正向影响。

假设 4b：在互联网健康平台中，普通用户的利他主义对其知识分享的意愿有正向影响。

用户慷慨地为他人提供医疗服务是利他主义在医疗保健中的一个应用。医护专业人士和普通用户所表现出的行为可能存在很大差异。Hennig-Schmidt 和 Wiesen（2014）发现，与医护人员相比，非医护人员不太愿意牺牲自己的利益来改善患者的健康状况。互联网健康平台中的医护专业人士会利用他们的业余时间回答患者咨询的问题，及时给出疾病预防和治疗意见，而不期望得到任何经济补偿或回报。此外，相对普通用户来说，医护专业人士所被咨询的问题更多，并需要花费更多的精力来确保答案的准确、专业和严谨。因此，医护专业人士在互联网健康平台中帮助他人时愿意付出的代价更大，与普通用户相比，利他主义对医护专业人士知识分享的影响更加突出。

假设 4c：对于互联网健康平台中的医护专业人士，利他主义对其知识分享的意愿的正向影响比普通用户要强。

3. 同理心

已有研究表明同理心是影响知识分享意愿的一个关键因素（Zhao et al.，2013b）。分享知识和经验是一种助人的行为，尤其是在互联网健康平台情境中。同理心体现了医护专业人士的人性化。在互联网健康平台中，出于同理心，医护专业人士对患者表达同情和关怀，会自愿向患者用户提供免费的医疗知识和治疗建议。此外，普通用户对于其他患者的类似病痛和压力感同身受，能随时与这些患者进行交流（Yan and Tan，2014）。同理心促进普通用户分享经验，并为其他用户提供情感支持（Oh，2012）。

假设 5a：在互联网健康平台中，医护专业人士的同理心对其知识分享的意愿有正向影响。

假设 5b：在互联网健康平台中，普通用户的同理心对其知识分享的意愿有正向影响。

大多数医生，特别是外科医生的工作非常忙碌，与患者交流的时间有限。某些医护专业人士认为对患者表现出同理心耗时且容易情绪疲劳，他们的任务仅仅是治疗患者的疾病。此外，医护专业人士接触各种疾病类型的患者，经常要应对患者的各种疼痛、焦虑和死亡等情况，这些情况削弱了他们的移情能力。然而，只有有类似经历的用户才可以了解疾病的真实感受以及下一步该如何做。因此，普通用户会对有类似健康问题的用户表现出更强的情感、关心和支持，并且愿意分享疾病治疗经验。

假设 5c：对于互联网健康平台的医护专业人士，同理心对其知识分享的意愿的正向影响比普通用户要弱。

根据上述假设提出研究模型，如图 6-1 所示。

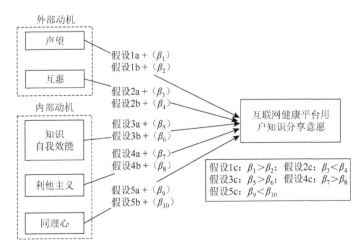

图 6-1　研究模型

6.4　多平台数据驱动的知识分享行为测度分析与比较

6.4.1　数据收集与分析

1. 量表开发

为了检验模型假设,从互联网健康平台的用户中收集了调查问卷,所有的测度项都来自已有文献,并根据互联网健康平台情境进行了适应性修改,以确保内容效度。初始问卷包含与构念相关的 21 个测度项,每个测度项采用 7 分的利克特量表来测度,1 分代表"非常不同意",7 分代表"非常同意"。

由于原来的量表是用英文表达的,使用传统的反向翻译方式把这些量表翻译成中文,再译为英文,比较了原来的英文版本和翻译后的英文版本,以提高翻译的准确性。在编制初始问卷之后,对问卷进行两阶段的预测试,以保证问卷的信度和效度。将问卷发送给五位知识管理领域的专家进行审阅,以检查在措辞或格式、逻辑一致性、易理解性以及情境方面是否存在模糊性。根据专家的建议,对措辞和题项顺序作出了轻微修改,接着进行了预测试。将修改后的问卷发送给 19 位不同互联网健康平台的用户,要求他们对问卷结构和测度项提出建议。根据这些用户的反馈将问卷进行最后修改。各构念与测度项如表 6-2 所示。

表 6-2　构念与测度项

构念	题项	测度项	文献
声望(REPU)	REPU1	我感觉参与互联网健康平台可以获得他人的尊重	Wasko 和 Faraj(2005)
	REPU2	我感觉参与互联网健康平台能够提高专业地位	
	REPU3	我感觉参与互联网健康平台能够提高职业声望	
互惠(RECP)	RECP1	我在互联网健康平台中分享知识时,相信提出的问题在未来会得到回复	Bock 等(2005)
	RECP2	当我有需要时,相信与我有交互的其他用户会帮助我	
	RECP3	我在互联网健康平台上分享知识时,期望在我需要时其他用户也能回复我	
知识自我效能(KSEF)	KSEF1	我对向互联网健康平台用户提供有价值的知识很有自信	Chen 和 Hung(2010)
	KSEF2	我具备向互联网健康平台中其他用户提供知识所需要的专业知识、经验和见解	
	KSEF3	我有信心对互联网健康平台中其他用户发布的信息或文章进行回复或评论	

续表

构念	题项	测度项	文献
利他主义 （ALTR）	ALTR1	我很乐意帮助互联网健康平台中的其他用户	Chang 和 Chuang （2011）
	ALTR2	我喜欢帮助互联网健康平台中的其他用户	
	ALTR3	我很高兴能在互联网健康平台中帮助其他用户解决问题	
	ALTR4	我喜欢帮助互联网健康平台中的其他用户，因为它能带来成就	
同理心 （EMPA）	EMPA1	作为互联网健康平台用户，理解别人的经历是必要的	Chen 等 （2015）； Oh（2012）
	EMPA2	我能表达我对他人感受的理解	
	EMPA3	我能理解他人的经历	
	EMPA4	我能从别人的视角来看待问题	
知识分享意愿 （KSI）	KSI1	我打算与互联网健康平台中的其他用户分享知识	Huang 等 （2008）
	KSI2	我会尽我所能与互联网健康平台中的其他用户分享知识	
	KSI3	我总是尝试与互联网健康平台中的其他用户分享知识	
	KSI4	当互联网健康平台中的其他用户询问时，我很乐意分享知识	

2. 数据收集

问卷设计完成后，课题组进行了预测试和实证数据收集。问卷调查的主要参与者来自中国三个流行的互联网健康平台。其中，"好大夫在线"是中国比较受欢迎的互联网健康咨询平台。"宝宝树"是中国一个大型互联网育儿平台。"丁香园"是中国领先的医护从业者的互联网交流平台。给潜在的参与者发送附带在线问卷链接地址的邀请邮件，问卷中明确指出仅有互联网健康平台经验的用户才能参与，此外，保证对参与者的回复保密。

问卷调查共持续了 40 天，最终收集了 627 份回复。对所有收回的问卷都进行仔细检查，剔除了不完整和不认真的调查问卷。最终获得了 443 个有效回复，其中男性占 58.9%（261 名），女性占 41.1%（182 名）。在问卷中设计了几个题项对回复者进行区分。首先，对医护专业人士和普通用户进行了定义，并且要求参与者确认自己属于哪个群体。其次，在问卷中调查了受访者的职业和受教育程度。如果参与者回复他们具有医疗保健方面的相关工作经验（如医生、护士或者理疗师）或者他们曾接受过系统专业的医疗保健教育（如医学院的学生），则将其归为医护专业人士组。否则，将其归为普通用户组。分组结果与受访者自己选择的角色（医护专业人士或者普通用户）一致。443 个有效样本中有 202 个属于医护专业人士，剩余 241 个则为普通用户。表 6-3 显示了参与者的人口统计学特征。

表 6-3　样本人口统计学特征

变量		H 组（$n=202$）		N 组（$n=241$）	
		计数/名	百分比	计数/名	百分比
性别	男性	128	63.4%	133	55.2%
	女性	74	36.6%	108	44.8%
年龄	20 岁及以下	10	5.0%	35	14.5%
	21～30 岁	36	17.8%	68	28.2%
	31～40 岁	73	36.1%	61	25.3%
	41～50 岁	54	26.7%	51	21.2%
	50 岁以上	29	14.4%	26	10.8%
受教育程度	高中及以下	14	6.9%	25	10.4%
	大专	32	15.8%	59	24.5%
	本科	77	38.1%	93	38.6%
	本科以上	79	39.1%	64	26.6%
个人年收入	10 000 元以下	18	8.9%	17	7.1%
	10 000～29 999 元	49	24.3%	81	33.6%
	30 000～49 999 元	64	31.7%	67	27.8%
	50 000～69 999 元	34	16.8%	36	14.9%
	70 000～89 999 元	18	8.9%	29	12.0%
	90 000～99 999 元	10	5.0%	7	2.9%
	100 000 元及以上	9	4.5%	4	1.7%
感知健康状态	特别好	10	5.0%	16	6.6%
	很好	36	17.8%	31	12.9%
	好	63	31.2%	63	26.1%
	一般	63	31.2%	78	32.4%
	差	30	14.9%	53	22.0%

注：H 组为医护专业人士组，N 组为普通用户组；表中数据进行了四舍五入，因此存在百分比相加不等于 100% 的情况

3. 数据评估

为了检验回复的自我选择偏差和外部有效性，通过比较前期阶段（前 20 天）和后期阶段（后 20 天）收到的问卷来评估无回复偏差。结果表明，声望、互惠、知识自我效能、利他主义、同理心及知识分享意愿的显著性水平分别为 0.162、0.294、0.960、0.583、0.975 和 0.525，所有构念的显著性水平均高于 0.05，表明前期和后期的回复无偏差。

另外，进行了克鲁斯卡尔-沃利斯检验和曼-惠特尼 U 检验来检验三个互联网

健康平台用户之间的回复差异。对三个互联网健康平台中用户的人口统计学特征进行比较,结果显示无差异。因此,样本没有方法偏差,并且可以合并数据进行分析。此外,通过哈曼单因素检验来确定共同方法偏差存在与否,对六个潜变量进行了探索性因子分析,结果表明单一因素只解释了有限的方差(<20%)。所以,没有一个因素占据方差的大部分。因此,共同方法偏差对样本影响不大。

6.4.2　测度评估

通过评估构念的信度、收敛效度和判别效度来验证测量模型的有效性。使用 CR 来评估构念的信度,其中 CR 值应该大于 0.7,表 6-4 表示所有的构念都具有良好的信度。同时也计算了 Cronbach's α 值,表 6-4 表明每个构念的 Cronbach's α 值都大于 0.9,超过了建议阈值 0.7(Liu,2016),表明本章研究中构念的信度可接受。

表 6-4　收敛效度与内部信度检验

构念	题项	因子载荷		Cronbach's α		AVE		CR	
		H 组	N 组	H 组	N 组	H 组	N 组	H 组	N 组
REPU	REPU1	0.901	0.850	0.931	0.910	0.820	0.774	0.932	0.911
	REPU2	0.916	0.911						
	REPU3	0.899	0.877						
RECP	RECP1	0.877	0.871	0.921	0.900	0.797	0.752	0.922	0.901
	RECP2	0.919	0.858						
	RECP3	0.882	0.872						
KSEF	KSEF1	0.840	0.861	0.902	0.913	0.756	0.780	0.903	0.914
	KSEF2	0.890	0.884						
	KSEF3	0.878	0.904						
ALTR	ALTR1	0.890	0.821	0.946	0.915	0.815	0.731	0.946	0.916
	ALTR2	0.896	0.863						
	ALTR3	0.927	0.885						
	ALTR4	0.898	0.849						
EMPA	EMPA1	0.883	0.846	0.940	0.927	0.797	0.763	0.940	0.928
	EMPA2	0.918	0.869						
	EMPA3	0.899	0.900						
	EMPA4	0.871	0.877						
KSI	KSI1	0.921	0.891	0.952	0.931	0.835	0.775	0.953	0.932
	KSI2	0.941	0.869						
	KSI3	0.912	0.889						
	KSI4	0.881	0.871						

量表的收敛效度可以用两个指标进行检验。首先,每个题项的载荷应该大于 0.7 并且显著。其次,AVE 值应该大于 0.5 以减少测量误差。表 6-4 显示每个因子

载荷都大于建议值 0.70 的标准，同时最低的 AVE 值是 0.731。因此，模型具有良好的收敛效度。通过判断构念间的相关系数是否小于 AVE 平方根来验证判别效度。表 6-5 显示了均值、标准差、构念间的相关系数以及 AVE 平方根，结果表明该模型满足要求的判别效度。

表 6-5 判别效度检验

变量		均值	标准差	REPU	RECP	KSEF	ALTR	EMPA	KSI
H 组	REPU	3.69	1.52	0.906					
	RECP	3.66	1.57	0.404***	0.893				
	KSEF	3.67	1.36	0.113	0.254**	0.894			
	ALTR	3.99	1.57	0.417***	0.501***	0.177*	0.903		
	EMPA	3.95	1.54	0.364***	0.384***	0.293***	0.567***	0.893	
	KSI	4.08	1.55	0.619***	0.522***	0.465***	0.534***	0.491***	0.914
N 组	REPU	3.65	1.55	0.880					
	RECP	3.62	1.47	0.201**	0.867				
	KSEF	3.85	1.60	0.174*	0.250**	0.883			
	ALTR	4.00	1.42	0.270***	0.475***	0.309***	0.855		
	EMPA	3.97	1.43	0.195**	0.391***	0.351***	0.600***	0.873	
	KSI	4.04	1.45	0.276***	0.574***	0.360***	0.703***	0.610***	0.880

注：对角线上的数字是 AVE 平方根

*表示 $p<0.05$，**表示 $p<0.01$，***表示 $p<0.001$

6.5　用户知识分享行为的影响因素分析与讨论

6.5.1　结构模型检验与结果

本章使用结构模型对假设进行检验，采用 AMOS 20.0 分别评估 H 组和 N 组的结构模型。表 6-6 表明 H 组模型的各项拟合指数都是可接受的，其中 χ^2/df 为 1.257，GFI 为 0.901，AGFI 为 0.862，RMSEA 为 0.036，NNFI 为 0.981，NFI 为 0.933，CFI 为 0.985，这些结果表明模型具有良好的拟合优度（Liu，2015a）。此外，N 组模型的各项拟合指数是可接受的（$\chi^2/df=1.461$，GFI = 0.900，AGFI = 0.861，RMSEA = 0.044，NNFI = 0.967，NFI = 0.923，CFI = 0.974）。

表 6-6 结构模型拟合指标

项目	$\chi^2/df<3$	GFI>0.90	AGFI>0.80	NFI>0.90	NNFI>0.90	CFI>0.90	RMSEA<0.08
H 组	1.257	0.901	0.862	0.933	0.981	0.985	0.036
N 组	1.461	0.900	0.861	0.923	0.967	0.974	0.044

　　图 6-2 展示了假设模型的检验结果，包括 R^2 值和路径系数，其中未加括号的数值对应 H 组，括号内数值对应 N 组。H 组和 N 组的模型分别解释了知识分享意愿变化的 65% 和 66%，所有 R^2 值都超过了 60%，表明两组的模型都具有足够的解释力（Bock et al.，2005）。对于 H 组模型，声望（β_1= 0.395，$p<0.001$）、互惠（β_3= 0.123，$p<0.05$）、知识自我效能（β_5 = 0.323，$p<0.001$）和利他主义（β_7 = 0.158，$p<0.05$）对知识分享意愿有显著正向的影响。因此，假设 1a、假设 2a、假设 3a 和假设 4a 均得到支持，但是假设 5a 未得到支持。对于 N 组模型，互惠（β_4= 0.247，$p<0.001$）、利他主义（β_8= 0.344，$p<0.001$）和同理心（β_{10} = 0.225，$p<0.001$）对知识分享意愿有显著正向的影响。因此，假设 2b、假设 4b、假设 5b 均得到支持，假设 1b 和假设 3b 未得到支持。

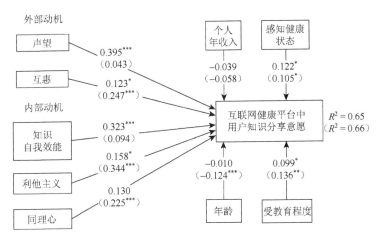

图 6-2　结构模型结果

*表示 $p<0.05$，**表示 $p<0.01$，***表示 $p<0.001$

　　此外，模型还控制了人口统计变量，主要包括年龄、受教育程度、个人年收入以及感知健康状态。采用单一题项（总体而言，你的健康状态是特别好、很好、好、一般还是差？）来测度受访者的感知健康状态，该单一题项已用于另一项对 75 名门诊患者进行问卷调查的研究中（DeSalvo et al.，2006），数据表明该题项具有良好的信度和效度，该测度也被广泛用于健康情境下的其他文献中（Deng et al.，2015）。在 H 组和 N 组，受教育程度与知识分享意愿之间的关系均为显著正相关（H 组：$\beta = 0.099$，$p<0.05$；N 组：$\beta = 0.136$，$p<0.01$）。同时，感知健康状态与知识分享意愿的关系在两组中是显著正相关的（H 组：$\beta = 0.122$，$p<0.05$；N 组：$\beta = 0.105$，$p<0.05$）。

6.5.2　组间比较

对医护专业人士和普通用户之间差异的相关假设（即假设 1c、假设 2c、假设 3c、假设 4c 和假设 5c）进行了验证。首先评估 H 组和 N 组是否以相似的模式来测量潜变量，对两组中的每一个测度项进行了协方差矩阵等同性的 Box's M 检验。结果显示，H 组和 N 组的测度项之间没有显著差异，说明可以对两组进行有意义的路径比较。采用先前研究（Cohen et al.，2003）使用的 t 检验方法，从统计显著性的角度对两组结构模型各路径系数进行比较，这一检验方法已经被广泛接受（Liu and Deng，2015）。单尾 t 检验结果如表 6-7 所示。

表 6-7　组间路径系数比较结果

路径	系数（标准误）		t 值	结果
	H 组	N 组		
假设 1c：REPU→KSI（H 组>N 组）	0.395（0.055）	0.043（0.043）	6.967***	支持
假设 2c：RECP→KSI（H 组<N 组）	0.123（0.058）	0.247（0.051）	2.454**	支持
假设 3c：KSEF→KSI（H 组>N 组）	0.323（0.063）	0.094（0.045）	4.532***	支持
假设 4c：ALTR→KSI（H 组>N 组）	0.158（0.061）	0.344（0.066）	3.681***	不支持
假设 5c：EMPA→KSI（H 组<N 组）	0.130（0.062）	0.225（0.057）	1.880*	支持

*表示 $p<0.05$，**表示 $p<0.01$，***表示 $p<0.001$

H 组的声望与知识分享意愿之间的路径系数明显高于 N 组（$t=6.967$，$p<0.001$），因此，支持假设 1c；H 组的互惠与知识分享意愿之间的路径系数明显低于 N 组（$t=2.454$，$p<0.01$），因此，支持假设 2c；H 组的知识自我效能对知识分享意愿的影响更强（$t=4.532$，$p<0.001$），因此，支持假设 3c；相比于 H 组，N 组的同理心对于知识分享意愿的影响更强（$t=1.880$，$p<0.05$），因此，支持假设 5c。

采用测量等价性检验来进行多组别分析，进而检验假设 1c~假设 5c 和验证以上结果。先运用 AMOS 20.0 进行多组别验证性因子分析（multi-group confirmatory factor analysis，MG-CFA）来进行测量等价性检验，以检验各组间因子结构和载荷是否充分等价。MG-CFA 是常用于检验组间等值度量的方法之一。接下来采用逐步分析方式。第一步，验证构型不变性，主要检验当两组同时在一个验证性因子分析模型中被分析时，其因子结构是否相同，模型的各项拟合指数如下：$\chi^2/df=1.462$（<3），RMSEA=0.032（<0.08），GFI=0.903（>0.9），AGFI=0.871（>0.8），CFI=0.980（>0.9），结果表明模型拟合良好。因此，通过了构型不变性检验。第二步，通过允许各组间所有因子载荷相等来检验 H 组和 N 组之间的测量不变性。采用卡方检验来验证各组间是否存在差异，结果表明组间不存在差异（$\Delta\chi^2 = 20.095$，$p = 0.515$）。此外，相对于构型不变性模型的拟合，未发现测量不变性的拟合度显著下降（$\Delta CFI > 0.01$）。因此，组间无差异性得到了支持。

接下来进行多组分析来验证医护专业人士和普通用户之间的路径系数是否相等，将无约束模型（即所有路径系数都是自由估计）和约束模型（即两组中的同一路径系数被限制相同）进行比较，使用卡方检验来验证两种模型之间是否存在显著差异，表 6-8 显示了卡方检验的结果，与上述 t 检验结果相似，假设 1c、假设 2c、假设 3c 和假设 5c 得到了支持。

表 6-8　医护专业人士和普通用户路径多组分析

路径		χ^2	df	$\Delta\chi^2$（p 值）	结果
无约束基本模型		635.925	468		
约束路径	假设 1c：REPU→KSI（H 组>N 组）	657.315		21.39（0.000***）	支持
	假设 2c：RECP→KSI（H 组<N 组）	639.937		4.012（0.045*）	支持
	假设 3c：KSEF→KSI（H 组>N 组）	649.691		13.766（0.000***）	支持
	假设 4c：ALTR→KSI（H 组>N 组）	640.520		4.595（0.032*）	不支持
	假设 5c：EMPA→KSI（H 组<N 组）	639.821		3.896（0.048*）	支持

*表示 $p < 0.05$，***表示 $p < 0.001$

6.5.3　讨论

本章验证了互联网健康平台中用户的外部动机（声望和互惠）和内部动机（知识自我效能、利他主义和同理心）对其知识分享意愿的影响。通过对医护专业人士和普通用户两种不同角色的用户群体进行单独分析，加深了对互联网健康平台中医护专业人士和普通用户在知识分享方面存在的差异的理解。本章有以下几点重要发现。

第一，在外部动机中，声望作为知识分享意愿的决定因素在两个分组中都得到了验证，这一结论与 Liu 等（2016a）、Bock 等（2005）的结果一致。相比于 H 组，互惠对知识分享意愿的影响在 N 组中更强，并且与 H 组相比，N 组更期望存在互惠关系，因为他们更渴望从长期的互惠关系中获得更详细的健康信息与治疗建议，从而改善自身的健康状况。此外，声望显著影响 H 组的知识分享意愿，对 N 组的知识分享意愿没有显著影响，这一发现可能归因于普通用户并没有期望成为医疗保健领域的专家。

第二，在内部动机中，两组样本的利他主义对用户知识分享意愿都有显著影响。然而，相对于 H 组，N 组的利他主义对知识分享意愿的影响更强，这是一个意料之外的发现，可能因为医护专业人士在互联网健康平台中回答问题的时间有限，也可能因为医护专业人士在实践中只能通过面对面地提供治疗建议才能确保建议的质量和安全性。此外，互联网健康平台的匿名在线环境和充分的沟通渠道允许普通用户为他人提供有价值的非正式信息（如个人健康经验），而不用担心会有负面影响（Johnston et al.，2013）。因此，普通用户更倾向于无私地分享健康知识，为他人解决健康问题的同时也改善自身健康状况。

第三，对于医护专业人士，知识自我效能与知识分享意愿显著正相关，然而，这种相关关系在普通用户组不成立。一个可能的原因是医护专业人士受过专业的医学教育和培训，能够很自信地解决问题。而大多数普通用户只能将自己的个人经历分享给其他人，并没有足够的医学知识和信心。

第四，本章研究结果表明同理心会显著影响 N 组的知识分享意愿，但是对医护专业人士没有作用。普通用户会因为同情他人而不断地分享知识和经历、提供情感支持，而医护专业人士经常要应对患者的伤痛、疾病和死亡，有较弱的同情感受。此外，医护专业人士因为工作繁忙而无法跟患者进行深入交流，因而更关注疾病本身而非患者的感受。

第五，本章研究结果显示感知健康状态和受教育程度在两组中对知识分享意愿有显著影响，而个人年收入对其影响不显著。这一结果表明，用户的健康状态越好、受教育程度越高，就越愿意分享知识，可能因为他们在帮助他人解决健康问题时也能获得经验以及增加自信。另外，还发现年龄对普通用户知识分享意愿有负向影响，但是对医护专业人士的影响不显著，出现这一结果的原因可能是在互联网健康平台环境中，年轻用户比老年用户更活跃。

6.5.4　理论启示

本章具有以下理论启示。第一，通过关注特定类型的互联网平台，深化了对知识分享的理解。互联网健康平台有一些独特的特征，这些特征又反过来影响了用户知识分享意愿的动机。与健康背景相比，动机在其他互联网的非健康平台中可能并不重要。在关注的五种动机中，互惠、知识自我效能和利他主义会对互联网健康平台中的医护专业人士和普通用户（除知识自我效能外）的知识分享意愿产生显著的正向影响。同时，本章创新性地将同理心作为互联网健康平台中用户知识分享意愿的前因进行探索。很多用户都会同情平台中寻求帮助的患者，因此，同理心可能是互联网健康平台中知识分享的一个潜在的重要动机。本章研究结果表明同理心会对普通用户的知识分享意愿产生积极影响，而同理心在其他互联网平台很少被关注。

第二，本章从互联网健康平台中医护专业人士和普通用户的比较视角研究动机对知识分享意愿的影响，为动机理论作出了贡献。由于这两种用户拥有不同水平的专业知识和个人经验，其知识分享的动机也不同。现有研究很少关注这一差异。本章研究结果表明医护专业人士和普通用户都受到不同内部动机和外部动机的驱动，其中声望、互惠、知识自我效能和利他主义是影响医护专业人士知识分享意愿的主要因素，而互惠、利他主义和同理心是影响普通用户知识分享意愿的主要因素。

第三，现有文献关于某些动机（如互惠、声望和利他主义）对知识分享意愿的影响结论不一致，本章扩展了知识分享文献，研究结果大部分支持了以往文献，如互惠与知识分享意愿呈正相关（Bock et al.，2005；Liu et al.，2016a）。然而，声望对普通用户知识分享意愿的影响不显著，这一结果与之前的多数研究结果不一致（Park et al.，2014；Wasko and Faraj，2005），可能由不同用户特征导致，值得进一步研究。

第四，本章系统地比较了医护专业人士和普通用户之间动机对知识分享意愿的影响，提供了新的理论见解，这一问题在现有研究中很少被关注。实证研究表明医护专业人士的知识自我效能和声望对其知识分享意愿的影响比普通用户要强，而互惠、利他主义和同理心对其知识分享意愿的影响比普通用户要弱。

6.5.5　实践启示

本章研究对医疗从业人员和互联网健康平台管理者提供了一些实际建议。第一，互惠和利他主义是促进医护专业人士和普通用户知识分享意愿的重要因素。互惠关系已经深深融入社会交互中。因此，管理者可以为用户建立更方便的沟通渠道，定期举行线下会议，提高用户间的相互信任，增进互惠关系。另外，管理者可以增加知识分享者的乐趣（Kankanhalli et al.，2005），如可以开发评论和反馈功能来奖励用户。

第二，管理者应该考虑医护专业人士和普通用户之间的差异，为不同类型的用户制定不同的激励机制。本章研究发现声望和知识自我效能是医护专业人士知识分享意愿的两个重要前因。因此，管理者应该注重医护专业人士的职业发展需要，使用类似于声望回报和回答评分的奖励机制，增强医护专业人士的自我效能和平台声誉。管理者可以为普通用户营造一种活跃的社交环境，如通过促进利他主义、互惠和情感支持行为等措施来实现。管理者应该支持人性化的虚拟讨论场所，用户可以进行频繁讨论，并且分享他们的敏感性健康问题，以提高他们知识分享的意愿。

6.6　本　章　小　结

　　本章实证检验了外部动机（如声望和互惠）和内部动机（如利他主义、同理心和知识自我效能）对知识分享意愿的影响，本章的研究发现有助于深入了解互联网健康平台中知识分享的动机。此外，本章通过评估互联网健康平台两类用户（即 H 组和 N 组）之间知识分享意愿的差异，对现有研究进行了补充。

第7章 互联网健康平台问答服务的社会资本价值与知识分享研究

7.1 互联网健康平台问答服务的用户知识分享行为概述

计算机和通信技术的快速发展促使人们在互联网健康平台上进行问答，传统的互联网信息传播模式已经从单向传输转变为以用户为中心、跨个体社会协作、集体问答的方式进行传播。互联网健康平台问答服务主要由 Web 2.0 环境下互联网平台驱动，它允许用户通过发布问题和提供答案来交换信息，以及在日常对话中获取信息。在互联网健康平台问答服务背景下，用户可以分享健康知识并创造健康服务价值，也可以搜寻健康知识来满足自身的需求价值，因此，不同用户通过互联网健康平台进行的社会化问答服务可实现价值共创。由于用户可以分享和获取健康知识，互联网健康平台问答服务的社会价值也逐渐增加。

健康是互联网健康平台问答中用户关注的重要对象。当人们有健康问题的咨询需求时，往往期望专业医护人员来提供答案，以帮助他们了解自己的疾病并寻求治疗建议。用户加入互联网健康平台后，可以获得健康风险评估和疾病预防的信息，还可以与有类似疾病的患者进行交流（Oh，2012）。互联网健康平台的社会化问答服务不受地域和时间的限制，用户在得到情感支持和信息支持的同时也能保证他们的隐私，因此，越来越多的用户认为互联网健康平台是获取健康信息的可靠来源。通过交流和分享与健康有关的信息和知识，互联网健康平台问答服务吸引了医生和患者用户的极大关注。然而，互联网健康平台问答服务仍然面临一些问题，如用户缺乏分享知识的动力。如果互联网健康平台问答服务中没有用户所需的信息，那么用户就无法获得满意的疾病解决方案。但是，平台内如果有很多用户参与问答知识分享，用户获得满意答案的可能性将会增加。因此，如何激发用户在问答服务中产生知识分享行为是互联网平台亟待解决的问题，值得深入研究（Ma and Agarwal，2007）。

知识分享是个体将其获得的知识、经验以及技能向其他个体散播的价值创造行为（Lin，2007）。然而，以往关于互联网健康平台问答服务知识分享的研究存在以下局限性。第一，大量学者使用个体动机理论来研究各种在线平台中用户动机与知识分享意愿之间的关系（Wasko and Faraj，2005；Kankanhalli et al.，2005），但很大程度上忽略了互联网健康平台问答服务这一情景。鉴于互联网健康平台问答服务的目标和特征不同，用户的知识分享动机可能与其他背景下用户的动机不同，如参与互联网健康平台问答服务的用户可能出于同情而分享与健康相关的知识。在先前的研究中，这些动机在不同平台背景下产生的影响结果是不一致的（Wasko and Faraj，2005），同时，这些动机影响用户间的价值共创。因此，有必要在互联网健康平台问答服务情境下探索用户不同动机的影响。

第二，互联网健康平台问答对象主要分为普通用户和医护专业人士两类。医护专业人士是指能够为人类或动物提供系统的医疗保健服务的个体。医护专业人士包括医师、医师助理、护士、外科医生、助产士、心理学家、医学实验室科学家以及其他各种能提供不同类型的医疗服务的人员。普通用户主要指没有接受过专业的医学教育和培训的人员，他们通常关心健康问题。医护专业人士可以分享疾病产生的原因、预防和治疗的科学知识，而普通用户可以分享个人治疗经验（Zhao et al.，2013b）。影响这两种类型用户知识分享意愿的潜在因素可能有所不同。目前，已有部分研究提及医护专业人士（Oh，2012；Yan et al.，2016），但很少有研究医护专业人士和普通用户之间的差异。关注两类用户之间知识分享动机的差异有助于分析其价值创造的不同影响机制，以及了解两类用户知识分享不同动机的相对重要性。

第三，由于个体知识交换涉及受关系网络影响的社会交换（Chow and Chan，2008；Lin，2007），因此，个体的社会资本对于知识分享和价值创造行为至关重要（Hau et al.，2013；Chow and Chan，2008；Chang and Chuang，2011）。已有研究探讨了不同情境下社会资本对知识分享的直接影响（Chiu et al.，2006；Wasko and Faraj，2005），但鲜有研究对在健康问题情境下用户社会资本与其知识分享意愿之间的关系进行实证检验，同时在上述关系中也未考虑到潜在中介因素。另外，社会资本会增强个人动机（Ryan and Deci，2000b；Zhao et al.，2016）。因此，有必要探讨用户个体的动机在社会资本和知识分享之间的中介作用。

7.2　用户知识分享行为与社会资本理论综述

7.2.1　知识分享的内部动机和外部动机

长期以来，激励个体产生知识分享行为的动机研究在学术界并不陌生。个人动机通常分为内部动机和外部动机（Kankanhalli et al.，2005）。前者侧重于活动本身，强调了个体参与活动是为了获得快乐和满足。后者则侧重于目标，表明了个体参与活动是为了获得有价值的结果。

内部动机意味着个体是为了获得非物质利益而参与活动，换言之，这些个体的目标只是从这些参与的活动中获得内在的享受和满足（Tang et al.，2016）。内部动机是解释知识分享行为的重要因素。知识自我效能和利他主义决定着知识分享意愿，这两种内部动机因素在先前研究中受到了普遍关注（Lin，2007；Chang and Chuang，2011；Chen and Hung，2010），其中，知识自我效能鼓励个体利用自己拥有的信息来帮助他人，从而提高效能感（Lin，2007）。利他主义是指个体无私地帮助他人，并因这种帮助行为给自己带来快乐和满足感。此外，同理心作为一种重要的内部刺激，能增强信息的自我披露和帮助他人的动机。同理心意味着个体识别他人想法和感受的能力，从而帮助那些面临压力的人。同理心是一种重要的内部激励因素，其有助于个体通过互联网健康平台与他人交流知识。总的来说，知识自我效能、利他主义和同理心是用户参与互联网健康问答平台内部动机的重要驱动因素。

从外部动机的角度看，知识分享意愿取决于对知识分享的预期报酬和感知成本的"成本-效益"分析（Lin，2007；Kankanhalli et al.，2005）。如果个体感知的成本超过了潜在的回报，其贡献知识的意愿就会降低（Chang and Chuang，2011）。如果知识贡献者没有获得任何好处，那么知识交换过程会中断（Chang and Chuang，2011）。互惠和声望是知识分享研究中关注最多的两个外部动机的因素（Chang and Chuang，2011；Lin，2007）。从知识分享的角度来看，互惠是一种公平交易行为（Chiu et al.，2006）。预期的互惠利益与知识分享意愿之间的正相关关系已被实证验证（Lin，2007；Bock et al.，2005）。声望是指一个人在社会中的形象和地位，它可以激励个人参与知识分享实践（Chang and Chuang，2011）。

以往关于知识分享的研究识别确定了一些特定的内部动机和外部动机（Zhang et al.，2017）。其中，部分研究认为内部动机可以被看作影响个体行为的因素集合，这些因素（如乐趣、愉悦或参与）源于其自身原因并影响个体行为，同时，这些研究进一步认为外部动机是影响个体行为（如对奖励或认可的渴望）的动机集合（Yoo et al.，2012）。为了研究和比较互联网健康平台问答中两种类型的用户（即H 组和 N 组）的动机对知识分享意愿的影响，可将两种不同类型的动机分别视为二阶变量。其中，内部动机是由知识自我效能、利他主义和同理心组成的二阶变量，而外部动机是由互惠和声望组成的二阶变量。

7.2.2　社会资本

社会资本被视为个人从其关系网络获得的资源（Yu et al.，2013）。社会结构、社会关系和社会认知是社会资本的三个重要维度。社会结构是指个体之间社会联系的总体结构模式；社会关系是指网络中个体联系的性质，包括信任、规范规定、义务和身份（Chang and Chuang，2011）；社会认知是指有助于用户形成共同的观点、解释和理解（包括共同的目标和语言）的资源，这些维度促进了个体之间的互动。互联网健康平台允许其用户交换信息并进行社交互动，尽管用户可能是匿名的，但他们可以通过其用户唯一标识找到对方，并通过使用消息传递和电子邮件与他人进行沟通。用户可以通过点赞和发表评论来建立和增进其与其他用户之间的关系。因此，互联网健康平台问答服务的用户可以通过这些互动来获得和积累他们的社会资本价值。

由于知识分享受个体间的互动和关系的影响，社会资本已被识别确定为知识分享的重要决定因素（Chang and Chuang，2011），这些互动影响用户知识的获取、转移、更新和应用（Tsai，2006）。以往的研究表明社会资本的一些维度对知识分享有显著影响，然而其他维度对知识分享的影响不显著（Chow and Chan，2008；Chang and Chuang，2011；Zhao et al.，2012b）。例如，Zhao 等（2012b）发现结构维度显著影响知识分享意愿，而关系维度和认知维度则没有显著影响。另外，以往的研究认为共同目标、社会信任和社会交互可以分别代表社会资本的认知、关系和结构维度（Hau et al.，2013；Chow and Chan，2008）。

同时，社会交互是社会网络中普遍存在的一种关系模式（Chang and Chuang，2011），社会信任是指个体期望用户遵循公认的原则和规范，共同目标侧重于社交网络中个体之间的共同观点或理解程度（Tsai and Ghoshal，1998；Chang and Chuang，2011），这些社会资本维度整体影响着知识分享（Hau et al.，2013）。社会资本的变化不一定与这些维度的变化一致（Hau et al.，2013）。因此，社会资本可被视为由共同目标、社会信任和社会交互共同组成的二阶变量。

此外，以往的研究仅探讨了社会资本对知识分享的直接影响（Wasko and Faraj，2005；Chang and Chuang，2011），却忽略了中介因素的存在。Ryan 和 Deci（2000b）的研究表明，社会环境会使人们感到满意或自信，因此环境因素和人际关系结构可能会增强个人动机。Zhao 等（2016）发现一些动机（即自我价值感和社交感）在社会资本与知识分享意愿的关系中起到中介作用。但是，较少文献探究了社会资本影响动机的方式，以及内部动机和外部动机是否在社会资本与知识分享意愿之间的关系中起着关键作用。因此，有必要探索个人动机的中介作用来梳理社会资本与知识分享意愿之间的关系。

7.3 社会资本驱动的用户知识分享理论开发与模型设计

7.3.1 个人动机与知识分享意愿

内部动机是指完成一项任务能够获得内在满足感，从而进一步产生的完成一项任务的动机。内部动机可以来源于利他主义、知识自我效能和同理心。个体可以通过帮助他人而获得内在的快乐，并且这些积极的内在因素极大地影响着其知识分享的态度（Lin，2007）。Kankanhalli 等（2005）发现，互联网健康平台用户贡献知识是源于其内部的利他主义。知识自我效能感是指个体通过贡献知识来帮助他人的效能感（Jin et al.，2013）。当个体对自己的能力、技能和专业知识充满信心时，会倾向于与他人交换有价值的知识（Kankanhalli et al.，2005）。因此，用户会自愿回答他人的问题，并提供与疾病、治疗经验和个人判断直接相关的医学知识。同时，同理心被认为是帮助行为的一个重要动机，出于同理心，互联网健康平台问答服务中的医护专业人士会免费提供医学知识和建议。普通用户在互联网健康平台中经常提及类似的健康问题或担忧，都可能会激发其他用户间的相互同情。因此，与他人分享知识可以被视为互联网健康平台中典型的帮助行为。医护专业人士和普通用户都可能受到他们的内部动机刺激而在互联网健康平台上帮助他人。

假设 1a：在互联网健康平台问答服务中，医护专业人士的内部动机对其知识分享意愿有正向影响。

假设 1b：在互联网健康平台问答服务中，普通用户的内部动机对其知识分享意愿有正向影响。

受到医学伦理的影响，许多医护专业人士出于本能而从利他主义角度帮助患者（Godager and Wiesen，2013）。医护专业人士认为，利他主义总是使他们较少考虑自身，而优先考虑其他人的最大利益。与此同时，学术型的医生学者认为同理心是一名好医生最有价值的品质（Carmel and Glick，1996）。因此，医护专业人士更可能通过内部动机帮助他人，因为他们相信可以通过分享信息和建议来帮助其他患者。在一些病例中，医护专业人士认为自己是唯一有能力解决健康问题的人（Oh，2012）。相反，由于缺乏长期的医学教育和培训，普通用户拥有较少的医疗知识，对解决健康问题的自我效能缺乏信心（Binenbaum et al.，2007）。从某种意义上说，与医护专业人士相比，普通用户的内部动机对知识分享意愿的影响较小。

假设 1c：在互联网健康平台问答服务中，医护专业人士的内部动机与其知识分享意愿之间的正向关系比普通用户更强。

外部动机将参与活动行为视为可以从中获得金钱或者非金钱奖励的一种手段（Kankanhalli et al.，2005）。在企业组织中，员工期望通过分享知识来获得一定的经济回报（Bock et al.，2005）。在虚拟平台中，用户自愿分享他们的知识可以获得非金钱奖励（Pi et al.，2013）。互惠和声望是知识分享的两个重要的外部的非金钱奖励。具有互惠感的个体经常将自己的知识分享给其他用户，并期待与这些用户有互惠回报和长期的合作关系（Lin，2007）。根据以往的研究，互惠能够促进个体的知识分享（Kankanhalli et al.，2005）。另外，人们总是以在同龄人中获得地位、名望或卓越声望为目标。因此，互联网健康平台用户（即医护专业人士和普通用户）可能试图努力成为顶级的回复者来提高他们的声望（Oh，2012）。因此，他们倾向于分享有价值的知识和个人经验来与其他用户建立长期的互惠关系，以及赢得声望和地位。

假设 2a：在互联网健康平台问答服务中，医护专业人士的外部动机对其知识分享意愿有正向影响。

假设 2b：在互联网健康平台问答服务中，普通用户的外部动机对其知识分享意愿有正向影响。

个体在帮助他人后，总是期望能够得到他人的反馈。普通用户可能会分享他们的经验知识，以期望获得更多的医学知识、治疗建议和个人经验（Zhao et al.，2013b）。同时，他们还可以从他人那里获得鼓励和情感支持。因此，普通用户在互联网健康平台可以通过分享知识来寻求良好的健康状态，这使他们能获得更多的关注和外部效益。此外，普通用户也可以通过持续的知识分享来建立长期的互惠关系，这有助于他们讨论敏感的健康问题（Oh，2012）。相比之下，医护专业人士并不急于从他人那里获得这些外在的好处。在医学伦理的指导下，医护专业人士更关心如何帮助他人，而不是寻求回报（Godager and Wiesen，2013）。

假设 2c：在互联网健康平台问答服务中，普通用户的外部动机与其知识分享意愿之间的正向关系比医护专业人士更强。

7.3.2　社会资本和个人动机

Bandura（1986）提出个体行为来源于其社会网络。互联网健康平台的出现为平台用户提供了一个自发形成和维持社会关系的机会（Jin et al.，2015）。如果平台上一个人的社交互动越多，则有可能给予其他用户更多的帮助。平台上来自其他用户的称赞可能会增加个体内部动机，从而促使用户投入更多的时间和精力来帮助别人（Cameron and Pierce，1994）。社会信任可以帮助个人发展和保持自我效能，进而更好地应对在所处环境中遇到的挑战（Chen and Lin，2013）。Wang和 Haggerty（2009）提出信任可以提高人际沟通的效率，从而增加个人对自我效能感的了解。因此，互联网健康平台的用户可以通过参与更多的社会交互活动和促进彼此间相互信任来产生结构化和关系化的社会资本，从而增强自身的内在动力。

共同目标可以减少个体的心理不适和阻碍认知差异导致的纠纷（Yu et al.，2013）。与之相关，当人们为了一个共同目标而一起努力时，利他主义更可能发生（Stewart and Gosain，2006）。患有类似疾病的用户更愿意帮助他人，进而实现治愈该疾病的共同目标。

假设 3a：在互联网健康平台问答服务中，社会资本对医护专业人士的内部动机有正向影响。

假设 3b：在互联网健康平台问答服务中，社会资本对普通用户的内部动机有正向影响。

人际互动在发展医患关系中起着越来越重要的作用。患者用户更愿意咨询能够激发信任和以患者为中心进行互动的医生。在患者满意度方面，社会交互和社会信任激励医护专业人士无私和有效地对待患者。此外，提高医疗质量这一共同目标可以鼓励医护专业人士为他们的患者提供最好的护理（Marshall et al.，2012）。出于对职业的高度自豪感和责任感，医护专业人士相比普通用户更可能积累社会资本以及无私地帮助他人。

假设 3c：在互联网健康平台问答服务中，医护专业人士社会资本与内部动机之间的正向关系比普通用户更强。

社会资本可以来自具有预期回报的社会关系的投资。个体倾向于根据预期的行为结果与他人互动（Rose and Kim，2011）。经过进一步的社会交互，个体有更大的潜力从他人那里获取以及合并信息和资源（Tsai and Ghoshal，1998）。在互联网健康平台中，用户若拥有越多的社会关系，则越有可能获得良好的声望、平台地位和来自他人的回报。根据先前的研究，社会信任是个体间合作的重要影响因素（Tsai and Ghoshal，1998）。此外，社会信任影响对个人行为的期望，并刺激人们交换资源，同时也使得个体不必担心被其他个体利用（Tsai and Ghoshal，1998；Chow and Chan，2008）。因此，当互联网健康平台用户间存在社会信任时，用户可以期望与其他用户有更多的合作行为和互惠利益。共同目标可以促进用户之间的相互理解和思想交流（Chow and Chan，2008）。社会信任还可以使用户相信他们自己的利益不会受到平台内其他用户的利益的影响，从而激励这些用户为平台内其他用户提供宝贵的资源，进而实现共同目标（Hau and Kim，2011）。此外，具有诊断和治疗某种疾病专业知识的医护专业人士和患有该种疾病的患者可以轻松实现共同目标。用户讨论该疾病的预防、治疗和康复越多，预期获得的外部回报就越多。

假设 4a：在互联网健康平台问答服务中，社会资本对医护专业人士的外部动机有正向影响。

假设 4b：在互联网健康平台问答服务中，社会资本对普通用户的外部动机有正向影响。

随着网络中信任关系的发展，个体的可信任声誉已经成为他人寻求资源交换的重要考虑因素（Tsai and Ghoshal，1998）。在互联网健康平台问答情景下，普通用户缺乏医学知识和技能，他们更可能会从亲密的和值得信赖的成员那里获得更多的外部利益。相反，在医疗实践中，医护专业人士可能会认为外部激励不如人文精神令人满意。

假设 4c：在互联网健康平台问答服务中，普通用户社会资本与外部动机之间的正向关系比医护专业人士更强。

根据以上分析，图 7-1 展示了研究模型。

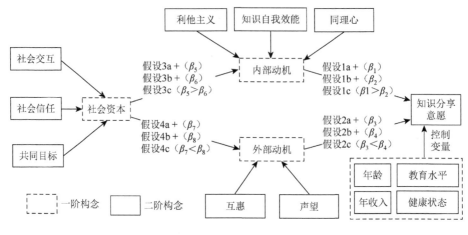

图 7-1　研究模型

7.4　数据驱动的知识分享测度分析与机理验证

7.4.1　数据收集与分析

1. 量表开发

调查问卷包括一系列的测度项，所有构念的测度项都是根据现有文献来提出的。声望构念的三个测度项借鉴了 Wasko 和 Faraj（2005）的研究，并根据互联网健康平台问答的背景对其进行了修正。例如，声望的一个测度项原文是"我感觉参与留言板的讨论，能获得来自他人的尊重"，结合研究背景修改为"我感觉参与互联网健康平台问答，能获得他人的尊重"。互惠的测度借鉴了 Chai 等（2011）的研究。例如，互惠的一个测度项原文为"当我通过博客分享信息时，相信我的问题会在未来得到解答"，结合研究背景修改为"当我分享知识给其他人时，相信我的提问在未来会得到回复"。知识自我效能的测度来自 Chen 和 Hung（2010）的研究，利他主义的测度来自 Chang 和 Chuang（2011）的研究。同理心的四个测度项来自 Chen 等（2015）、Oh（2012）的研究。社会资本各维度的测量以 Chow 和 Chan（2008）的研究为基础，并根据健康问答平台的情景加以调整，以适应本章研究中用户的社会交互、社会信任和共同目标的维度。知识分享意愿的测度由 Pi 等（2013）提出的四个测度项构成。问卷中所有的测度项均采用 7 分利克特量表来测度其值，1 分代表"非常不同意"，7 分代表"非常同意"。

社会资本、内部动机和外部动机为研究理论模型的二阶变量，其中社会资本由社会交互、社会信任和共同目标构成。内部动机包括利他主义、知识自我效能和同理心。外部动机则由互惠和声望构成。

在收集数据之前，问卷经两名知识管理专家、四名医疗保健专家和六名互联网健康平台问答用户检查，以审查其内容和措辞。随后，为了确保问卷内每个测度项表述清晰和容易理解，我们募集了 20 名具有互联网健康平台问答经验的志愿者参与问卷的预测试。根据他们的反馈，我们对问卷进行了修改，保证数据的可靠性和有效性。表 7-1 显示了由九个构念构成的最终问卷。

表 7-1　构念与测度项

构念	测度项	文献
声望（REPU）	REPU1：我感觉参与互联网健康平台问答，能获得他人的尊重	Wasko 和 Faraj（2005）
	REPU2：我感觉参与互联网健康平台问答，能提高我的专业地位	
	REPU3：我感觉参与互联网健康平台问答，能提高我的声誉	
互惠（RECP）	RECP1：当我分享知识给其他人时，相信我的提问在未来会得到回复	Chai 等（2011）
	RECP2：我相信和我有交互的其他互联网健康平台问答中的其他用户也会在我需要时帮助我	
	RECP3：我分享知识给其他人，同时也期望在我有需要时，互联网健康平台问答中的其他用户也能回复我	
知识自我效能（KSEF）	KSEF1：我对于向互联网健康平台问答中的其他用户提供有价值的知识很有自信	Chen 和 Hung（2010）
	KSEF2：我拥有向互联网健康平台问答中的其他用户提供知识所需的专业知识、经验和洞察力	
	KSEF3：我对回答和补充其他用户提供的问题或信息很有自信	
利他主义（ALTR）	ALTR1：我很乐意帮助互联网健康平台问答中的其他用户	Chang 和 Chuang（2011）
	ALTR2：我喜欢帮助互联网健康平台问答中的其他用户	
	ALTR3：为互联网健康平台问答中的其他用户解决问题让我感觉很愉悦	
	ALTR4：我喜欢帮助互联网健康平台问答中的其他用户，因为它有成就感	
同理心（EMPA）	EMPA1：对于互联网健康平台问答中的用户，理解别人的经历是必要的	Chen 等（2015）；Oh（2012）
	EMPA2：我能理解其他用户的感受	
	EMPA3：我能理解其他用户的经历	
	EMPA4：我能从其他用户的角度来思考问题	
社会交互（SI）	SI1：我和互联网健康平台问答中的用户有很好的关系	Chow 和 Chan（2008）
	SI2：我和互联网健康平台问答中的用户有亲密关系	
	SI3：我和互联网健康平台问答中的用户能进行长时间交谈	
社会信任（ST）	ST1：如果遇到困难，我知道互联网健康平台问答中的用户会尽力帮助我	Chow 和 Chan（2008）
	ST2：如果我需要，相信互联网健康平台问答中的用户会施以援手	
	ST3：我总能依赖互联网健康平台问答中的用户来帮助我解决健康问题	

构念	测度项	文献
共同目标（SG）	SG1：我和互联网健康平台问答中的用户对于解决健康问题的方案总能达成一致	Chow 和 Chan（2008）
	SG2：我和互联网健康平台问答中的用户在解决健康问题方面有相同的决心和愿景	
	SG3：我和互联网健康平台问答中的用户对于追求健康目标和使命有极大的热情	
知识分享意愿（KSI）	KSI1：我打算向互联网健康平台问答中的其他用户分享知识	Pi 等（2013）
	KSI2：我尽我所能向互联网健康平台问答中的其他用户分享知识	
	KSI3：我总是尝试向互联网健康平台问答中的其他用户分享知识	
	KSI4：当互联网健康平台问答中的其他用户询问时，我很乐意向他们分享知识	

2. 数据收集

我们关注的问卷调查对象是互联网健康平台问答中的用户，对调查问卷进行了多次修改，然后将调查问卷发放至中国中部城市武汉的两家医院和三家互联网健康问答平台进行问卷搜集。问卷主要针对医生、护士、患者和患者家属。在填写问卷前，被调查者首先需要回答是否使用过流行的健康问答互联网平台，如"好大夫在线"和"39 健康网"等，然后，那些拥有使用经验的被调查者将被邀请参与问卷填写。此外，为了获得更多的数据，我们向"好大夫在线"和"39 健康网"的注册用户发放了电子问卷。

问卷调查的时间是从 2016 年 4 月 15 日至 2017 年 2 月 20 日，总共收集到 321 份电子问卷和 288 份纸质问卷。利用 SPSS 20.0 排除异常值，最终获得 363 份问卷，有效回复率为 59.6%。为了区分被调查者，在问卷中询问了他们的职业和教育背景。其中，被调查者若有任何医疗领域的工作经验（如医生、医学研究员、护士和其他相关职业）或接受过系统的医疗教育或培训（如医学生），则将被归类为 H 组（医护专业人士组）。否则，将被归类为 N 组（普通用户组）。最后，160 名被调查者被划分为 H 组，其余 203 名被划分为 N 组。表 7-2 统计了回收的有效样本的基本人口统计特征。

表 7-2 样本特征

变量	项目	H 组（$n=160$）		N 组（$n=203$）	
		计数/名	百分比	计数/名	百分比
性别	男性	95	59.4%	112	55.2%
	女性	65	40.6%	91	44.8%

续表

变量	项目	H 组（$n=160$）		N 组（$n=203$）	
		计数/名	百分比	计数/名	百分比
年龄	≤20 岁	20	12.5%	24	11.8%
	21～30 岁	41	25.6%	67	33.0%
	31～40 岁	47	29.4%	53	26.1%
	41～50 岁	37	23.1%	39	19.2%
	>50 岁	15	9.4%	20	9.9%
教育水平	高中	15	9.4%	24	11.8%
	专科	34	21.3%	56	27.6%
	本科	52	32.5%	69	34.0%
	研究生	59	36.9%	54	26.6%
年收入	<30 000 元	10	6.3%	22	10.8%
	30 000～49 999 元	59	36.9%	60	29.6%
	50 000～69 999 元	48	30.0%	50	24.6%
	70 000～89 999 元	18	11.3%	31	15.3%
	90 000～109 999 元	14	8.8%	27	13.3%
	110 000～129 999 元	10	6.3%	6	3.0%
	≥130 000 元	1	0.6%	7	3.4%
健康状态	特别好	21	13.1%	3	1.5%
	很好	44	27.5%	13	6.4%
	好	75	46.9%	23	11.3%
	一般	11	6.9%	104	51.2%
	差	9	5.6%	60	29.6%

注：表中百分比由于经过四舍五入，合计可能不等于 100%

3. 数据评估

本章进行克鲁斯卡尔-沃利斯检验和曼-惠特尼 U 检验以检验线上和线下回复之间的差异。人口统计学特征的检验结果表明，年龄（$p=0.572$）、教育水平（$p=0.293$）、年收入（$p=0.667$）、健康状态（$p=0.171$）这些特征差异不显著。因此，样本是没有方法偏差的。此外，使用 t 检验排除无回复偏差，通过对后期（2017 年 1 月 11 日~2 月 20 日）和前期（2016 年 4 月 15 日~6 月 30 日）收到的问卷进行比较，发现所有构念的组间无统计学显著差异。因此，本章研究不存在无回复偏差问题。使用哈曼单因素检验来评估共同方法偏差的存在，并没有发现任何可以解释大部分方差的单一因素，从而确保了不存在这种偏差。

7.4.2　测度评估

　　本章分三个步骤进行信度和效度测量。首先,对各研究变量进行 Cronbach's α 信度分析,以确保衡量构念的内部一致性。经 SPSS 20.0 计算后,得出各个潜变量的 Cronbach's α 值均大于 0.8,说明量表满足良好信度的条件。

　　其次,使用 AMOS 20.0 进行了验证性因子分析以评估测度项的信度和效度。如表 7-3 所示,所有构念的因子载荷大于 0.7 的标准。变量的 CR 均超过 0.7,且 AVE 均大于 0.5,表明量表有良好的收敛效度。

表 7-3　信度与收敛效度

构念	题项	因子载荷		Cronbach's α		AVE		CR	
		H 组	N 组	H 组	N 组	H 组	N 组	H 组	N 组
REPU	REPU1	0.782	0.853	0.852	0.895	0.663	0.740	0.855	0.895
	REPU2	0.866	0.867						
	REPU3	0.792	0.860						
RECP	RECP1	0.747	0.851	0.843	0.909	0.650	0.771	0.847	0.910
	RECP2	0.887	0.886						
	RECP3	0.778	0.897						
KSEF	KSEF1	0.880	0.828	0.906	0.908	0.765	0.768	0.907	0.908
	KSEF2	0.845	0.886						
	KSEF3	0.898	0.913						
ALTR	ALTR1	0.809	0.851	0.907	0.924	0.710	0.752	0.907	0.924
	ALTR2	0.842	0.885						
	ALTR3	0.874	0.881						
	ALTR4	0.845	0.852						
EMPA	EMPA1	0.777	0.853	0.903	0.934	0.704	0.782	0.904	0.935
	EMPA2	0.863	0.867						
	EMPA3	0.892	0.904						
	EMPA4	0.820	0.912						
SI	SI1	0.813	0.800	0.866	0.883	0.685	0.721	0.867	0.885
	SI2	0.851	0.894						
	SI3	0.819	0.850						
SG	SG1	0.797	0.840	0.871	0.879	0.697	0.711	0.873	0.881
	SG2	0.878	0.859						
	SG3	0.828	0.831						

续表

构念	题项	因子载荷		Cronbach's α		AVE		CR	
		H 组	N 组	H 组	N 组	H 组	N 组	H 组	N 组
ST	ST1	0.873	0.800	0.941	0.879	0.852	0.710	0.945	0.880
	ST2	0.942	0.891						
	ST3	0.952	0.835						
KSI	KSI1	0.899	0.870	0.935	0.923	0.785	0.751	0.936	0.923
	KSI2	0.906	0.855						
	KSI3	0.906	0.888						
	KSI4	0.831	0.853						

最后，计算了各构念的 AVE 平方根与构念间的相关系数，以检验量表的判别效度。根据表 7-4，对角线上加粗的数值为 AVE 平方根，所有构念间的相关系数均小于构念的 AVE 平方根，说明判别效度较好。

表 7-4　相关系数矩阵与 AVE 平方根

构念		REPU	RECP	KSEF	ALTR	EMPA	SI	SG	ST	KSI
H 组	REPU	**0.814**								
	RECP	0.598	**0.806**							
	KSEF	0.230	−0.056	**0.875**						
	ALTR	0.314	0.092	0.532	**0.843**					
	EMPA	0.272	0.088	0.444	0.641	**0.839**				
	SI	0.271	0.139	0.311	0.375	0.374	**0.828**			
	SG	0.140	0.028	0.326	0.207	0.266	0.532	**0.835**		
	ST	0.119	0.014	0.162	0.025	−0.031	0.479	0.380	**0.923**	
	KSI	0.435	0.254	0.511	0.633	0.542	0.422	0.290	0.053	**0.886**
N 组	REPU	**0.860**								
	RECP	0.275	**0.878**							
	KSEF	0.159	0.262	**0.876**						
	ALTR	0.180	0.198	0.518	**0.867**					
	EMPA	0.149	0.217	0.507	0.454	**0.884**				
	SI	0.250	0.264	0.125	0.276	0.190	**0.849**			
	SG	0.216	0.255	0.167	0.202	0.206	0.619	**0.843**		
	ST	0.286	0.285	0.093	0.188	0.133	0.611	0.649	**0.843**	
	KSI	0.342	0.436	0.325	0.530	0.448	0.373	0.404	0.419	**0.867**

7.5　社会资本对用户知识分享的影响分析与讨论

7.5.1　结构模型检验与结果

采用 AMOS 计算医护专业人士和普通用户的模型拟合指数，表 7-5 显示了这些拟合指数，这些指数均超过了推荐值，表明模型拟合优度较高。

表 7-5　拟合指数的推荐值和实际值

项目	χ^2/df	GFI	AGFI	CFI	NFI	NNFI	RMSEA
推荐值	<3	>0.90	>0.80	>0.90	>0.90	>0.90	<0.08
实际值（H 组）	1.522	0.908	0.860	0.954	0.902	0.938	0.057
实际值（N 组）	1.400	0.930	0.893	0.968	0.906	0.957	0.044

采用 AMOS 20.0 对模型进行验证，图 7-2 展示了模型结果，其中未加括号的数值对应 H 组，括号内数值对应 N 组。显著水平为：*表示 $p<0.05$，**表示 $p<0.01$，***表示 $p<0.001$。当用户为医护专业人士时，其内部动机与知识分享意愿呈正相关（假设 1a：$\beta_1 = 0.587$，$p<0.001$），外部动机也与知识分享意愿呈正相关（假设 2a：$\beta_3 = 0.178$，$p<0.05$），模型解释了知识分享意愿的 63% 的变化。另外，医护专业人士的社会资本与内部动机（假设 3a：$\beta_5 = 0.593$，$p<0.001$）和外部动机（假设 4a：$\beta_7 = 0.365$，$p<0.001$）均呈正相关。

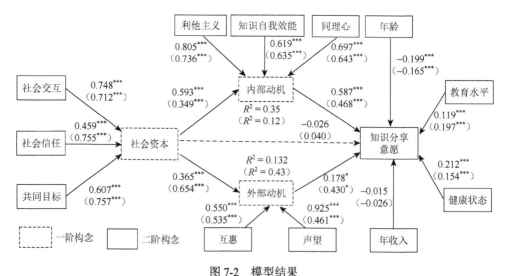

图 7-2　模型结果

虚线箭头表示的是中介情况下自变量对因变量的影响

对于普通用户，其内部动机（假设 1b：$\beta = 0.468$，$p < 0.001$）和外部动机（假设 2b：$\beta = 0.430$，$p < 0.05$）与知识分享意愿呈正相关，模型解释了知识分享意愿的 67% 的变化。另外，普通用户的社会资本与内部动机（假设 3b：$\beta = 0.349$，$p < 0.001$）和外部动机（假设 4b：$\beta = 0.654$，$p < 0.001$）呈正相关。

社会资本构念是由社会交互（H 组：$\beta = 0.748$，$p < 0.001$；N 组：$\beta = 0.712$，$p < 0.001$）、社会信任（H 组：$\beta = 0.459$，$p < 0.001$；N 组：$\beta = 0.755$，$p < 0.001$）和共同目标（H 组：$\beta = 0.607$，$p < 0.001$；N 组：$\beta = 0.757$，$p < 0.001$）构成。内部动机构念是由利他主义（H 组：$\beta = 0.805$，$p < 0.001$；N 组：$\beta = 0.736$，$p < 0.001$）、知识自我效能（H 组：$\beta = 0.619$，$p < 0.001$；N 组：$\beta = 0.635$，$p < 0.001$）和同理心（H 组：$\beta = 0.697$，$p < 0.001$；N 组：$\beta = 0.643$，$p < 0.001$）构成。外部动机构念是由互惠（H 组：$\beta = 0.550$，$p < 0.001$；N 组：$\beta = 0.535$，$p < 0.001$）和声望（H 组：$\beta = 0.925$，$p < 0.001$；N 组：$\beta = 0.461$，$p < 0.001$）构成。

人口统计变量可能会影响个体是否选择分享知识。年龄、年收入、教育水平和健康状态是知识分享或医疗保健领域经常使用的控制变量。互联网健康平台问答中不同年龄、教育水平、年收入、健康状态的用户可能有不同程度的知识分享意愿，因此，将这些变量加入研究模型作为控制变量。采用单一测度项的量表来测量健康状态（即你认为你的健康状态是：特别好、很好、好、一般、差），采用 7 分利克特量表对测量项目进行评价。如图 7-2 所示，年龄对知识分享意愿有正向影响（H 组：$\beta = -0.199$，$p < 0.001$；N 组：$\beta = -0.165$，$p < 0.001$）。教育水平正向影响知识分享意愿（H 组：$\beta = 0.119$，$p < 0.001$；N 组：$\beta = 0.197$，$p < 0.001$），健康状态正向影响知识分享意愿（H 组：$\beta = 0.212$，$p < 0.001$；N 组：$\beta = 0.154$，$p < 0.001$）。值得一提的是，本章采用了反向问题来测度被调查者的健康状态。因此，当用户的健康状态不佳时，更愿意在互联网健康平台问答服务中分享知识。

7.5.2　中介检验及结果

根据 Baron 和 Kenny（1986）的研究，当自变量对因变量的影响在控制了中介变量时变得统计不显著时，就存在完全中介。本章首先对一个基础模型进行路径分析，测试了社会资本与知识分享意愿之间的联系。测试结果表明，社会资本与知识分享意愿之间存在显著的正相关关系（H 组：$\beta = 0.246$，$p < 0.01$；N 组：$\beta = 0.449$，$p < 0.001$）。然后，如图 7-2 所示，考虑了内部动机和外部动机的共同影响之后，这种显著的影响变得不显著（H 组：$\beta = -0.026$，$p > 0.05$；N 组：$\beta = 0.040$，$p > 0.05$）。因此，内部动机和外部动机发挥了完全中介作用。

7.5.3 组间比较

为了检验假设1c、假设2c、假设3c和假设4c，比较了H组和N组的路径系数，使用 t 检验，此方法已在以前的研究中广泛使用（Keil et al.，2000）。显著的 t 值表示同一路径下两组间的路径系数存在显著性差异，其计算公式如式（7-1）和式（7-2）所示。

$$t = (PC_1 - PC_2) / \left[S_{pooled} \times \sqrt{(1/N_1 + 1/N_2)} \right] \tag{7-1}$$

$$S_{pooled} = \sqrt{\left\{ [(N_1 - 1)/(N_1 + N_2 - 2)] \times SE_1^2 + [(N_2 - 1)/(N_1 + N_2 - 2)] \times SE_2^2 \right\}} \tag{7-2}$$

其中，S_{pooled} 表示方差估计；$(N_1 + N_2 - 2)$ 表示 t 检验的自由度；N_i 表示 i 组的数据样本量；SE_i 表示结构模型 i 的路径标准误差；PC_i 表示结构模型 i 的路径系数。

如表7-6所示，医护专业人士的内部动机（IM）对知识分享意愿的影响大于普通用户（$t = 8.950$，$p < 0.001$）。普通用户的外部动机（EM）对知识分享意愿的影响要大于医护专业人士（$t = -7.854$，$p < 0.001$）。医护专业人士的社会资本（SC）对内部动机的影响大于对普通用户（$t = 20.474$，$p < 0.001$）。与此同时，普通用户的社会资本对外部动机的影响要大于医护专业人士（$t = -23.022$，$p < 0.001$）。

表7-6 组间路径比较试验结果

路径	系数（标准误）		t 值	结果
	H组	N组		
假设1c：IM→KSI（H组>N组）	0.587（0.148）	0.468（0.105）	8.950***	支持
假设2c：EM→KSI（H组<N组）	0.178（0.083）	0.430（0.399）	−7.854***	支持
假设3c：SC→IM（H组>N组）	0.593（0.124）	0.349（0.103）	20.474***	支持
假设4c：SC→EM（H组<N组）	0.365（0.129）	0.654（0.110）	−23.022***	支持

***表示 $p < 0.001$

7.5.4 讨论

本章探讨了互联网健康平台问答服务背景下用户知识分享意愿的影响因素，将社会资本视角纳入动机理论，促进了对这一领域的了解。本章研究有四个有趣的发现。第一，内部动机和外部动机对健康问答平台内医护专业人士和普通用户的知识分享意愿有正向影响。先前研究已经识别了一些影响知识分享意愿的内部动机和外部动机，在一定程度上支持了发现。例如，类似知识自我效能或利他主义的内部动机会影响用户在专业虚拟平台、在线兴趣平台和在线测试平台中知识分享的意愿。多项研究表明,声望或互惠等外部动机可以激发在线兴趣平台、社交商务网站和互联网健康平台背景下的知识分享(Yan et al.,2016)。

第二,内部动机和外部动机在社会资本与知识分享意愿之间的关系中起着中介作用,重要的是,内部动机和外部动机发挥了完全中介作用。以往的研究表明,社会资本对于知识分享是非常重要的(Chang and Chuang,2011;Wasko and Faraj,2005),但当前研究结果显示,个人动机也很重要,也就是将内部动机和外部动机纳入模型时,社会资本与知识分享意愿之间的关系就不再存在。

第三,医护专业人士的内部动机对知识分享意愿的影响大于普通用户。通常情况下,医护专业人士对自己帮助他人的能力充满信心,从而自愿且无私地在健康问答平台贡献他们的知识。同时,与医护专业人士相比,普通用户的外部动机对知识分享意愿的影响更大,普通用户更渴望通过分享他们的知识来获得外部回报。

第四,医护专业人士的社会资本对内部动机的影响大于普通用户,而普通用户的社会资本对外部动机的影响大于医护专业人士。医护专业人士积累的社会资本促使他们帮助更多的人,进而对职业有更多的信心和更高的满意度。相比之下,普通用户努力积累社会资本,以便他们可以结识更多的人,获得更多的外部奖励。

7.5.5　理论启示

本章研究有如下一些理论启示。第一,较早尝试将个人动机重新归类为两种动机(即内部动机和外部动机),并通过实证研究证明了内部动机和外部动机对知识分享意愿至关重要。另外,揭示了新的观点,即知识自我效能、利他主义和同理心是互联网健康平台问答中的用户分享知识的重要内部动机,用户在平台上热心帮助面临有类似压力的患者用户,因此,同理心是一种内在的激励因素,这在以往对其他类型平台的相关研究中鲜有提及。此外,与其他互联网平台有所不同,参与健康问答的用户可以获得非金钱的外部奖励,而不是金钱奖励。因此,本章研究将两个非金钱奖励视为外部动机(即声望和互惠)。

第二,关注了互联网健康平台中的两种重要类型的用户,即医护专业人士和普通用户。先前研究很少对医护专业人士和普通用户进行分析。因此,本章研究增进了对互联网健康平台内医护专业人士和普通用户的知识分享意愿的动机的理解。

第三,比较了医护专业人士和普通用户的个人动机对知识分享意愿的影响,这在先前研究中尚未得到关注。研究结果表明,医护专业人士和普通用户在其知识分享意愿的前因方面存在很大差异。特别是,内部动机主要驱动医护专业人士,而外部动机对普通用户而言更为重要，这些发现为比较互联网健康平台中不同健康用户的动机提供了新的启示。

第四，揭示了互联网健康平台用户动机可以在他们的社会资本和知识分享意愿之间架起桥梁。由于用户的知识分享意愿可能受到其动机和社会交互的影响，因此同时借鉴了动机理论和社会资本理论。虽然以往的研究使用了这两种理论来探索互联网健康平台中知识分享行为的影响因素（Wasko and Faraj，2005；Chang and Chuang，2011），但是个人动机和社会资本对知识分享意愿的影响是单独研究的，社会资本与个人动机之间的关系也常常被忽略。社会资本可以增强个人动机（Ryan and Deci，2000b；Zhao et al.，2016），本章考察了社会资本通过个人动机对知识分享意愿的影响，实证结果充分揭示了用户的社会资本与其知识分享意愿之间没有直接的联系。

7.5.6　实践启示

本章研究结论对协助互联网健康平台管理者改进问答服务以及鼓励用户间进行健康知识分享有重要的实践启示。第一，内部动机极大地激励了个体进行知识分享行为。因此，管理者可以提高用户分享知识时的积极情绪，激发他们的知识分享行为。管理者也可以开发应用程序来帮助用户向其他有类似健康问题的用户表达他们的支持或关心。同时，管理者还可以为用户提供反馈，提高其知识自我效能。例如，管理者可以建立激励机制来帮助用户提高他们的归属感，从而进一步增加用户帮助他人的信心。

第二，外部动机对知识分享意愿有显著影响。从实践的角度看，平台管理者应构建积极的社会交互文化和奖励措施为用户提供积极、有效的沟通渠道。用户的积极参与是产生有效的知识分享的基本要求。此外，促进用户间互惠互利的意识，鼓励知识贡献者之间频繁地交流。

第三，社会资本与内部动机和外部动机显著相关。管理者必须鼓励用户经常参加平台活动，从而改善社会交互，建立信任。管理者也可以为有类似健康问题的用户制定明确的任务和目标。共同目标可以减少用户之间的认知差异，从而增强用户的内部动机和外部动机，在此基础上，用户可以贡献更多的健康知识。

第四，管理者需要了解医护专业人士和普通用户之间的差异。管理者可以采取几个步骤，如提供积极的反馈以提高用户的知识自我效能，增强医护专业人士促进其知识分享行为的内部动机。同时，管理者可以提升普通用户对互惠的感知，增强普通用户的外部动机，从而促进其知识分享行为。

7.6　本 章 小 结

本章从 H 组和 N 组比较的视角出发,探究了互联网健康平台问答服务背景下的用户社会资本和动机对知识分享意愿的影响,整合了个人动机和社会资本理论,收集了调查问卷数据,并采用结构方程模型对本章的研究假设进行了检验。实证研究发现促进了对在互联网健康平台问答服务下知识分享意愿的潜在驱动因素的理解。

第8章　移动互联网健康服务个体用户采纳研究

8.1　移动互联网健康服务的个体用户采纳行为与价值共创

中国有大量的慢性病患者，这些患者的医疗费用在逐年增加，医疗资源缺乏、患者慢性病管理费用的持续增长、社会资源价值分配不均等一系列问题亟须缓解和解决。近年来，可穿戴式智能设备和数字信息处理技术得到了快速发展，移动互联网健康服务（mobile internet health service，MIHS）被引进了医疗服务领域，它主要通过移动互联网终端应用平台程序为用户提供健康咨询管理服务。慢性病患者在日常的治疗和管理中，不仅可以通过互联网健康平台来进行健康咨询，还可以通过移动互联网平台来获取 MIHS 相关的医疗保健服务和信息，从而积极改善自己的行为、生活方式和工作方式，并提高自己的身体素质和工作效率（Sun et al.，2013；Deng et al.，2014）。与传统的互联网平台网站主页的健康服务环境不同，MIHS 超越了时间和空间限制，显著提高了慢性病患者用户的自我健康管理效率。通过移动健康平台，患者甚至可以监测其生命体征数据，积极参与健康管理以防患于未然。因此，MIHS 采纳不仅可以节约社会资源来创造社会价值，还可以通过帮助患者长期有效地管理和解决健康问题、节约医疗成本等为用户创造价值。除此之外，患者用户可以通过移动互联网健康平台向其他具有类似疾病的患者分享疾病治疗经历和知识、推荐 MIHS 来创造价值，同时，患者也可以获取健康知识和通过推荐评论信息获取价值。总的来说，移动互联网健康平台提供了一个患者用户进行社会交互、价值共创的场所。

从开发时间和技术水平来看，中国的移动医疗服务仍处于起步状态。因此，吸引和留住潜在的移动健康平台用户尤为重要。充分了解 MIHS 的用户参与行为有利于缓解医疗资源的不足，节约社会资源，并解决医疗保健成本持续增长的问题，进而实现用户间的价值共创。因此，本章拟通过探索用户 MIHS 采纳意愿的影响因素来实现上述目标。长期以来，技术使用采纳一直是信息系统领域重要的关注对象，但是先前关于用户的 MIHS 采纳研究存在以下空白。

首先，大多数研究从技术接受的角度解释了用户的 MIHS 采纳行为，强调了感知有用性、感知易用性、感知兼容性和技术设计（Wu et al.，2007；Mohamed et al.，2011；Shareef et al.，2014）等一系列技术因素，然而，对健康行为方面的关注相对有限（Sun et al.，2013）。仅关注技术进步并不能保证移动医疗服务的成功（Lee and Han，2015），医疗健康服务的采纳通常取决于用户是否感知到疾病或疾病发生的可能性（Andersen and Newman，2005）。因此，在探索 MIHS 采纳行为的影响因素时有必要考虑技术因素和健康保护因素。

其次，显著的行为信念（即执行特定行为的后果的信念）被广泛认为是个人对行为的态度的主要决定因素（Ajzen，1991）。一些研究针对 MIHS 采纳从健康保护的角度确定了几种行为信念（Sun et al.，2013；Guo et al.，2015），但是，这些研究在显著的行为信念对 MIHS 采纳态度的影响上得到了矛盾的结果。例如，一项研究显示，个人对自己完成行为的能力的信念（即自我效能）已被确定能够积极影响人们对 MIHS 的态度（Guo et al.，2015）。相比之下，另一项研究则表明，自我效能不会影响人们对 MIHS 的态度（Deng，2013）。因此，需要更丰富的实证证据来更好地解释这个问题。

最后，目前有关个人特征与 MIHS 采纳意愿之间的关系研究相对缺乏，有限的研究主要集中在年龄特征因素（Guo et al.，2013；Deng et al.，2014）。鉴于采纳 MIHS 来维护健康是一种自愿行为，个体用户健康差异可能会在对这种移动互联网技术的采纳方面发挥关键作用。此外，因为具有不同健康状况的个体的行为信念和态度会有所不同，所以个人的健康特征可能会改变其计划行为。因此，对于影响 MIHS 采纳的健康特征因素仍需要进一步分析。

8.2　移动互联网健康服务个体用户采纳理论综述

8.2.1　移动互联网健康服务采纳意愿

随着移动互联网技术的迅速发展和居民健康管理意识的逐步提高，MIHS 使个人能够随时随地通过各种智能移动设备参与健康管理。学者在不同视角下运用了计划行为理论、动机保护理论、技术接受模型、技术采纳等多种理论模型（Liang et al.，2010）来研究 MIHS 的采纳意愿和行为。表 8-1 列举了一些有关 MIHS 采纳的重要文献，并列举了四种影响 MIHS 采纳的因素，主要包括技术、环境、健康保护和个人特征。

表 8-1　MIHS 采纳相关文献

文献	理论	技术因素	环境因素	健康保护因素	个人特征因素	关键发现
Wu 等（2007）	技术接受模型、创新扩散理论	感知有用性、感知易用性和感知兼容性	—	—	—	三种技术因素显著影响医疗保健行为意愿
Jen 和 Hung（2010）	技术接受模型、计划行为理论	感知有用性、感知易用性	主观规范	—	性别	感知有用性、感知易用性和性别显著影响用户对 MIHS 的态度，进而影响 MIHS 采纳意愿

续表

文献	理论	技术因素	环境因素	健康保护因素	个人特征因素	关键发现
Zhang 等 (2010)	技术接受模型	感知有用性、感知易用性	—	—	—	两种技术因素与移动信息技术的采纳意愿正相关
Lim 等 (2011)	技术接受模型、社会认知理论	感知有用性、感知易用性	—	—	年龄、经历	感知有用性正向影响使用手机寻求健康信息的意愿，经历加强了这种关系
Wu 等 (2011)	技术接受模型、计划行为理论	感知有用性、感知易用性	主观规范	—	IT 创新能力	感知有用性和主观规范正向影响移动医疗的采纳意愿，感知易用性和移动医疗的创新性间接影响采纳意愿
Lin（2011）	技术接受模型、创新接受模型、健康信念模型	感知有用性、感知易用性	积极学习、支持的外部行为线索	感知疾病威胁	个人创新性	感知有用性、感知易用性、外部行为线索和个人创新性影响 MIHS 采纳意愿
Mohamed 等（2011）	技术接受模型	感知有用性、感知易用性、技术设计	主观规范		男子气概、女权主义	感知有用性、感知易用性、技术设计和文化因素影响 MIHS 的采纳意愿
Hung 和 Jen (2012)	技术接受模型	感知有用性、感知易用性	—		年龄	感知有用性和感知易用性显著影响 MIHS 采纳的态度和行为意愿，这些影响因年龄而异
Guo 等 (2013)	技术接受模型	感知有用性、感知易用性	—		年龄	感知有用性和感知易用性正向影响采纳意愿，二者均受年龄特征影响
Deng (2013)	技术接受模型、健康信念模型	感知有用性、感知易用性	线索使用	感知疾病威胁、自我效能	年龄	感知有用性、感知易用性和外部线索正向影响人们对 MIHS 的态度
Sun 等 (2013)	技术接受模型、计划行为、保护动机理论	感知易用性	主观规范	感知脆弱性、感知严重性、回复成本、自我效能	—	所有因素显著影响 MIHS 采纳意愿
Shareef 等 (2014)	技术接受模型	感知有用性、感知易用性、感知兼容性	—	—	—	感知有用性、感知易用性和感知兼容性显著影响 MIHS 采纳态度
Zhang 等 (2014b)	理性行为理论	便利因素	主观规范	—	—	便利因素和主观规范显著影响 MIHS 采纳意愿
Deng 等 (2014)	计划行为理论、价值态度行为模型	感知价值	主观规范	—	年龄	感知价值可以预测 MIHS 采纳意愿。感知身体状况和主观规范对行为意愿的影响不显著
Guo 等 (2015)	保护动机理论	—	—	感知脆弱性、感知严重性、自我效能、回复效能	年龄、性别	感知脆弱性、感知严重性、自我效能、回复效能通过态度影响采纳意愿，而性别和年龄有调节作用
Lee 和 Han (2015)	价值观点	有用性、便利性、价值	—	—	年龄、性别	MIHS 的便利性、有用性和价值对采纳意愿有正向影响，而年龄和性别不产生影响
Miao 等 (2017)	技术接受模型、公平理论	感知有用性、感知易用性	主观规范、网络效应	—	—	感知有用性、感知易用性、主观规范和网络效应影响 MIHS 采纳意愿

　　表 8-1 列举的大多数文献都强调从技术角度对 MIHS 的采纳行为进行研究。感知有用性和感知易用性作为与技术相关的常见因素引起了大量关注，但是这些因素无法解释健康服务技术用户在决策过程中的差异（Sun et al.，2013）。无论行为的效能如何，个体都会通过健康行为来保护和维持自己的健康。MIHS 采纳是一种有利于应对潜在健康威胁的健康行为，其中个人在决定是否采纳 MIHS 时会同时考虑技术和健康保护因素。此外，表 8-1 列出的文献主要通过强调年龄、性别特征因素和个人创新性等来分析个人特征的影响，但是没有强调 MIHS 采纳者的个体健康差异（如个人健康状况和个人健康价值观）。个体健康差异在 MIHS 采纳研究中至关重要，因为健康状况或健康价值观不同的个体，其 MIHS 采纳意愿可能也不同。因此，需要一个综合考虑健康威胁和个体健康差异的综合框架，以全面了解影响 MIHS 采纳的因素。

8.2.2　保护动机理论

　　保护动机理论是用于解释个体表现出保护行为意愿较有影响力的理论之一，该理论指出个人对潜在威胁造成的损害程度的评估（即威胁评估）和作出应对威胁行为的能力（即应对评估）决定了他们作出保护性行为的意愿（Anderson and Agarwal，2010）。威胁评估通常涉及两个部分，即感知脆弱性和感知严重性。感知脆弱性是指个体对自身面临的不利威胁作出的概率评估（Lee，2011）。感知严重性是指威胁造成的后果的严重性（Ifinedo，2012）。应对评估通常包括三个部分，即应对成本、应对效能和自我效能。应对成本衡量的是个人在采取保护措施时必须付出的成本，如时间、金钱、精力和使用障碍（Zhang and McDowell，2009）；应对效能是指个人对削弱威胁的应对行为的有效性的评估（Zhang and McDowell，2009）；自我效能指个人执行保护行为的能力（Ifinedo，2012）。

　　许多基于保护动机理论探究行为意愿及其影响因素的研究存在着结论不一致的情况。例如，Zhang 和 McDowell（2009）揭示了用户的信息安全威胁评估与他们使用强密码的意愿没有显著关系。Lee（2011）指出用户的威胁评估对使用反窃软件的意愿有积极影响。因此，有必要重新评估在医疗环境下影响采纳使用行为的因素。然而，表 8-1 显示只有少数研究关注了影响 MIHS 采纳的保护动机理论因素（Lin，2011；Deng，2013；Sun et al.，2013；Guo et al.，2015）。在这些有限的研究中，关于一些健康保护因素对 MIHS 采纳态度的影响存在不一致的发现。Lin（2011）、Deng（2013）表明感知疾病威胁对 MIHS 采纳态度的影响不显著。Guo 等（2015）将感知疾病威胁分为感知脆弱性和感知严重性，并确认了它们对

MIHS 的态度有显著影响。自我效能也被确认会对态度产生不同的影响（Deng，2013；Guo et al.，2015），这些矛盾的结果限制了人们对于保护动机理论因素究竟如何影响用户对 MIHS 采纳态度这一问题的全面理解。

8.2.3　计划行为理论

计划行为理论被广泛用于解释和预测许多信息系统环境中的各种行为（Riemenschneider et al.，2003）。计划行为理论指出行为意愿由三个因素决定，即态度、主观规范和感知行为控制（Venkatesh et al.，2003）。态度反映了个人的内部情感立场；主观规范表明了外部环境的影响；感知行为控制是个人对促进或阻碍执行行为的因素的感知，这说明个体的动机是由感知行为的困难程度决定的（Zhang et al.，2017）。Compeau 等（1999）将感知行为控制的变量视为自我效能或个人对使用信息技术能力的评估。

计划行为理论在健康信息技术领域得到了广泛应用（Jen and Hung，2010；Wu et al.，2011；Deng et al.，2014）。然而，此类研究并未完全考虑 MIHS 的独特性，即旨在解决健康问题而不是解决其他问题（Sun et al.，2013）。

8.3　集成视角下移动互联网健康服务个体采纳理论开发与模型设计

8.3.1　个体用户保护动机影响分析

本章将感知疾病脆弱性定义为个人对健康威胁可能性的感知。感知到的健康威胁越大，人们就越容易作出与健康有关的行为。在医疗健康背景下，感知疾病脆弱性正向影响个体对健康服务采纳的态度（Lin，2011；Deng，2013）。当用户认为自己很容易受到健康威胁时，他们将更愿意采纳 MIHS，对 MIHS 采纳持相当积极的态度。

假设 1：个体用户的感知疾病脆弱性正向影响其对 MIHS 的态度。

当个体认为持续不良行为会导致较严重的后果时，更有可能对威胁采取推荐的应对措施（Pechmann et al.，2003；Lee，2011）。已有研究显示，感知疾病严重性对戒烟、节能及其他行为意愿存在显著影响（Pechmann et al.，2003）。感知疾病严重性指个体对自身的不健康行为所导致的危害程度的感知。当个人感觉到严重的健康威胁时,更有可能考虑采纳 MIHS 作为预防性措施(Deng,2013),即个体用户认为采纳 MIHS 可以帮助他们积极地管理、应对健康问题。

假设 2：个体用户的感知疾病严重性正向影响其对 MIHS 的态度。

较高的应对成本降低了用户应对威胁时采取行动的意愿。当用户必须为保护行动付出较高的应对成本时，他们常常会犹豫并思考采取保护行动的必要性。在 MIHS 的背景下，应对成本主要指学习和采纳 MIHS 所需的时间和金钱。如果用户认为他们必须花费大量的精力和金钱来学习新技术，那么他们可能不愿意采纳这种技术（Sun et al.，2013）。用户在采纳医疗服务方面遇到的障碍越多，其越难对采纳医疗服务形成积极态度（Deng，2013）。

假设 3：个体用户的应对成本负向影响其对 MIHS 的态度。

在医疗健康领域，应对效能是个人关于健康行为对疾病预防和健康改善有效性的信念（Bandura，1997）。应对效能类似于感知有用性，这是态度的先决条件（Wu et al.，2011；Guo et al.，2013）。积极的应对效能将导致人们对健康行为持积极的态度（Guo et al.，2015）。如果个人用户认为 MIHS 可以帮助改善健康，那么他们将愿意采纳 MIHS，且对 MIHS 持积极态度。

假设 4：个体用户的应对效能正向影响其对 MIHS 的态度。

应对效能侧重于评估保护行为的外部输出，而自我效能则侧重于评估个体采取保护行为的内在能力（Ifinedo，2012）。在医疗健康领域，自我效能感是指个人对自己进行健康行为的能力的感知。已有研究表明，当人们对采纳 MIHS 的能力充满信心时，可能会对 MIHS 采纳持积极态度（Deng，2013；Guo et al.，2015），这种信心和能力提高了个体用户采纳 MIHS 的便利性，从而促使其产生积极的态度。

假设 5：个体用户的自我效能正向影响其对 MIHS 的态度。

8.3.2　个体用户计划行为影响分析

计划行为理论表明态度是个人在执行目标行为时的正面或负面的情绪判断（Ajzen，1991）。在 MIHS 背景中，态度主要指个体用户对 MIHS 的整体评估。计划性理论指出意愿主要从个体对行为结果的态度中获取。态度与行为意愿之间的关系得到了计划行为理论研究的强有力支持（Lu et al.，2009；Wu et al.，2011；Deng et al.，2014）。当个体用户对 MIHS 有积极的态度时，他们采纳 MIHS 的意愿将更强烈。

假设 6：个体用户的态度会正向影响 MIHS 采纳意愿。

自我效能理论（Bandura，1997）将感知行为控制定义为个体对实施特定行为时的轻松程度或困难程度的感知。现有文献通常将感知行为控制等同于自我效能感（Compeau et al.，1999）。因此，应关注自我效能而不是感知行为控制。已有研究表明自我效能显著影响人们采用信息系统的意愿（Workman et al.，2008）。如果个体用户有较高的能力采纳 MIHS，那么他们将愿意采纳这种服务。

假设 7：个体用户的自我效能正向影响 MIHS 采纳意愿。

计划行为理论提出，主观规范是指个人在考虑是否采取特定行为时所感受到的来自外部环境的社会压力（Ajzen，1991）。许多学者发现主观规范促进健康信息技术的采纳（Wu et al.，2011；Hung et al.，2012）。因此，在 MIHS 的外部环境中，如果有更多的人采纳 MIHS，那么个体用户将更倾向于采纳这种移动互联网新兴技术。

假设 8：个体用户的主观规范正向影响 MIHS 采纳意愿。

8.3.3 个体用户健康差异影响分析

个人健康状况表明个人对他们的综合健康水平的感知，个体用户的这种感知可能会对 MIHS 的采纳意愿产生负面影响。健康状况良好的个体需要较高的保密性、匿名性和亲密感，他们不愿意采纳 MIHS，因为他们担心由此产生的隐私泄露风险。相反，不健康的用户更关注 MIHS 的好处，而不是担心隐私的丢失。

当人们意识到自己的健康状况不佳时，他们更可能会采取某些行动来改善自己的健康状况。用户感知健康水平较低时有搜索健康信息的行为。在 MIHS 背景下，不健康的个体用户如果对 MIHS 有积极的评价，那么他们就会尝试采纳这种服务来改善健康。因此，个体的健康状况会对 MIHS 采纳的态度和行为意愿之间的关系产生负向调节作用。

假设 9：个体用户的健康状况会负向影响 MIHS 采纳意愿。

假设 10：个体用户的健康状况会负向调节态度和 MIHS 采纳意愿之间的关系。

个人健康价值经常用于描述个人对自身健康的重视程度。健康价值高的人总是认为良好的健康是他们幸福的核心。已有研究表明健康价值可能调节个体的行为意愿（Smith et al.，1995）。因此，具有较高健康价值的个体用户可能会采纳 MIHS。此外，如果用户高度重视自己的健康，那么他们将对 MIHS 作出良好评价，并可能会努力采纳这种服务，从而保持身体健康和幸福感。因此，健康价值高的个体用户更可能有积极的态度和 MIHS 采纳意愿。

假设 11：个体用户的健康价值正向影响 MIHS 采纳意愿。

假设 12：个体用户的健康价值正向影响态度和 MIHS 采纳意愿之间的关系。

图 8-1 展示了整体模型。

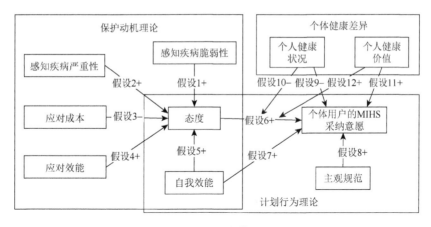

图 8-1　研究模型

8.4　基于个体数据的服务采纳行为测度分析与验证

8.4.1　数据收集与分析

1. 量表开发

本章研究模型涉及十个构念，所有测度项均通过已有文献进行获取和改进，以确保量表的效度和信度。每个题项均采用 5 分利克特量表进行测度，1 分代表"非常不同意"，5 分代表"非常同意"。个人健康状况采用单题项方式来测度（您认为自己的总体健康状况是非常好、很好、好、一般还是差？），已有研究为该单一题项测度的变量信度和效度提供了支撑证据（DeSalvo et al.，2006）。在完成初步问卷调查后，四名信息系统领域的专家和三名健康领域的专家被邀请审查问卷，并检查问卷措辞、格式、逻辑和上下文的相关性。随后，进行了初步的测试，将修订后的问卷发送给 12 名教授和 26 名具有 MIHS 采纳经验的学生，并要求他们就问卷的结构和题项提供建议。根据提供的建议对问卷进行二次更正。表 8-2 列出了最终的调查问卷。

表 8-2　构念与测度项

构念	题项	测度项	文献
感知疾病脆弱性 （PVD）	PVD1	我有患高血压、心脏病及其他慢性疾病的风险	Johnston 和 Warkentin （2010）
	PVD2	我很可能出现健康问题	
	PVD3	我可能出现健康问题	
感知疾病严重性 （PSD）	PSD1	如果我患上疾病，如高血压、心脏病及其他慢性病，那将是严重的	Johnston 和 Warkentin （2010）、Sun 等（2013）

续表

构念	题项	测度项	文献
感知疾病严重性（PSD）	PSD2	如果我有健康问题，那会很严重	Johnston 和 Warkentin（2010）、Sun 等（2013）
	PSD3	如果我患有健康问题，那将会对我产生巨大影响	
应对效能（RE）	RE1	MIHS 有助于解决这些健康问题	Johnston 和 Warkentin（2010）、Sun 等（2013）
	RE2	MIHS 能有效地解决这些健康问题	
	RE3	采纳 MIHS 能保证解决这些健康问题	
自我效能（SE）	SE1	学习采纳 MIHS 对我来说很容易	Johnston 和 Warkentin（2010）、Sun 等（2013）
	SE2	我有能力采纳 MIHS 进行自我健康管理	
	SE3	我可以毫不费力地采纳 MIHS	
应对成本（RC）	RC1	MIHS 购买的价格昂贵	Sun 等（2013）
	RC2	我必须努力学习如何采纳 MIHS	
	RC3	采纳 MIHS 会改变我的生活方式	
个人健康价值（PHV）	PHV1	我会原则上照顾好自己	Deng 等（2015）
	PHV2	我愿意每天为了健康作出牺牲	
	PHV3	没有什么比健康更重要	
	PHV4	身体健康相对于幸福来说并不重要	
	PHV5	如果没有健康，那么我什么都没有了	
态度（ATT）	ATT1	采纳 MIHS 是个好主意	Deng 等（2014）
	ATT2	采纳 MIHS 将帮助我更积极地管理健康	
	ATT3	我喜欢采纳 MIHS 的想法	
主观规范（SN）	SN1	那些影响我行为的人认为我应该采纳 MIHS	Al-Debei 等（2013）
	SN2	对我很重要的人会认为我应该采纳 MIHS	
个体用户的 MIHS 采纳意愿（BI）	BI1	我会经常采纳 MIHS	Lu 等（2009）
	BI2	我会向其他人推荐 MIHS	
	BI3	我以后将继续采纳 MIHS	

2. 数据收集

在初步研究结束后，我们采用问卷调查的方式收集实证数据。该调查问卷由线下和线上两种方式收集。在中国的五个社区服务中心和两家医院发放了纸质问卷。参与者或其亲属经常患有疾病则是潜在的 MIHS 用户。少数参与者可能对于 MIHS 的概念难以理解，因此，在调查中为参与者解释了 MIHS 的目的和功能，并演示了几种 MIHS 的应用程序。之后，分发问卷并提供了相应的指导。将在线问卷发放给移动互联网健康平台以及在线健康社区的用户。在线健康社区的成员具有 MIHS 采纳的经验，对 MIHS 有较好的认知能力，并且更有可能成为 MIHS

的目标用户。而移动互联网健康平台的用户是现有的 MIHS 消费者。通过电子邮件将包含统一资源定位符的在线问卷发送给参与者。线下和在线问卷调查分别持续了 135 天和 20 天。在发放的 823 份问卷中，收回了 576 份问卷。排除不完整的问卷后，获得了 494 份有效问卷，占全部回收问卷的 85.8%。表 8-3 显示了有效受访者的人口学特征。

表 8-3　样本特征（ $n = 494$ ）

变量	项目	数量/名	百分比
性别	男	281	56.9%
	女	213	43.1%
年龄	<18 岁	34	6.9%
	18~25 岁	147	29.8%
	26~35 岁	126	25.5%
	36~50 岁	107	21.7%
	>50 岁	80	16.2%
受教育程度	高中	46	9.3%
	大专	143	28.9%
	本科	202	40.9%
	研究生	103	20.9%
年收入	<20 000 元	35	7.1%
	20 000~39 999 元	151	30.6%
	40 000~59 999 元	134	27.1%
	60 000~79 999 元	112	22.7%
	≥80 000 元	62	12.6%
个人健康状况（PEHS）	差	35	7.1%
	一般	75	15.2%
	好	170	34.4%
	很好	155	31.4%
	非常好	59	11.9%

注：表中百分比由于经过四舍五入，合计可能不等于 100%

使用曼-惠特尼 U 检验和克鲁斯卡尔-沃利斯检验以确定线上和线下调查问卷的结果之间是否存在差异（Liu et al.，2017），结果显示两次问卷调查的人口统计数据之间没有差异。因此，两种收集方式所得结果偏差不大，数据可以合并分析。另外，采用哈曼单因素检验以确定是否存在共同方法偏差，探索性因子分析的结果表明单个因素只能解释有限的方差（<20%）。因此，共同方法偏差不显著影响样本。

8.4.2 测度评估

本章使用验证性因子分析来检验测度模型的信度和效度。信度采用 CR 和 Cronbach's α 进行检验，如表 8-4 所示，各构念的 Cronbach's α 值均高于 0.8，说明问卷信度较好。效度包括判别效度和收敛效度，通过 AVE 值和题项的标准载荷来衡量收敛效度，所有 AVE 值均高于 0.5，标准载荷均高于 0.7，从而说明问卷具有良好的收敛效度。

表 8-4 信度和收敛效度检验

构念	题项	标准载荷	Cronbach's α	AVE	CR
PVD	PVD1	0.818	0.839	0.636	0.840
	PVD2	0.762			
	PVD3	0.811			
PSD	PSD1	0.735	0.840	0.640	0.842
	PSD2	0.842			
	PSD3	0.819			
RE	RE1	0.863	0.868	0.688	0.869
	RE2	0.814			
	RE3	0.810			
SE	SE1	1.815	0.896	0.746	0.898
	SE2	0.905			
	SE3	0.868			
RC	RC1	0.703	0.822	0.611	0.824
	RC2	0.839			
	RC3	0.796			
PHV	PHV1	0.729	0.889	0.616	0.889
	PHV2	0.826			
	PHV3	0.782			
	PHV4	0.758			
	PHV5	0.825			
ATT	ATT1	0.855	0.847	0.736	0.848
	ATT2	0.858			
	ATT3	0.851			
SN	SN1	0.873	0.854	0.746	0.855
	SN2	0.842			
BI	BI1	0.898	0.923	0.801	0.923
	BI2	0.907			
	BI3	0.879			

通过检验各因子的相关性是否大于 AVE 平方根来检验判别效度。如表 8-5 所示，各因子与其他因子对应的相关系数均小于 AVE 平方根，表明具有较好的判别效度。

表 8-5　相关系数矩阵与 AVE 平方根

构念	PVD	PSD	RE	SE	RC	PHV	ATT	SN	BI
PVD	**0.797**								
PSD	0.116	**0.800**							
RE	0.334	0.302	**0.829**						
SE	0.347	0.180	0.361	**0.863**					
RC	−0.178	0.042	−0.005	−0.167	**0.782**				
PHV	0.146	0.083	0.056	0.134	−0.157	**0.785**			
ATT	0.378	0.326	0.432	0.335	−0.080	0.125	**0.858**		
SN	0.000	0.279	0.214	0.090	0.086	0.184	0.264	**0.863**	
BI	0.382	0.359	0.399	0.433	−0.194	0.342	0.466	0.364	**0.895**

注：对角线上加粗的数据是 AVE 平方根

8.5　移动互联网健康服务个体采纳的影响因素分析与讨论

8.5.1　结构模型检验与结果

本章使用 AMOS 20.0 进行路径分析并对模型假设进行检验。图 8-2 展示了检验结果。显著水平为：*表示 $p < 0.05$，**表示 $p < 0.01$，***表示 $p < 0.001$。在保护动机相关影响中，威胁评估变量的路径系数揭示了感知疾病脆弱性（$\beta = 0.233$，$p < 0.001$）和感知疾病严重性（$\beta = 0.213$，$p < 0.001$）与态度之间的系数都是显著的，因此，支持了假设 1 和假设 2。应对评估变量的路径系数表明应对效能（$\beta = 0.260$，$p < 0.001$）和自我效能（$\beta = 0.112$，$p < 0.05$）显著影响态度，因此，支持了假设 4 和假设 5。然而，应对成本（$\beta = -0.033$，$p > 0.05$）对态度的影响不显著，因此不支持假设 3。在计划行为相关影响中，态度（$\beta = 0.316$，$p < 0.001$）和主观规范（$\beta = 0.224$，$p < 0.001$）会显著影响个体用户的 MIHS 采纳意愿，从而支持假设 6 和假设 8。另外，自我效能作为保护动机和计划行为的公共变量，显著影响个体用户的 MIHS 采纳意愿（$\beta = 0.305$，$p < 0.001$），从而支持假设 7。自我效能和态度之间存在显著的关系（$\beta = 0.112$，$p < 0.05$），从而支持了假设 5。数据分析还证实，个人健康状况（$\beta = -0.181$，$p < 0.001$）和个人健康价值（$\beta = 0.181$，$p < 0.001$）对个体用户的 MIHS 采纳意愿有显著影响，从而分别支持了假设 9 和假设 11。

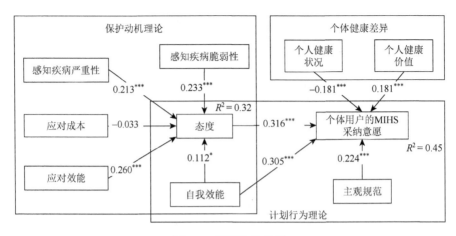

图 8-2　模型检验结果

表 8-6 列出了推荐模型的拟合指数和实际拟合指数。拟合指数的实际值均优于推荐值，模型具有良好的拟合性。

表 8-6　拟合指数推荐值与实际值

项目	χ^2/df	GFI	AGFI	CFI	NFI	RMSEA
推荐值	<3	>0.90	>0.80	>0.90	>0.90	<0.08
实际值	1.982	0.913	0.957	0.918	0.950	0.045

8.5.2　中介检验及结果

本章使用 Bootstrapping 方法检验了态度是否在五个保护动机变量对个体用户的 MIHS 采纳意愿的影响中起到中介作用（Hayes，2013）。Bootstrapping 方法不强加分布假设，并且已经被证明比其他要求正态分布假设的检验方法（如 Sobel 检验）更准确（Hayes，2013）。从原始数据集中生成了 5 000 个 bootstrap 样本，如果间接效应估计的 95% 的 bootstrap 置信区间不包含 0，则中介效应在统计上显著。

表 8-7 报告了直接和间接路径的估计系数，以及它们各自的 95% 置信区间。Bootstrapping 结果表明，感知疾病脆弱性（bootstrap 系数为 0.034，置信区间为 [0.010,0.077]）、感知疾病严重性（bootstrap 系数为 0.032，置信区间为 [0.007,0.073]）、应对效能（bootstrap 系数为 0.039，置信区间为 [0.012,0.080]）和自我效能（bootstrap 系数为 0.019，置信区间为 [0.002,0.053]）通过态度对采纳意愿的间接影响都显著。

但是，应对成本（bootstrap 系数为–0.004，置信区间为[–0.027,0.010]）到采纳意愿的间接影响在统计学上不显著。因此，态度在四个保护动机变量与个体用户 MIHS 采纳意愿之间起到中介作用。

表 8-7　系数与模型路径的 95%置信区间

影响	模型路径	系数	95%置信区间	
			下限	上限
直接影响	PVD→ATT	0.221	0.109	0.325
	ATT→BI	0.153	0.040	0.271
	PVD→BI	0.223	0.116	0.326
间接影响	PVD→ATT→BI	0.034	0.010	0.077
直接影响	PSD→ATT	0.207	0.107	0.310
	ATT→BI	0.153	0.040	0.271
	PSD→BI	0.141	0.047	0.232
间接影响	PSD→ATT→BI	0.032	0.007	0.073
直接影响	RE→ATT	0.254	0.131	0.377
	ATT→BI	0.153	0.040	0.271
	RE→BI	0.117	0.015	0.215
间接影响	RE→ATT→BI	0.039	0.012	0.080
直接影响	SE→ATT	0.126	0.013	0.230
	ATT→BI	0.153	0.040	0.271
	SE→BI	0.191	0.101	0.282
间接影响	SE→ATT→BI	0.019	0.002	0.053
直接影响	RC→ATT	–0.026	–0.124	0.076
	ATT→BI	0.153	0.040	0.271
	RC→BI	–0.112	–0.213	–0.012
间接影响	RC→ATT→BI	–0.004	–0.027	0.010

8.5.3　调节效应检验结果

本章采用层次回归的方式验证假设 10 和假设 12 中个人健康状况和个人健

康价值的调节作用，结果如表 8-8 所示。第一，模型 1 分析了所有控制变量对个体用户的 MIHS 采纳意愿的影响，个体年龄（$\beta = -0.137$，$p<0.01$）、受教育程度（$\beta = 0.540$，$p<0.001$）和年收入（$\beta = 0.187$，$p<0.001$）显著影响个体用户的 MIHS 采纳意愿。第二，模型 2 分析了计划行为变量中的态度、自我效能和主观规范对个体用户的 MIHS 采纳意愿的直接影响，态度（$\beta = 0.147$，$p<0.001$）、自我效能（$\beta = 0.193$，$p<0.001$）和主观规范（$\beta = 0.195$，$p<0.001$）正向影响个体用户的 MIHS 采纳意愿。第三，在模型 3 中添加了调节变量（即个人健康状况和个人健康价值），并确定了个人健康状况与个体用户的 MIHS 采纳意愿之间的负相关关系（$\beta = -0.109$，$p<0.01$），以及个人健康价值与个体用户的 MIHS 采纳意愿之间的正相关关系（$\beta = 0.141$，$p<0.001$），这些发现与上述结构方程模型检验结果一致。第四，将调节变量对应的交互项加入模型 4 中。表 8-8 显示了交互效应的显著路径系数，图 8-3 显示了交互效应。其中，个人健康状况和个人健康价值分别减弱和增强了态度对个体用户的 MIHS 采纳意愿的正向影响，因此，支持假设 10 和假设 12。

表 8-8　个体用户的 MIHS 采纳意愿的层次回归

变量		模型 1	模型 2	模型 3	模型 4
控制变量	年龄	−0.137**	−0.085*	−0.081*	−0.035
	受教育程度	0.540***	0.415***	0.380***	0.364***
	年收入	0.187***	0.144***	0.133***	0.094**
主效应	ATT		0.147***	0.155***	0.112***
	SE		0.193***	0.191***	0.187***
	SN		0.195***	0.172***	0.179***
	PEHS			−0.109**	−0.098**
	PHV			0.141***	0.143***
调节效应	ATT×PEHS				−0.114**
	ATT×PHV				0.086*
R^2		0.379	0.490	0.528	0.550
调整 R^2		0.375	0.484	0.520	0.541
F		99.640***	78.014***	67.801***	59.099***

*表示 $p<0.05$，**表示 $p<0.01$，***表示 $p<0.001$

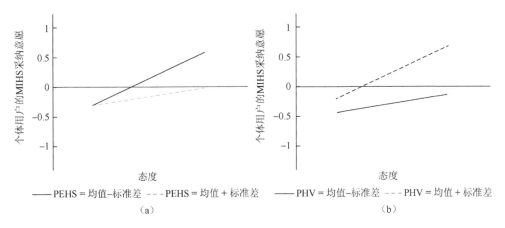

（a）　　　　　　　　　　　　　　　　（b）

图 8-3　交互效应

8.5.4　讨论

本章得出以下结论。第一，两种威胁评估（即感知疾病脆弱性和感知疾病严重性）对于个体用户的 MIHS 采纳意愿的直接和间接的影响显著。已有研究表明，在其他情境（如信息安全）下，威胁评估与行为意愿之间不存在显著关系（Zhang and McDowell，2009）。本章验证了健康环境中威胁评估对个体用户的 MIHS 采纳意愿有积极影响，可能的原因是健康威胁比信息泄露和其他威胁更具危害性。然而，Deng（2013）发现感知疾病威胁对 MIHS 采纳的态度影响不显著，有两个原因可以解释由此产生的不一致，首先，Deng（2013）的研究样本为年轻学生，他们的感知健康威胁可能较少；其次，仅采纳一种变量（即感知疾病威胁）来代表健康威胁有点模棱两可，有必要进一步阐明。本章以保护动机理论为基础，将疾病威胁分为感知疾病脆弱性和感知疾病严重性两大类，并实证验证了它们对 MIHS 采纳的态度的积极影响，即人们感知到自己疾病越严重，对 MIHS 的评价越可能是积极的。同时，某些可能不严重但具有传染性的疾病也会导致人们对 MIHS 持更积极的态度。

第二，验证了应对效能和自我效能两种应对评估变量通过态度间接影响个体用户的 MIHS 采纳意愿，这一结果与先前研究一致（Sun et al.，2013；Guo et al.，2015），但与另一项研究中的结论相反，即自我效能影响不显著（Deng，2013），这种差异可以归因于样本差异。Deng（2013）的样本仅包含大学生，而其他研究则针对 MIHS 的消费者发放问卷。本章研究也确定了另外一种应对评估（即应对成本）对态度的影响不显著，这与先前研究中基于其他场景的发现不一致（Lee，2011）。一个可能的原因是移动互联网健康平台场景下的服务在国内非常有名，与其他信息技术相比更加便于使用。因此，用户不必花费大量金钱或时间来采纳 MIHS。

第三，自我效能、态度和主观规范这三个计划行为因素对个体用户的 MIHS 采纳意愿有显著影响，这与有关信息系统采纳的其他研究结论一致。态度是一个人的行为意愿的最强预测因子，自我效能和主观规范是较弱的预测因子。

第四，引入个人健康状况和个人健康价值两个个体特征变量作为调节变量，分析了个体用户的 MIHS 采纳意愿受态度的影响的调节作用，并实证验证了个人健康价值和个人健康状况对 MIHS 采纳意愿有直接影响。高水平的个人健康价值加强了 MIHS 采纳的态度与采纳意愿之间的关系，而个人健康状况则减弱了这一关系。

第五，R^2 为 0.45，表明研究模型能较大比例地解释个体用户的 MIHS 采纳意愿的变化。其他仅基于单一的保护动机理论、计划行为理论、技术接受模型或技术采纳的整合理论提出的模型对于个体用户的 MIHS 采纳意愿变化的解释程度较低（Guo et al.，2013；Guo et al.，2015；Shareef et al.，2014）。

8.5.5　理论启示

本章产生了一些重要的理论启示。首先，鉴于以往的研究主要集中在技术因素，本章通过探究健康威胁如何激发个体用户对 MIHS 的采纳，丰富了移动健康文献。以保护动机理论为基础，构建了威胁-应对评估分析框架，探讨了人们在应对健康威胁的过程中如何形成对 MIHS 采纳的态度。特别是实证证明了两种威胁评估（感知疾病脆弱性和感知疾病严重性）和两种应对评估（自我效能和应对效能）影响了个体用户对 MIHS 采纳的态度。

其次，本章以互补的方式整合保护动机理论和计划行为理论，概念化并验证了 MIHS 采纳的研究模型。通过考虑健康威胁（感知疾病脆弱性和感知疾病严重性）、个人角色（即态度和自我效能）和社会影响（即主观规范），该整合模型提供了分析个体用户的 MIHS 采纳意愿的整体视角，因此弥补了先前仅考虑单一视角的相关研究的不足（Zhang et al.，2010；Hung and Jen，2012；Deng et al.，2014；Guo et al.，2015）。另外，对个体用户的 MIHS 采纳意愿的高解释性也说明了该整合模型的优势。

再次，以态度为中介变量，实证阐明了保护动机变量与个体用户的 MIHS 采纳意愿之间的关系；扩展并实证检验了 MIHS 采纳情境下的重要的"信念-态度-意愿"模型。本章将引导研究者关注态度的前因，并在不同的信息技术使用环境中识别更多新的重要信念。

最后，本章强调了两种个人健康特征（即个人健康状况和个人健康价值）的作用。现有文献主要关注其他人口统计学特征（如年龄、性别）对个体用户的 MIHS 采纳意愿的影响，很少提及个人健康状况和个人健康价值的影响。

8.5.6 实践启示

本章有以下实践启示。第一，MIHS 提供者应该全面了解影响个人采纳意愿的影响因素，开发一种个体用户愿意采纳的有价值的移动互联网健康平台。本章研究模型指出可以从技术接受和健康保护行为两个方面来考虑 MIHS 采纳的影响因素。用户使用移动互联网健康平台是为了保护自己免受疾病的侵害。因此，MIHS 提供者应努力提高个人对感知疾病脆弱性的认识，强调 MIHS 的优势，改善用户对 MIHS 的冷漠态度。

第二，应对效能和自我效能是构建积极态度的关键。MIHS 提供者应提高服务质量，以帮助用户有效地管理自己的健康状况。他们可以通过向用户提供协助或培训来促进使用保健服务的便利性，从而可能提高用户在采纳这些服务时的自我效能。

第三，考虑到主观规范会影响用户行为意愿，MIHS 提供者可以考虑通过借助忠实的消费者群体来宣传和介绍 MIHS，也可以建立一个交流平台，让消费者分享他们使用 MIHS 的经验。

第四，不同的健康状况和健康价值观对个体用户的 MIHS 采纳意愿有不同的影响。因此，服务提供者应针对不同健康状况的用户提供个性化服务，倡导用户养成健康的生活方式，树立健康的价值观。

8.6 本 章 小 结

本章以互补的方式整合计划行为和保护动机两种相关理论，以此探索了个体用户的 MIHS 采纳意愿的影响因素，这是实证分析 MIHS 采纳的早期尝试，研究发现了一系列 MIHS 采纳的影响因素及其产生的不同作用，这有助于深入了解 MIHS 背景下的技术采纳，同时也具有重要的理论和实践启示。

第9章　基于价值获取的移动互联网健康服务使用研究

9.1　组织视角下移动互联网健康服务使用行为概述

大数据革命驱动了互联网平台的发展，互联网平台已经进入到健康领域。随着以智能手机为主的可穿戴设备和大数据技术的飞速发展，传统的医疗服务模式已经进入了移动互联网健康时代。MIHS 可通过互联网信息技术消除地点和时空的限制来增加医疗保健的覆盖范围和质量，为任意用户提供随时随地的医疗保健服务。移动互联网健康应用程序可用于收集和分析用户健康数据，这些数据可促进疾病治疗模式的优化、疫情的预测和实时监测、健康生活质量的改善以及医疗产业的发展，从而获得一系列价值。然而，在传统的医疗组织系统中，获取和共享健康数据非常困难，并且成本较高。借助 MIHS，组织可以改善整体的社会医疗水平和人们的健康水平，节约运营成本，进而获取社会价值和经济价值。

MIHS 可以分为五种类型：健康信息检索、远程预约、远程诊断、电子病历访问和健康咨询（Zhang et al., 2014b）。MIHS 允许个人与组织能够不受时空限制进行医疗保健活动（Turel et al., 2007）。通过 MIHS，个人可以获得相关的医疗健康服务和信息，以预防而非治疗为目标，积极参与健康管理。组织可以使用 MIHS 改善医疗健康监测和报警系统、收集和维护临床数据、优化诊断过程以及检测假冒药品。MIHS 已涉及多个行业业务，如医疗诊断、健康设备制造、健康旅游等。随着中国移动用户的增加，移动医疗服务受到越来越多的关注。2013 年，中国大约有 5 亿手机用户，随着 4G 的到来以及用户对移动医疗服务的依赖增加，中国移动医疗服务市场价值在 2013 年已达到了 1060 亿元。由此，组织能通过大量用户使用 MIHS 产生的数据来获取更大的潜在价值。

以往的研究关注个人使用 MIHS 的影响因素，并提出了一些理论来解释 MIHS 的使用（Mort and Drennan, 2007）。但是，对于组织使用 MIHS 的方式以及驱动组织使用 MIHS 获取价值的因素的理解仍然不清晰。双因素理论表明，影响用户意愿的因素可以分为激励因素和保健因素（Park and Ryoo, 2013）。但是，以往的研究很少在组织层面同时研究激励因素和保健因素。相对优势与感知可信度可被认为是两种能够影响组织的 MIHS 使用意愿的激励因素与保健因素。一方面，相对优势是组织使用 MIHS 与不使用 MIHS 相比带来的好处，其能够促进组织使用 MIHS。另一方面，感知可信度是组织认为使用 MIHS 免受安全和隐私威胁的程度，其也能促进组织使用 MIHS，因此这两种因素是组织使用 MIHS，进而获取经济和社会价值的积极因素，然而较少文献关注这两种因素对个体用户使用 MIHS 的影响（Mallat et al.，2008）。相比之下，很少有数据能够显示相对优势和感知可信度与组织的 MIHS 使用意愿的关系。

以往文献研究了使用 MIHS 的多种影响因素（Deng et al.，2014），但很少有研究哪个决定因素相对更为重要。由于移动医疗服务提供者是影响移动医疗服务使用的关键因素，所以了解这一问题对于组织获取价值非常重要，相对优势和感知可信度对组织的 MIHS 使用意愿的重要性尚未被确定。

除了组织的 MIHS 使用意愿的内部影响因素（如相对优势和感知可信度）之外，外部因素也可能影响组织使用 MIHS。因此，必须综合分析外部因素对组织内部机制的影响。基于权变理论，环境特征被认为是潜在的调节因素（Wade and Hulland，2004）。环境不确定性即组织周围的不确定性是重要特征（Mao et al.，2015）。在现有研究中，环境不确定性已被广泛用作调节因素（Chen et al.，2014）。由于环境不确定性是不可预测的因素，它也受到了研究人员和高级管理人员的高度重视。然而，环境不确定性如何改变相对优势和感知可信度与组织的 MIHS 使用意愿之间的关系尚未得到研究人员的关注。

9.2　组织使用移动互联网健康服务与双因素理论综述

双因素理论也被称为激励保健理论，是动机理论之一（Herzberg et al.，1959），最初用于解释员工的工作满意度。近年来，一些研究人员对该理论进行了拓展，并将其应用于各种研究情境中（Park and Ryoo，2013；Cenfetelli and Schwarz，2011）。在信息系统的研究情境中，研究人员将技术使用影响因素分为激励因素和保健因素。激励因素是指促使用户使用某种技术的推动因素，而保健因素则是抑制用户使用该技术的阻碍因素（Park and Ryoo，2013）。由于激励因素不仅仅是保健因素的对立面（Cenfetelli and Schwarz，2011），因此有必要同时考虑激励因素和保健因素，以更好地了解组织的 MIHS 使用意愿。

影响用户使用 MIHS 的激励因素和保健因素如表 9-1 所示。有关 MIHS 使用的解释文献主要集中在个人层面，很少集中在组织层面（Pedersen and Ling，2002）。影响组织使用 MIHS 的因素与个人的相似，但是组织在使用激励因素和保健因素方面与个人是截然不同的。一方面，组织和个人在使用 MIHS 时追求的利益不同。个人通过使用 MIHS 改善行为、生活方式和工作方式，从而改善其身体素质（Deng et al.，2014）。因此，个人用户使用 MIHS 时重视与健康改善相关的个人结果（如感知价值、感知易用性、享受和感知有用性）（Turel et al.，2007），但是，这些因素可能不是组织使用 MIHS 的主要驱动力。MIHS 可以为组织创造价值，因为它可以提高组织的灵活性，并帮助开发新的业务模型、新的服务方式以及新的业务解决方案（Carlsson，2002），这些结果使组织变得更具创新性、更有竞争优势。

表 9-1　文献回顾

文献	视角	激励因素	保健因素	理论
Wu 等（2007）	医疗保健专家	感知有用性、技术支持和培训	兼容性、MIHS 自我效能、感知易用性	修订后的技术接受模型
Guo 等（2012）	消费者	个性化关注	隐私关注、信任	隐私演算
Wu 等（2011）	医院专家	感知有用性、IT 方面的个人创新、主观规范	感知的行为控制、感知易用性	理性行为理论和计划行为理论
Guo 等（2013）	老年人	感知有用性、技术支持和培训	感知易用性、对变化的抵制、技术焦虑、对改变的抗拒	技术接受的双因素模型
Sun 等（2013）	消费者	响应效率、主观规范、感知脆弱性、感知严重性	感知易用性、响应成本、自我效能	接受和使用技术的统一理论
Deng 等（2014）	公民	感知价值、主观规范、自我实现需要	感知行为控制、感知的身体状况、对改变技术的抵抗	价值态度行为模型和计划行为理论
Shareef 等（2014）	糖尿病患者	感知有用性	感知易用性、感知兼容性、感知可靠性、感知的隐私和安全性	修订后的技术接受模型
Zhang 等（2014b）	消费者	便利条件、主观规范	—	理性行为的修正理论
Guo 等（2015）	消费者	感知脆弱性、感知严重性	反应效能、自我效能	保护动机理论
Becker（2016）	年轻人	感知有用性、社会影响	感知易用性、自我效能、应用程序安全性信任、任务技术适配	修订后的技术接受模型
Dwivedi 等（2016）	公民	绩效预期、社会影响、便利条件、享乐动机、等待时间	努力期望、价格价值	接受和使用技术的统一理论

另一方面，个人对 MIHS 的抵制可归因于他们对自身能力不足和学习新技术的巨大付出的担忧。因此，在关于 MIHS 使用的研究中，一些个人能力因素（如自我效能、技术焦虑、感知的身体状况和对变化的抵制）和技术因素（如技术状况、质量和兼容性）等保健因素已经得到了广泛的研究。但是，组织可能在使用该新技术时会担心如何保护其信息隐私，也更重视保密和隐私。综上所述，组织对于使用 MIHS 的收益和风险有不同的看法。组织在引入 MIHS 时，如何获得相对优势，并减少隐私问题逐渐成为研究人员关注的焦点。

9.3　基于价值获取的移动互联网健康服务使用理论开发与模型设计

9.3.1　相对优势与感知可信度的价值影响分析

1. 移动互联网健康服务相对优势

在有关理论中,创新扩散理论自从被 Rogers(1995)提出后,已被广泛用于信息系统和信息技术相关服务的使用和扩散中,同时建立了感知的创新属性(相对优势、兼容性、复杂性、可试用性和可观察性)与使用率的关系。因此,该理论对于预测 MIHS 等创新技术的使用非常重要。

根据相关文献(Hsu et al., 2007),相对优势被定义为 MIHS 比其他替代服务更好的程度。对于个人用户而言,提高相对优势可能包括提高工作质量、提高完成任务的速度以及通过使用 MIHS 提高工作效率(Hsu et al., 2007)。但是,对于组织而言,相对优势与竞争力相关。相对优势的改善包括提高效率和盈利能力,并降低运营成本。相对优势是五个创新属性之一,它被认为是创新使用的最佳预测指标之一(Rogers, 1995)。

创新扩散理论也表明创新的相对优势与使用成正比(Rogers, 1995)。相对优势对移动互联网的使用有积极影响(Hsu et al., 2007)。如果组织认为 MIHS 可以在很大程度上提高效率和盈利能力,并增强其竞争力,那么 MIHS 将很容易被接受和使用。因此,移动医疗服务的相对优势越高,组织使用移动医疗服务的可能性就越高。

假设 1:相对优势会对组织的 MIHS 使用意愿有正向影响。

2. 组织对移动互联网健康服务的感知可信度

先前研究已探索了感知可信度与用户使用行为之间的关系(Luarn and Lin, 2005),但所采用的模型对整体 MIHS 的使用的适用性尚未得到研究,此外,其模型基于 180 个用户进行测试,在组织层面可能具有通用性,因此感知可信度可能会影响组织使用 MIHS。

尽管相对优势可能是组织在使用移动医疗服务方面的重要因素,但与感知可信度有关的安全性和隐私问题也可能会影响 MIHS 的使用(Luarn and Lin, 2005)。基于个人用户感知可信度的定义,组织对应的感知可信度可定义为使用 MIHS 将确保组织免受安全和隐私威胁的程度。

感知可信度对使用各种 MIHS 有显著的积极影响(Luarn and Lin, 2005)。感知可信度增强了组织使用 MIHS 的信心。如果组织认为 MIHS 的可信度很高，则会增加使用的意愿（Liu et al.，2009）。组织不太可能使用感知可信度较低的 MIHS。

假设 2：感知可信度对组织的 MIHS 使用意愿有正向影响。

3. 相对优势和感知可信度的相对重要性

对于组织来说，感知可信度可能是一个保健因素。因为如果组织认为移动医疗服务不值得信赖，那么就不太可能使用它，相反，组织使用率将会增加（Luarn and Lin，2005）。相对优势可能是一种激励因素，如果组织可以从移动医疗服务中获得相对优势，那么组织会更可能使用 MIHS（Rogers，1995）。根据双因素理论，当同时具备两个因素时，激励因素比保健因素更为重要（Herzberg et al.，1959）。因此，对于组织使用 MIHS 来说，相对优势比感知可信度更为重要。

假设 3：与感知可信度相比，相对优势对组织的 MIHS 使用意愿的影响更强。

9.3.2　环境不确定性的调节作用

环境不确定性可以定义为组织周围的不确定性，主要包括动态、异质性和攻击性三个方面（Newkirk and Lederer，2006），其中，动态反映了竞争对手的需求和行为的不可预测的变化，异质性反映了客户行为和产品或服务的多样性，攻击性反映了竞争环境中的竞争程度。

基于信息处理理论（Galbraith，1974），不确定的环境要求组织拥有更强的信息处理能力。MIHS 使组织能够随时随地地获取和处理关键信息（Deng et al.，2010），这放大了相对优势对使用意愿的影响。此外，在不确定性很高的环境中，竞争会提高创新使用率（Ettlie，1983）。使用创新的信息技术可以显著增强组织的竞争能力（Thong，1999）。首先，使用 MIHS 可以改变提供医疗服务的方法，从而改变产业结构和竞争规则；其次，MIHS 还可以通过帮助组织更快、更有效地满足客户的要求来创造竞争优势；最后，MIHS 可以为组织带来新的健康服务方式，帮助他们超越竞争对手。因此，在具有高度不确定性的环境中的组织会感到更加需要使用 MIHS 来获得竞争优势。

假设 4：环境不确定性增强了相对优势对组织的 MIHS 使用意愿的正向影响。

环境不确定性要求组织使用更可信的技术和管理方法来获得竞争优势（Mao et al.，2015），这可以放大感知可信度对组织使用移动医疗服务的影响。此外，信息技术的使用将给用户带来焦虑和不适感（Igbaria，1993）。在组织使用信息技术之前，需要对其进行评估，以便在环境不确定的情况下满足更多的信息处理要求（Liu，2015a）。因此，当组织决定使用 MIHS 时，需要更多的感知可信度来减少不确定性。

假设 5：环境不确定性增强了感知可信度对组织的 MIHS 使用意愿的正向影响。

基于以上分析，研究模型如图 9-1 所示。

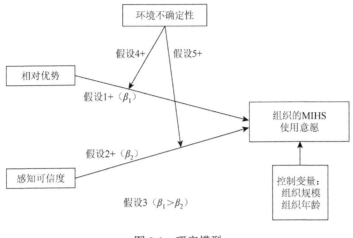

图 9-1　研究模型

9.4　移动互联网健康服务使用数据分析与验证

9.4.1　数据收集与分析

1. 量表开发

本章根据文献中现有的量表设计了问卷。所有的测度项均采用 5 分利克特量表来测度，1 分代表"非常不同意"，5 分代表"非常同意"。选取 20 位管理者进行预测试，并根据其反馈意见修改问卷，表 9-2 列出了所有构念、测度项及其来源。

表 9-2　构念与测度项

构念	题项	测度项	文献
相对优势（RA）	RA1	使用 MIHS 可以增强组织的竞争优势	Rogers（1995）
	RA2	使用 MIHS 可以增强客户与组织之间的关系	
	RA3	使用 MIHS 可以提高组织效率	
	RA4	使用 MIHS 可以降低运营成本	
	RA5	使用 MIHS 可以提高组织的信誉	

续表

构念	题项	测度项	文献
感知可信度（PCR）	PCR1	使用 MIHS 不会泄露组织的隐私信息	Luarn 和 Lin（2005）
	PCR2	组织可以安全地使用 MIHS 进行业务处理	
环境不确定性（EU）	EU1	行业内产品或服务的技术变化很快	Chen 等（2014）
	EU2	行业在产品或服务质量、价格方面存在激烈的竞争	
	EU3	行业竞争有相当大的差异	
组织的 MIHS 使用意愿（OI）	OI1	组织有很高的意愿使用 MIHS	Deng 等（2014）
	OI2	组织想学习使用 MIHS	
	OI3	组织计划使用 MIHS	
	OI4	与其他类型服务相比，组织更愿意使用 MIHS	

2. 数据收集

在现代信息管理研究中心的帮助下，获取了卫生领域 500 家中国组织的名单。这些组织和信息系统部门管理者被选为受访者，通过与他们联系，确定了愿意参加问卷调查的受访者。高级管理人员是领导一个组织并监督主要业务部门的人员，由于他们对组织有全面的了解，因此被要求提供组织的基本信息，并回答与相对优势、感知可信度和环境不确定性有关的问题。信息系统经理是领导该组织的信息系统部门并负责组织中信息系统管理的人员，他们是决定组织是否需要使用 MIHS 的关键决策者，因此他们被要求回答与组织的 MIHS 使用意愿相关的问题。

问卷通过邮寄的方式发送给选定的组织高级管理人员和信息系统经理。共发放 500 份问卷，共返回了 320 张可用的问卷，回收率为 64%。高级管理人员的年龄为 23～52 岁，其中有 192 名男性，128 名女性。信息系统经理的年龄为 20～48 岁，其中男性为 215 名，女性为 105 名。表 9-3 为所选组织的特征。

表 9-3　样本特征（$n = 320$）

变量	项目	计数/名	比例
组织规模	<100 人	92	28.8%
	100～500 人	70	21.9%
	500～2 000 人	52	16.3%
	2 000～10 000 人	72	22.5%
	≥10 000 人	34	10.6%

续表

变量	项目	计数/名	比例
	1～5 年	52	16.3%
	6～10 年	56	17.5%
组织年龄	11～15 年	28	8.8%
	16～20 年	88	27.5%
	>20 年	96	30.0%

注：由于本表中的数据进行了四舍五入，可能存在百分比相加不等于 100% 的情况

9.4.2　测度评估

本章使用偏最小二乘法（partial least squares，PLS）进行数据分析，该方法适用于小样本，并且可以得到相当大的模型解释。使用 Smart PLS 2.0 评估测度模型，该测度模型包含了反映型的构念（Petter et al.，2007）。通过检验交叉载荷、CR 和 AVE 评估所有构念的收敛效度。如表 9-4 所示，所有因子的载荷都大于 0.7，表明了良好的内部一致性。表 9-5 列出了变量的均值和标准差、相关性、CR、Cronbach's α 和 AVE。CR 和 Cronbach's α 的值均高于阈值 0.7，AVE 的值都高于 0.5。

表 9-4　题项和构念的相关性

变量	RA	PCR	EU	OI
RA1	**0.84**	0.33	0.25	0.42
RA2	**0.87**	0.30	0.31	0.50
RA3	**0.88**	0.25	0.32	0.53
RA4	**0.86**	0.28	0.29	0.51
RA5	**0.79**	0.17	0.23	0.42
PCR1	0.27	**0.90**	0.25	0.35
PCR2	0.30	**0.91**	0.27	0.36
EU1	0.25	0.15	**0.78**	0.28
EU2	0.33	0.28	**0.97**	0.39
EU3	0.27	0.29	**0.82**	0.31
OI1	0.50	0.36	0.33	**0.91**
OI2	0.53	0.35	0.37	**0.92**
OI3	0.50	0.36	0.33	**0.91**
OI4	0.53	0.35	0.37	**0.92**

注：加粗部分为因子载荷

表 9-5　描述性统计、相关性和信度

变量	均值	标准差	Cronbach's α	RA	PCR	EU	OI
RA	2.37	0.92	0.90	CR = 0.93; AVE = 0.72			
PCR	2.51	0.96	0.78	0.31**	CR = 0.90; AVE = 0.82		
EU	2.45	1.13	0.81	0.13	0.09	CR = 0.89; AVE = 0.74	
OI	2.70	0.83	0.93	0.57**	0.39**	0.38**	CR = 0.95; AVE = 0.83

**表示 $p<0.01$

通过检验两个潜变量之间相关性的平方是否小于每个变量的 AVE 来评估判别效度（Liu，2016）。如表 9-5 所示，结果满足区分效度评估标准。按照 Liu 和 Deng（2015）的研究进行了哈曼单因素检验，以检验是否存在共同方法偏差。对自变量和因变量的因子分析表明，没有单个的因子能够解释大部分方差，因此，不存在共同方法偏差。总之，这些结果为模型的良好测度提供了有力依据。

9.5　移动互联网健康服务的使用行为机理分析与讨论

9.5.1　假设检验

本章通过 PLS 进行层次回归分析来检验假设，使用分层程序运行三个模型。模型 1 评估了控制变量的影响。随后，模型 2a 评估了相对优势和感知可信度对组织的 MIHS 使用意愿的影响，即假设 1 和假设 2，该结果也被用作检验假设 3。最后，在模型 3 中加入调节变量、解释变量及其交互项来检查调节变量的影响（假设 4 和假设 5）。通过比较每个模型，获得增量解释方差。对 320 名受访者进行 Bootstrap 分析。路径系数、R^2 的增量变化以及各模型之间的 F 值的结果如表 9-6 所示。

表 9-6　层次回归分析结果

变量		模型 1	模型 2a	模型 2b	模型 3a	模型 3b	模型 3c
控制变量	组织规模	0.05	0.02	0.05	0.04	0.04	0.03
	组织年龄	−0.19**	0.14**	0.14**	0.14**	0.14**	0.14**
主效应	相对优势		0.52**	0.46**	0.47**	0.46**	0.47**
	感知可信度		0.31**	0.27**	0.27**	0.27**	0.27**
	环境不确定性			0.18**	0.17**	0.18**	0.17**

续表

变量		模型 1	模型 2a	模型 2b	模型 3a	模型 3b	模型 3c
调节效应	相对优势×环境不确定性				0.08*		0.11*
	感知可信度×环境不确定性					−0.03	−0.07
ΔR^2			0.348	0.027	0.014	0.001	0.045
f^2			0.574	0.047	0.025	0.002	0.078
R^2		0.046	0.394	0.421	0.435	0.422	0.439
F值			180.317**	14.596**	7.731**	0.540	24.171**

注：由于假设涉及了差异的方向，因此进行单尾 t 检验

*表示 $p<0.05$，**表示 $p<0.01$

　　如表 9-6 模型 1 所示，组织年龄对组织的 MIHS 使用意愿有负向影响，这意味着发展中的组织会有更高的使用移动医疗服务的意愿。但是，组织规模对组织的 MIHS 使用意愿的影响不显著。模型 2a 显示，相对优势会显著影响组织的 MIHS 使用意愿（假设 1）。该结果表明，相对优势是组织使用 MIHS 的重要驱动因素。如果某些 MIHS 的相对优势很高，那么组织更有可能使用该服务。此外，感知可信度对组织使用 MIHS 产生正向影响（假设 2），该结果表明感知可信度也是影响组织的 MIHS 使用意愿的重要因素。相对优势和感知可信度都对组织的 MIHS 使用意愿产生积极影响。相对优势的影响大于感知可信度。为了检验假设 3，使用了 Liu（2015b）提出的 t 检验比较了路径系数，这两个路径系数存在显著差异（$t=3.67$），因此支持假设 3。

　　如表 9-6 中的模型 3a 所示，环境不确定性和相对优势的交互项系数为正并且显著（$\beta=0.08$），表明环境不确定性能加强相对优势对组织的 MIHS 使用意愿的影响。基于交互项，解释方差增加了 1.4%。F 值同样表明解释方差的变化显著。因此，假设 4 得到支持。在模型 3b 中，环境不确定性与感知可信度的交互项系数不显著（$\beta=-0.03$），表明对组织的 MIHS 使用意愿的影响无显著调节作用，交互项仅增加了 0.1%的解释方差，因此，不支持假设 5。模型 3c 提供了对调节变量和解释变量的交互作用的进一步解释。全部假设检验的支持结果如表 9-7 所示，除假设 5 以外，假设 1、假设 2、假设 3 和假设 4 均得到支持。

表 9-7　假设检验支持情况

假设	结果
假设 1：相对优势→组织的 MIHS 使用意愿	支持
假设 2：感知可信度→组织的 MIHS 使用意愿	支持

续表

假设	结果
假设3: 相对优势的影响大于感知可信度的影响	支持
假设4: 相对优势×环境不确定性→组织的 MIHS 使用意愿	支持
假设5: 感知可信度×环境不确定性→组织的 MIHS 使用意愿	不支持

9.5.2　讨论

本章首次尝试了在 MIHS 情境下整合采纳理论和权变理论,结果表明环境不确定性调节了相对优势对组织的 MIHS 使用意愿的影响;比较了相对优势和感知可信度对组织的 MIHS 使用意愿的影响,发现相对优势在组织决定使用 MIHS 方面比感知可信度更重要,因此全面了解了相对优势和感知可信度如何影响组织的 MIHS 使用意愿,具体而言,相对优势和感知可信度都会促进组织使用 MIHS。

9.5.3　理论启示

本章研究结论对 MIHS 研究人员和信息安全研究人员有一些启示,促进了 MIHS 研究人员理解组织使用移动医疗服务的决定因素。基于双因素理论,研究结果表明相对优势和感知可信度可以在很大程度上解释组织的 MIHS 使用意愿。相对优势对个人使用不同类型的 MIHS(如多媒体消息服务)有正向影响(Hsu et al., 2007),支持了研究结果。

对于信息安全研究人员而言,本章强调了感知可信度在组织使用 MIHS 中的作用,这在互联网健康相关的文献中很少被研究。通过移动互联网平台进行交易的安全性至关重要(Lam et al., 2003),无法为 MIHS 提供安全的系统将对使用 MIHS 产生负面影响(Ghosh and Swaminatha, 2001)。感知可信度意味着高度安全,会对组织的 MIHS 使用意愿有积极的影响。它有以下两方面的意义。首先,如果组织认为 MIHS 提供的交易不安全,那么他们的使用意愿可能会降低;其次,研究人员应将更多的精力集中在移动互联网健康服务环境的安全性上,以确保组织使用该服务的可靠性。

本章的一个重要贡献是发现了相对优势比感知可信度对组织的 MIHS 使用意愿的影响更大。Hsu 等(2007)揭示了相对优势对创新者/早期使用者等使用多媒体消息服务的决策的重要影响,在一定程度上支持了本章的研究结果。此外,本章研究结果与另一项关于相对优势是采用创新的最佳预测指标的命题相符(Rogers, 1995)。相对优势相对于感知可信度更具有效性和重要性。

本章实证结果也表明了环境不确定性的调节作用。具体而言，在高度不确定的环境中，相对优势对组织的 MIHS 使用意愿的影响更大。但是，无论是高不确定性还是低不确定性，感知可信度对组织的 MIHS 使用意愿的影响都不会改变，一种解释是感知可信度是组织使用 MIHS 的基本要求。无论环境是确定的还是不确定的，感知可信度都是必要的。

9.5.4　实践启示

相对优势和感知可信度在组织使用移动医疗服务中均起着重要作用。因此，在评估使用移动医疗服务所涉及的相对优势时，组织和信息系统部门的管理者应当仔细评估移动互联网平台交易的可信度和安全性。如果该平台的诚信等级很低，那么就可能存在服务风险。另外，移动运营商、移动医疗服务提供商等其他相关方应当改善技术的安全性。

由于相对优势比感知可信度更有效，移动医疗服务提供商不仅应关注移动技术，还应关注对组织有益的相对优势。另外，由于环境不确定性可以增强相对优势对组织使用移动医疗服务的影响，组织和信息系统部门的管理者应意识到要及时评估组织所在环境的不确定性。

9.6　本 章 小 结

组织使用 MIHS 对于移动互联网技术在医疗领域的普及有重要意义。本章聚焦于研究相对优势和感知可信度如何影响组织的 MIHS 使用意愿，以及环境不确定性如何改变相对优势和感知可信度与组织的 MIHS 使用意愿之间的关系，实证研究结果有一定的理论和实践启示。

第 10 章　健康信息系统项目的风险控制
与价值提升策略研究

10.1　健康信息系统项目的风险控制概述

互联网健康平台是信息系统的重要组成部分，好的健康信息系统可以提高医生使用互联网健康平台的效率，使他们能够为患者提供高质量的健康服务（Petter and Fruhling，2011）。然而，在过去几十年中，健康信息系统项目的成功率很低，大约 70%的健康信息系统没有取得令人满意的结果（Heeks，2006），大大限制了互联网健康平台的服务绩效和价值创造。虽然很多医疗机构已经为开发信息系统项目做了大量投资，但大多数医疗健康专业人员都不止一次遭遇过系统故障（Lorenzi and Riley，2003）。总体而言，以往的健康信息系统项目呈现出绩效低、风险管理和控制差等特点。

高效的健康信息系统是实现互联网健康平台正常运行、提高绩效的前提。为了提高信息系统项目的价值，研究出现了两个分支，其中一个分支基于控制理论聚焦于管理控制（Tiwana and Keil，2010），而另一个分支则基于风险的角度强调管理关键风险的必要性，特别是那些与组织环境和团队有关的风险（Wallace et al.，2004）。然而，这些研究分支忽视了信息系统项目的类型和背景，并且很少有人关注健康信息系统项目。在以往有关健康信息系统管理控制的研究中，存在至少以下三个方面的不足。

第一，尽管很多研究探索了管理控制与项目绩效之间的联系，但很少有研究探讨过管理控制在健康信息系统项目中的影响。例如，Henderson 和 Lee（1992）从项目经理的角度考察了控制与绩效的关系。Liu（2015a）则提出了一些论点和实证证据来支持其每一种控制模式与信息系统项目的绩效呈正相关的假设。然而，健康信息系统项目的开发与其他项目有很大的不同（Braa et al.，2007），这种信息系统需要处理大量数据和复杂的健康信息（Meslin et al.，2013）。此外，尽管需要广泛共享信息，但保障安全和隐私对健康信息系统而言也同样重要（Kushniruk et al.，2013）。因此，健康信息系统项目往往表现出极大的技术复杂性、较长的持续时间以及很高的开发难度，从而导致了不同的控制策略和效果（Tiwana，2008）。先前文献也表明一些管理控制在高度复杂的环境下是无效的（Liu，2015a）。因而，在高度复杂的健康信息系统项目中，一些控制也可能无效。尽管可以通过实施各种管理控制模式（即自我控制、群体控制、结果控制和行为控制）来提高绩效，但控制与绩效价值的相关性结果被发现具有矛盾性。例如，在几项研究中，行为控制和群体控制对绩效有正向影响（Henderson and Lee，1992），而在其他研究中，它们对绩效价值的影响则不显著（Tiwana and Keil，2010）。因此，缺乏实证证据来确定每种类型的管理控制是否能提高健康信息系统项目的绩效价值。

第二，一些与健康信息系统项目管理相关的研究表明，控制活动可以减少实施失败而促使项目成功，因为这种策略可以提高临床和技术活动的可见度和可计算性（Ludwick and Doucette，2009）。然而，其他研究人员认为，只有平衡控制和自主性的管理控制模式才能显著提高健康信息系统项目的绩效价值（Kimaro et al.，2008）。鉴于并非所有的管理控制模式（如自我控制）都能同等平衡控制和自主性，理解每种管理控制模式如何影响健康信息系统项目的绩效价值是重要的。

第三，虽然以前研究已经整合了控制和风险对信息系统项目绩效价值的共同影响（Tiwana and Keil，2010；Keil et al.，2013），但它们的有效性从未在健康信息系统项目背景中得到检验，考虑到健康信息系统项目和其他类型项目之间的差异之大，有必要研究该问题。此外，以往关于控制和风险的整体影响的研究结果具有矛盾性。例如，用户和需求风险被发现对信息系统项目中的控制-绩效价值相关性有负面影响（Keil et al.，2013）。相反，环境风险等则可以增强控制有效性，因为在不确定的环境中，一些控制模式更为合适和有效（Harris et al.，2009）。因此，明确理解风险如何改变控制-绩效价值相关性是至关重要的。此外，尽管一些风险的调节效应已经得到了广泛的研究，但控制和某些类型的风险（如组织环境风险和团队风险）的综合影响仍未被探索。较高的团队风险可能会降低一些管理控制模式（如群体控制）的影响，但也可能增强其他管理控制模式（如自我控制）的影响，Keil 等（2013）的研究强调了这一研究空白。因此，风险特别是组织环境风险和团队风险，是如何改变管理控制与健康信息系统项目绩效价值之间的关系的需要进一步研究。

考虑到一些风险和管理控制模式可能会对绩效价值产生重要影响，而另一些则可能影响不显著，全面梳理这些矛盾的结果可以防止健康信息系统项目的项目经理、客户联络人和其他利益相关者投入不必要的成本和资源。本章通过研究管理控制如何影响健康信息系统项目的绩效价值，以及组织环境风险和团队风险如何改变上述影响等问题来弥补以往研究的不足。

10.2　健康信息系统项目风险控制理论综述

10.2.1　管理控制模式

本章将管理控制定义为促使健康信息系统项目参与者根据合适的策略采取行

动以实现预期的目标所做的尝试（Kirsch，1997；Tiwana and Keil，2010）。实施管理控制的过程涉及两个重要角色。一是控制者，其负责设计和实施特定的控制模式（Kirsch et al.，2002）。二是受控者，其行为和活动因控制过程而改变（Kirsch et al.，2010）。在本章中，选择客户代表作为控制者，从客户角度对健康信息系统项目进行监督，开发团队成员则是受控者。

管理控制包括两种类型的控制，即正式控制和非正式控制。正式控制通过阐明过程的步骤和产出要求，评估这些要求是否得到满足，并适当地奖励受控者来影响其行动和举止（Choudhury and Sabherwal，2003）。正式控制包括两种模式，即行为控制和结果控制。行为控制是为了评估预定义的过程和步骤是如何被阐明和执行的（Kirsch，1996），而结果控制则是一种评估目标如何实现的方法，也是帮助控制者适当地奖励受控者的手段（Kirsch et al.，2002）。非正式控制通过采用自我管理以及控制者和受控者之间的社交策略来影响受控者的行为，从而促进共同目标的整体实现（Kirsch et al.，2010）。非正式控制包括两种控制模式，即群体控制和自我控制。在群体控制中，控制者和受控者接受相似的规范和价值观，采用共同的方法和手段，并致力于实现集体目标（Kirsch et al.，2010）。在自我控制中，通常鼓励受控者设定自己的任务和目标，从而自主地实现目标，并根据自己的工作情况进行自我奖励（Kirsch，1996）。

10.2.2　健康信息系统项目中管理控制的作用

与被广泛关注的健康信息系统项目开发各种管理控制模式（包括控制模式的前因和管理控制的组合）的过程相比（Kirsch et al.，2010；Choudhury and Sabherwal，2003），管理控制与绩效价值之间的关系则很少受到关注。关于这一主题的现有研究也提供了相互矛盾的发现。例如，一些研究人员报告行为控制对绩效价值有正向影响（Henderson and Lee，1992；Klein et al.，2006）。然而，这种关系在其他研究中则不显著（Tiwana and Keil，2010）。此外，虽然已经发现群体控制和自我控制对绩效价值有正向影响，但这些控制对绩效价值的影响在其他研究中不显著（Tiwana and Keil，2010；Henderson and Lee，1992）。因此，需要更多管理控制模式与绩效价值之间相关性的证据来明确这一问题。

管理控制对绩效价值的影响可能随一些项目特征而发生改变，如外包情况（Tiwana and Keil，2010），这些影响在不同项目类型中可能不同（Keil et al.，2013）。与其他形式的项目相比，健康信息系统项目具有更高的技术复杂性和开发难度（Braa et al.，2007）。复杂的医疗健康信息和海量数据要求健康信息系统拥有庞大而高效的数据库管理系统（Meslin et al.，2013）。此外，较高的在线事务处理能力对于患者的紧急治疗十分必要（Kimaro et al.，2008）。由于患者的病历已经保存在系统中，健康信息系统需要满足高标准的安全性和可靠性，并能够每天 24 小时运行（Kushniruk et al.，2013），这种高度复杂性和难度往往导致健康信息系统项目耗时冗长、投资巨大（Braa et al.，2004），而功能、持续时间和成本可能会显著影响管理控制的效果。先前的研究（Liu，2015a）提出各种控制模式对一般信息系统项目的绩效价值有正向影响。基于此研究，有理由认为管理控制对健康信息系统项目的绩效价值有显著的积极影响。尽管健康信息系统项目的复杂性和难度较高，但健康信息系统项目仍然是一般信息系统项目的一个特例。因此，本章基于 Liu（2015a）的实证证据来确定健康信息系统项目背景下的管理控制与绩效价值的关系。为了满足功能的高标准、实现周期和预算目标，健康信息系统项目的控制人员应有效地执行各种管理控制。

10.2.3　健康信息系统项目中的风险、管理控制和绩效价值

基于以往的研究（Schmidt et al.，2001；Liu and Wang，2014），风险可以被定义为威胁健康信息系统项目成功实现的情形。虽然低绩效价值往往伴随着高风险，但一些研究发现风险往往与管理控制共同影响绩效价值（Keil et al.，2013；Harris et al.，2009）。然而，仍不清楚风险是正向还是负向地调节了管理控制与绩效价值之间的关系。包括用户风险和需求风险在内的一些风险被发现负向调节管理控制对信息系统项目绩效价值的影响（Keil et al.，2013）。从直觉上看，这个结果似乎正确。然而，一些研究人员认为，一些风险（如环境风险）能够增强控制效果（Harris et al.，2009）。虽然一些管理控制模式（如结果控制）受到风险的负向调节，但同样的风险可能增强其他控制模式（如行为控制）对绩效价值的正向影响（Tiwana and Keil，2010）。因此，研究健康信息系统项目中的风险与管理控制的交互影响至关重要。

在健康信息系统项目中，各种风险都可以调节管理控制与绩效价值的相关性，有两个重要的风险维度值得关注，即组织环境风险和团队风险。组织环境风险被视为一种涉及组织的不确定性（Wallace et al.，2004；Liu and Wang，2014），这种风险通常表现为不稳定的组织环境以及项目开发过程中组织管理的变化（Liu et al.，2009；Wallace et al.，2004）。团队风险是信息系统项目中的另一个关键风险维度，它被定义为开发团队成员的风险（Jiang et al.，2000）。团队成员缺乏足够的技能和专业知识是伴随团队风险而出现的主要问题（Wallace et al.，2004）。本章关注这两种风险的原因有三个。首先，这两种风险在各种风险维度中非常关键。例如，以往的研究发现一种组织环境风险，即缺乏高级管理人员的承诺，被认为是最重大的风险（Liu et al.，2009；Schmidt et al.，2001）。其次，这些风险可以捕捉来自控制者和受控者的情况。团队风险反映了开发团队中的

主要问题，而组织环境风险则主要来自客户方，这些特征促进了对风险影响的全面了解。最后，这两种风险已被证明在其他一些因素（如组织和流程匹配）与健康信息系统项目绩效价值之间具有调节作用（Hung et al.，2014）。先前研究认为风险抑制了管理控制与绩效价值之间的正相关关系（Keil et al.，2013）。基于此，组织环境风险和团队风险可能会调节管理控制对健康信息系统项目绩效价值的影响，这两种风险的存在将削弱管理控制与绩效价值之间的关系。与其他类型的外部环境风险相比，组织环境风险和团队风险对控制者和受控者有负面影响。组织环境风险的存在减少了用于项目的宝贵资源（Liu et al.，2009），而团队风险则增大了控制者对受控者进行有效控制的难度（Jiang et al.，2000）。因此，管理控制的正向影响可能被组织环境风险和团队风险抑制。

10.2.4　健康信息系统项目的绩效价值作为因变量

本章研究的结果变量是项目绩效价值。与先前的研究一致，项目绩效价值在此定义为健康信息系统项目目标的实现程度，以及交付的项目是否在预算、进度范围内并且符合高质量要求。项目绩效价值涵盖了项目约束的三个维度（即预算、进度和质量），并且可以恰当地反映项目的成功情况。

10.3　风险控制视角下绩效价值提升的理论开发与模型设计

10.3.1　管理控制对健康信息系统项目绩效价值的影响

管理控制被视为提高信息系统项目绩效价值的有效手段（Tiwana and Keil，2007；Tiwana，2008）。现有实证证据表明每种控制模式对不同类型的信息系统项目的绩效价值都有正向影响（Liu，2015a）。根据以往的研究结果，所有的管理控制模式都可能会对健康信息系统项目的绩效价值产生正向影响。

控制者（客户代表）通过行为控制能够有效监督健康信息系统项目的开发过程（Tiwana，2008）。在行为控制中，受控者（即开发团队成员）被要求遵循程序和规则，以避免错误和返工（Klein et al.，2006），这种安排减少了开发健康信息系统的困难，并确保以低成本按时交付。此外，通过评估如何遵循明确的程序和步骤来完成项目目标，开发团队人员可以有效地完成任务并交付高质量的产品。在健康信息系统项目中，行为控制可以通过预定义的和演示的技术实施方案的规定和执行来帮助开发团队避免技术复杂性，并增强项目的绩效价值。

假设 1：行为控制正向影响健康信息系统项目的绩效价值。

结果控制在实现项目目标方面具有重要作用，它可以提高规划和执行相关工作的效率，从而促进绩效价值目标的实现（Keil et al.，2013）。结果控制还强调系统应用的质量，确保了每天 24 小时运行的健康信息系统的可靠性。通过将现有情况与预定义的目标进行比较，客户代表可以就可能的改进及时提供反馈（Klein et al.，2006），这种形式的控制对于需要长期开发的健康信息系统项目尤为重要，因为结果控制中预先确定的评估标准和项目目标基准确保了项目能够及时交付。

假设 2：结果控制正向影响健康信息系统项目的绩效价值。

在群体控制中，群体采用共同的规范和价值观，并通过群体商定的纪律方法来实现有效的工作生产（Kirsch et al.，2010），因此这种合作和基于信任的关系可以用来实现更好的绩效价值。客户代表和开发团队人员之间对规范和目标的相互理解使开发团队人员能够理解客户代表的要求和期望，并且保证了能够交付出令人满意的健康信息系统项目（Lee and Cavusgil，2006）。此外，群体控制可以通过促进信息和专业知识的有效交流来克服健康信息系统项目中常见的专业和复杂信息相关的问题。如此一来，项目绩效价值可以大大提高。

假设 3：群体控制正向影响健康信息系统项目的绩效价值。

自我控制强调通过个人工作完成任务（Kirsch，1997），它鼓励开发团队成员制定和追求自己的目标，并相应地给予自我惩罚或激励，这种自我控制与个人表现之间的关系已被证明是正向的（Wright et al.，1993）。在健康信息系统项目中，自我控制可以激励开发团队成员开发有用和高效的方法来完成他们的任务和目标，从而提高项目绩效价值。

假设 4：自我控制正向影响健康信息系统项目的绩效价值。

10.3.2　组织环境风险和团队风险的调节作用

行为控制和结果控制强调项目目标的实现以及实现这些目标的过程（Choudhury and Sabherwal，2003）。然而，当存在组织环境风险时，高级管理人员对项目的支持就会减少，资源可能被转用于其他项目（Liu et al.，2009）。没有了足够的人力和财力，项目目标将很难实现。此外，项目开发期间组织管理的变化同样会导致项目范围和任务的改变（Schmidt et al.，2001），在这种情况下，开发团队成员将发现很难遵循预定义的程序来完成他们的任务，从而损害项目的过程和结果。

相似地，这种风险对群体控制和自我控制的影响也有负面作用。在存在组织环境风险的情况下，客户代表和开发团队成员之间可能会在组织文化和项目目标上发生冲突（Liu et al.，2009），他们将不会分享相同的价值观和规范，故而信任关系难以发展，在这种环境下，群体控制将是无效的。此外，如果组织管理发生变化或缺乏所需资源，任务将很难完成，自我满足将会无效，任务也可能被更改，并且一些已完成的任务也会没有什么价值。

假设 5a～假设 5d： 健康信息系统项目中较高的组织环境风险降低了行为控制（假设 5a）、结果控制（假设 5b）、群体控制（假设 5c）和自我控制（假设 5d）对绩效价值的正向影响。

虽然行为控制要求开发团队成员遵循明确的程序和规则，但团队风险的存在削弱了行为控制的有效性。专业技能和专业知识不足的开发团队成员将无法有效地执行预定义的程序，从而对项目绩效价值产生不利影响（Wallace et al.，2004）。虽然结果控制强调实现项目目标的意义（Kirsch，2004），但是如果没有熟悉开发的成员指导，没有经验和培训不足的团队成员就不太可能实现这些目标。即使采取了结果控制，其对项目绩效价值的影响在团队风险存在时可能并不显著。

此外，当团队风险存在时，开发团队成员可能缺乏合作性和主动性来与客户联络人分享他们的规范和方法（Jiang et al.，2000）。开发团队成员的价值观和目标可能因其经验和技能不足而改变，在这种情况下，客户代表将很难拥有与开发团队成员相似的价值观和规范。此外，如果团队成员缺乏足够的技能，并且对任务不熟悉，他们就不能有效地独立设定和执行自己的目标（Kirsch，1997）。因此，在健康信息系统项目中，团队风险也削弱了自我控制和群体控制与项目绩效价值间的正向关系。

假设 6a～假设 6d： 健康信息系统项目中较高的团队风险降低了行为控制（假设 6a）、结果控制（假设 6b）、群体控制（假设 6c）和自我控制（假设 6d）对绩效价值的正向影响。

图 10-1 展示了研究模型。四种管理控制模式都对健康信息系统项目的绩效价值产生正向影响，但这种正向影响会被组织环境风险和团队风险削弱。

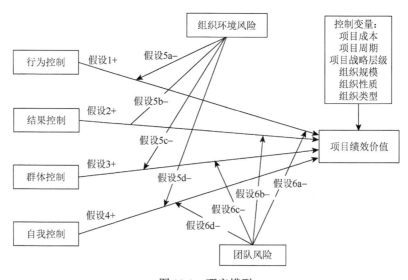

图 10-1　研究模型

10.3.3　控制变量

本章研究使用来自项目和组织两个层面的六个控制变量，即项目成本、项目周期、项目战略层级、组织规模、组织性质和组织类型。前三个变量是健康信息系统项目的关键特征，而后三个变量是实施该项目的医院的关键特征。项目周期和项目成本被认为是项目规模的两个关键方面。由于以往的研究认为项目规模会影响绩效价值（McFarlan，1981），故控制其产生的影响是有必要的。此外，健康信息系统项目的战略层级也可能影响绩效价值。战略项目比非战略项目具有更高的复杂性，可能导致更低的绩效价值（Wainwright et al.，2003）。同样，不同组织的项目绩效价值也各不相同。小型组织的项目可以更容易获得较大的管理支持，各利益相关方之间的沟通也更加有效，这使得小型组织的项目绩效价值要优于大型组织。组织性质和组织类型也可能影响项目绩效价值。公立和私立医院、一般和特殊医院具有不同的组织治理结构和组织环境不确定性，这可能会导致绩效价值的改变，因此控制组织规模、组织性质和组织类型对项目绩效价值的影响是必要的。

10.4　风险控制机制的数据分析与验证

10.4.1　数据收集与验证

为了验证这些假设，在中国通过对健康信息系统项目进行问卷调查收集获得定量数据。在健康信息资源研究中心的协助下，获得了进行过健康信息系统开发的 160 家医院的名单。随后，联系到了这些医院的主任并请他们选择了合适的健康信息系统项目和受访者，这些项目是根据两项标准选定的。首先，健康信息系统项目必须是最新的，并且已经在一年内完成，这一要求可以防止受访者需要克服回忆的困难来回答问卷的问题。其次，客户和健康信息系统项目人员都可以进行数据收集，这一标准促使我们全面了解项目，并大大减少了共同方法偏差的影响。客户代表和项目经理都被要求回答问卷。将客户代表定义为从客户角度监督健康信息系统项目的个体，其业务部门从根本上受到项目应用的影响。健康信息系统项目经理则被定义为从信息系统的角度领导项目并负责日常项目管理的个体。

总共确定了来自 160 家医院的 286 个项目，并将纸质问卷同时邮寄给与项目相关的两位受访者。在每个受访者对调查回复之前都联系了他们，并询问他们是否全面了解项目中的控制管理、风险和绩效价值情况。所有受访者都确定他们熟悉项目情况。在调查过程中，客户代表被要求评估组织环境风险和管理控制的情况，而项目经理则被要求提供项目的基本信息、评估绩效价值和团队风险。最后共回收了 195 份成对可用问卷，有效回复率是 68.2%。根据问卷调查结果，客户代表在信息系统方面的经验为 1～20 年（平均值 = 5.1，标准差 = 3.9），而他们在本组织工作的年限则为 2～35 年（平均值 = 9.1，标准差 = 6.7）。项目经理在信息系统方面的经验为 1～32 年（平均值 = 6.1，标准差 = 4.8），而他们在本组织工作的年限则为 1～31 年（平均值 = 9.8，标准差 = 6.6）。项目和医院的特征见表 10-1。

表 10-1　项目和医院的特征

特征类别	具体特征	范围	计数/名	百分比
项目特征	项目周期	1～6 个月	38	19.5%
		7～12 个月	61	31.3%
		13～18 个月	34	17.4%
		19～24 个月	26	13.3%
		>24 个月	36	18.5%
	项目成本	≤100 万元	62	31.8%
		100 万～500 万元	50	25.6%
		500 万～1000 万元	31	15.9%
		1000 万～5000 万元	23	11.8%
		>5000 万元	29	14.9%
	项目战略层级	战略层	38	19.5%
		管理层	81	41.5%
		运营层	76	39.0%
医院特征	组织规模（员工人数）	≤100 人	62	31.8%
		101～500 人	59	30.3%
		501～1000 人	35	17.9%
		>1000 人	39	20.0%
	组织性质	公立	125	64.1%
		私立	70	35.9%
	组织类型	综合	108	55.4%
		专科	87	44.6%

对外部有效性进行检查以确保不存在无回复偏差。将前期和后期返回的问卷进行统计比较，对项目绩效价值（$p = 0.35$）、组织环境风险（$p = 0.92$）、团队风险（$p = 0.35$）、自我控制（$p = 0.74$）、群体控制（$p = 0.52$）、结果控制（$p = 0.37$）和行为控制（$p = 0.58$）进行 t 检验，结果表明其中不存在显著差异。因此，无回复偏差在研究中并不是一个问题。

因为研究结果也可能会受到不同类型项目之间变化的影响，因此本章采用了一种 t 检验方法来检查项目特征对绩效价值的影响。短期与长期项目（$p = 0.27$）、低预算与高预算项目（$p = 0.35$）、战略与非战略项目（$p = 0.12$）之间的比较显示项目绩效价值并不存在显著差异。因此，项目之间的变化对研究结果的影响不大。

虽然通过配对设计可以大大减少共同方法偏差，但本章进一步利用标记变量分析进行验证（Malhotra et al.，2006）。首先，在问卷调查管理期间设置了两个标记变量（即"您目前在计算机上使用哪些操作系统"和"您喜欢甜食吗"）；其次，计算了标记变量与其他变量之间的相关性和平均相关性。结果表明，各相关性的显著性水平没有变化。因此，常见的方法偏差在研究中是不显著的。

10.4.2　测度

表 10-2 列举了构念与测度项，所有测度都是根据早期研究改编。各种控制模式是基于 Kirsch 等（2002）研究中的量表。组织环境风险和团队风险的测量方法改编来自 Wallace 等（2004）的研究。项目绩效价值的测量则是基于 Wallace 等（2004）提出的量表。5 分利克特量表被用来度量各个项目，涵盖范围从"强烈不同意（1 分）"到"强烈同意（5 分）"。使用分类变量来度量每个控制变量，表 10-2 列出了所有变量和测度项。针对十个客户代表和项目经理进行了预测试，以确保问卷的可读性和有效性。每个构念的题项数以及管理控制、风险和绩效价值的评分统计见表 10-3。

表 10-2　构念与测度项

构念	题项	测度项
行为控制（BC）	BC1	客户希望开发团队遵循可理解的书面步骤顺序来实现项目目标
	BC2	客户希望开发团队遵循明确的书面实施规则来实现项目目标
	BC3	客户评估实施过程遵循现有书面流程和实践的程度
结果控制（OC）	OC1	客户非常重视项目的及时完成
	OC2	客户非常重视在预算成本范围内完成项目
	OC3	客户非常重视项目的圆满完成
	OC4	客户使用预先确立的目标作为对开发团队评估绩效价值的基准
群体控制（CC）	CC1	客户积极参加项目会议来了解开发团队的目标、价值观和规范
	CC2	客户试图成为开发团队的"正式"成员
	CC3	客户试图理解开发团队的目标、规范和价值观
	CC4	客户非常重视理解开发团队的目标、价值观和规范

构念	题项	测度项
自我控制（SC）	SC1	开发团队在无客户参与的情况下自主地为该项目设定明确目标
	SC2	开发团队在无客户参与的情况下自主地为活动设定特定的流程
	SC3	开发团队在无客户参与的情况下自主地明确设定该项目时间表
组织环境风险（OR）	OR1	项目期间组织管理的变化
	OR2	对项目有负面影响的组织政治
	OR3	不稳定的组织环境
	OR4	项目期间组织进行重组
团队风险（TR）	TR1	开发团队成员培训不足
	TR2	经验不足的团队成员
	TR3	团队成员缺乏项目所需的专业技能
项目绩效价值（PP）	PP1	客户对此项目表示满意
	PP2	项目目标得到实现
	PP3	所开发应用的整体质量很高
	PP4	项目按期完成
	PP5	项目在预算内完成

表 10-3 管理控制、风险和绩效价值的评分统计

构念或关键测度	类型（题项数）	得分范围	计数/名	百分比
BC	构念（3）	1	0	0
		大于1且小于等于2	5	2.6%
		大于2且小于等于3	44	22.6%
		大于3小于等于4	118	60.5%
		大于4且小于等于5	28	14.4%
OC	构念（4）	1	2	1%
		大于1小于等于2	5	2.6%
		大于2且小于等于3	41	21.0%
		大于3且小于等于4	115	59.0%
		大于4且小于等于5	32	16.4%
CC	构念（4）	1	0	0
		大于1且小于等于2	10	5.1%
		大于2且小于等于3	51	26.2%
		大于3且小于等于4	125	64.1%
		大于4且小于等于5	9	4.6%

续表

构念或关键测度	类型（题项数）	得分范围	计数/名	百分比
SC	构念（3）	1	1	0.5%
		大于 1 且小于等于 2	10	5.1%
		大于 2 且小于等于 3	57	29.2%
		大于 3 且小于等于 4	115	59.0%
		大于 4 且小于等于 5	12	6.2%
OR	构念（4）	1	4	2.1%
		大于 1 且小于等于 2	56	28.7%
		大于 2 且小于等于 3	58	29.7%
		大于 3 且小于等于 4	61	31.3%
		大于 4 且小于等于 5	16	8.2%
TR	构念（3）	1	7	3.6%
		大于 1 且小于等于 2	36	18.5%
		大于 2 且小于等于 3	48	24.6%
		大于 3 且小于等于 4	79	40.5%
		大于 4 且小于等于 5	25	12.8%
PP	构念（5）	1	3	1.5%
		大于 1 且小于等于 2	32	16.4%
		大于 2 且小于等于 3	58	29.7%
		大于 3 且小于等于 4	73	37.4%
		大于 4 且小于等于 5	29	14.9%
项目具有高质量	项目绩效价值的关键测度（1）	1	6	3.1%
		2	33	16.9%
		3	68	34.9%
		4	77	39.5%
		5	11	5.6%
项目按期完成	项目绩效价值的关键测度（1）	1	4	2.1%
		2	38	19.5%
		3	74	37.9%
		4	66	33.8%
		5	13	6.7%
项目符合预算	项目绩效价值的关键测度（1）	1	4	2.1%
		2	38	19.5%
		3	67	34.4%
		4	70	35.9%
		5	16	8.2%

注：由于表中数据进行四舍五入，可能存在百分比之和不等于 100%的情况

10.4.3 测量模型

本章采用 PLS 来分析研究数据。PLS 不仅适合于形成解释模型，而且在有限的样本下也具有足够的统计能力（Gefen et al.，2011）。PLS 已被广泛应用于许多一般信息系统项目和医疗信息系统项目管理相关的研究中（Hsieh，2015）。本章研究采用 Liu 和 Wang（2014）的方法来验证测度模型，并对假设进行检验。首先，检验收敛效度、信度和判别效度，以确定测度质量；其次，使用层次回归分析检验假设。BC、CC、OR、TR 和 PP 被视作反映型构念，而 SC 和 OC 则是形成性变量，因为后两个变量满足了形成型构念的要求（Diamantopoulos，2011）。

表 10-4 给出了每个构念和题项间的载荷。所有交叉载荷都高于 0.7，超过了其他构念和题项之间的载荷，从而表明主构念与每个题项之间的共享方差超过了误差方差。表 10-5 显示了均值、标准差、Cronbach's α、AVE 及 CR，CR 和 Cronbach's α 值均高于 0.7，而 AVE 高于 0.5。判别效度通过判断 AVE 平方根是否超过构念的相关性来检验。表 10-5 表明判别效度对于测度来说是可接受的。总而言之，测度模型具有令人满意的性能。

表 10-4　构念和题项间的载荷

题项	BC	OC	CC	SC	OR	TR	PP
BC1	**0.86**	0.46	0.35	0.36	0.18	0.04	0.33
BC2	**0.78**	0.32	0.37	0.17	0.10	−0.02	0.25
BC3	**0.80**	0.44	0.36	0.29	0.07	−0.05	0.27
OC1	0.43	**0.89**	0.39	0.30	0.04	−0.14	0.31
OC2	0.41	**0.85**	0.31	0.27	0.08	−0.07	0.30
OC3	0.49	**0.86**	0.45	0.48	0.09	−0.08	0.36
OC4	0.33	**0.75**	0.36	0.35	0.15	0.10	0.26
CC1	0.27	0.24	**0.78**	0.22	0.02	0.02	0.26
CC2	0.44	0.45	**0.82**	0.34	0.13	0.01	0.27
CC3	0.36	0.39	**0.80**	0.32	0.06	−0.02	0.31
CC4	0.34	0.38	**0.82**	0.28	−0.08	−0.07	0.31
SC1	0.28	0.34	0.29	**0.86**	0.12	0.00	0.21
SC2	0.27	0.27	0.31	**0.87**	0.07	−0.03	0.24
SC3	0.31	0.47	0.33	**0.81**	0.13	−0.08	0.22
OR1	0.17	0.12	0.06	0.06	**0.81**	0.30	−0.00
OR2	0.12	0.09	0.01	0.11	**0.98**	0.36	−0.08
OR3	0.17	0.10	0.08	0.12	**0.85**	0.24	−0.03
OR4	0.14	0.11	0.03	0.14	**0.88**	0.33	0.00

续表

题项	BC	OC	CC	SC	OR	TR	PP
TR1	0.04	−0.01	−0.01	−0.05	0.29	**0.84**	−0.06
TR2	−0.02	−0.08	−0.03	−0.04	0.34	**0.98**	−0.17
TR3	−0.05	−0.01	0.04	−0.00	0.28	**0.81**	−0.02
PP1	0.26	0.23	0.21	0.20	−0.06	−0.14	**0.72**
PP2	0.31	0.32	0.36	0.23	−0.08	−0.11	**0.83**
PP3	0.28	0.31	0.25	0.24	0.02	−0.12	**0.78**
PP4	0.19	0.25	0.25	0.18	−0.02	−0.09	**0.71**
PP5	0.24	0.26	0.27	0.14	−0.13	−0.08	**0.72**

注：加粗部分为因子载荷

表 10-5　描述性统计、相关性与信度

变量	均值（标准差）	Cronbach's α	BC	OC	CC	SC	OR	TR	PP
BC	3.62 (0.66)	0.75	CR = 0.86; AVE = 0.67						
OC	3.68 (0.78)	0.86	0.51**	CR = 0.91; AVE = 0.71					
CC	3.41 (0.69)	0.82	0.44**	0.46**	CR = 0.88; AVE = 0.65				
SC	3.46 (0.71)	0.81	0.34**	0.46**	0.36**	CR = 0.89; AVE = 0.72			
OR	3.03 (0.93)	0.93	0.15**	0.11	0.04	0.12	CR = 0.93; AVE = 0.78		
TR	3.09 (1.01)	0.88	−0.01	−0.07	−0.02	−0.05	0.35**	CR = 0.91; AVE = 0.77	
PP	3.31 (0.69)	0.81	0.35**	0.38**	0.36**	0.27**	−0.07	−0.14	CR = 0.87; AVE = 0.57

注：采用双侧 t 检验；当 OC 和 SC 被指定为反映型测度时，计算其 Cronbach's α、AVE 和 CR
**表示 $p<0.01$

10.5　健康信息系统项目风险控制对绩效价值的影响机理与策略分析

10.5.1　假设检验

本章为了检验假设，使用 PLS 进行了层次回归分析。遵循 Liu 和 Wang（2014）提出的层次回归过程，系统地引入了预测因子来确定因变量方差的解释。首先，检验了控制变量的影响；其次，研究了自变量的影响；最后，通过引入调节变量分析交互效应。层次回归分析能够识别一对模型之间被解释的增量（Carte and

Russell，2003）。为了防止共同因素导致交互项的影响存在多重共线性，逐一评估由每个管理控制变量与风险调节变量构成的交互项的影响，通过这种方式，层次模型被构建出来以检验每个假设。

表 10-6 显示了路径系数、模型变动解释和 F 层次值。模型 1 表示控制变量（项目周期、项目成本、项目战略层级、组织规模、组织性质和组织类型）对项目绩效价值的影响不显著。因此，健康信息系统项目的绩效价值不随项目周期和项目成本而改变。不同规模（大或小）、性质（公立或私立）和类型（综合或专科）的组织中的战略和非战略项目也往往表现出相似的绩效价值。模型 2 表示行为控制、结果控制和群体控制与项目绩效价值的路径系数显著，而自我控制与项目绩效价值的路径系数并不显著。对因变量的解释有显著的增量 R^2（$\Delta R^2 = 0.198$）。因此，假设 1、假设 2、假设 3 得到支持，假设 4 不成立。

表 10-6　层次回归结果

变量		模型 1	模型 2	模型 3a	模型 3b	模型 3c	模型 3d	模型 3e	模型 3f	模型 3g	模型 3h
控制变量	项目成本	0.07	0.13	0.09	0.08	0.08	0.13	0.09	0.11	0.12	0.12
	项目周期	−0.07	−0.09	−0.04	−0.05	−0.04	−0.08	−0.03	−0.07	−0.08	−0.08
	项目战略层级	0.17	0.12	0.09	0.10	0.11	0.10	0.13	0.10	0.10	0.11
	组织规模	0.05	−0.03	−0.05	−0.03	−0.02	−0.04	−0.01	−0.02	−0.02	−0.03
	组织性质	−0.10	−0.11	−0.10	−0.11	−0.12	−0.11	−0.11	−0.12	−0.12	−0.12
	组织类型	−0.10	−0.08	−0.10	−0.08	−0.09	−0.09	−0.05	−0.04	−0.05	−0.05
主效应	行为控制		0.17*	0.17*	0.18*	0.17*	0.18*	0.17*	0.16	0.18*	0.17*
	结果控制		0.21*	0.21*	0.18*	0.19*	0.21*	0.21*	0.21*	0.24**	0.21*
	群体控制		0.17*	0.14*	0.16*	0.14*	0.16*	0.21*	0.21*	0.17*	0.18*
	自我控制		0.05	0.05	0.05	0.07	0.05	0.06	0.05	0.05	0.05
	组织环境风险			−0.07	−0.08	−0.10	−0.10				
	团队风险							−0.09	−0.09	−0.09	−0.07
调节效应	行为控制×组织环境风险			−0.27**							
	结果控制×组织环境风险				−0.17**						
	群体控制×组织环境风险					−0.25**					

续表

变量		模型 1	模型 2	模型 3a	模型 3b	模型 3c	模型 3d	模型 3e	模型 3f	模型 3g	模型 3h
调节效应	自我控制×组织环境风险						−0.09				
	行为控制×团队风险							−0.29**			
	结果控制×团队风险								−0.13*		
	群体控制×团队风险									−0.15**	
	自我控制×团队风险										−0.08
ΔR^2			0.198	0.070	0.029	0.063	0.011	0.074	0.022	0.028	0.004
f^2 （效应量）			0.263	0.102	0.040	0.091	0.015	0.109	0.030	0.039	0.005
R^2		0.049	0.247	0.317	0.276	0.310	0.258	0.321	0.269	0.275	0.251
F 值			48.38**	18.76**	7.33**	16.7**	2.71	19.95**	5.51*	7.07**	0.98

*表示 $p < 0.05$，**表示 $p < 0.01$

模型 3a、模型 3b、模型 3c、模型 3e、模型 3f 和模型 3g 对因变量的解释显著。行为控制与组织环境风险之间的交互项（$\beta = -0.27$，$p < 0.01$）、结果控制与组织环境风险之间的交互项（$\beta = -0.17$，$p < 0.01$）、群体控制与组织环境风险之间的交互项（$\beta = -0.25$，$p < 0.01$）、行为控制与团队风险之间的交互项（$\beta = -0.29$，$p < 0.01$）、结果控制与团队风险之间的交互项（$\beta = -0.13$，$p < 0.05$）、群体控制与团队风险之间的交互项（$\beta = -0.15$，$p < 0.01$）的系数均为负值并且显著，这些结果表明，行为控制、结果控制和群体控制对项目绩效价值的影响受到组织环境风险和团队风险的负向调节。交互项对因变量（即项目绩效价值）的解释从 2.2% 增加至 7.4%。然而，自我控制与组织环境风险之间的交互项（$\beta = -0.09$，$p > 0.05$）以及自我控制与团队风险之间的交互项（$\beta = -0.08$，$p > 0.05$）均不显著。交互项仅使得项目绩效价值的解释方差从 0.4% 增加到 1.1%。因此，除了自我控制与组织环境风险之间以及自我控制与团队风险之间的交互作用以外，所有的调节效应都是显著的。另外，每个模型中 F 层次值的显著性水平进一步验证了这个结果。总体来说，假设 5a、假设 5b、假设 5c、假设 6a、假设 6b、假设 6c 得到了支持，而假设 5d 和假设 6d 没有得到支持，表 10-7 汇总了假设支持情况。

表 10-7　假设支持情况

假设	结果
假设 1：行为控制→项目绩效价值	支持
假设 2：结果控制→项目绩效价值	支持
假设 3：群体控制→项目绩效价值	支持
假设 4：自我控制→项目绩效价值	不支持
假设 5a：行为控制×组织环境风险→项目绩效价值	支持
假设 5b：结果控制×组织环境风险→项目绩效价值	支持
假设 5c：群体控制×组织环境风险→项目绩效价值	支持
假设 5d：自我控制×组织环境风险→项目绩效价值	不支持
假设 6a：行为控制×团队风险→项目绩效价值	支持
假设 6b：结果控制×团队风险→项目绩效价值	支持
假设 6c：群体控制×团队风险→项目绩效价值	支持
假设 6d：自我控制×团队风险→项目绩效价值	不支持

10.5.2　讨论

　　本章通过整合健康信息系统项目中的风险、管理控制和绩效价值，对现有文献作出了两项重要贡献。首先，本章发现行为控制、结果控制、群体控制对健康信息系统项目的绩效价值有正向影响，而自我控制与项目绩效价值的关系则不显著，这些发现表明管理控制的有效性在健康信息系统项目中是不同的，并非所有控制模式都会显著影响健康信息系统项目的绩效价值，因此，对于这种复杂的项目，有效的控制模式应该优先于无效的控制模式；其次，本章发现风险在管理控制与项目绩效价值的关系中具有调节作用，具体而言，组织环境风险和团队风险减少了行为控制、结果控制和群体控制对健康信息系统项目绩效价值的正向影响，这意味着项目绩效价值依赖于管理控制和风险的综合影响。因此，在健康信息系统项目中实施控制时应考虑降低来自客户和开发团队双方的风险。

　　对于健康信息系统项目中自我控制与项目绩效价值之间的不显著关系有两种解释。一种解释是，自我控制是促进个人目标实现的有效方法，但它对整个项目的绩效价值可能不那么有效。另一种解释可以归因于健康信息系统的复杂性和特殊性，它需要转移和处理大量数据以及专门的医学知识，这一特性要求开发团队成员之间、用户和开发团队成员之间进行有效的沟通与知识共享。因此，激励个人工作的自我控制可能在提高健康信息系统项目绩效价值方面不是非常有效。

10.5.3　理论启示

本章有以下理论启示。首先，行为控制、结果控制和群体控制对健康信息系统项目的绩效价值有正向影响，而自我控制与项目绩效价值的相关性则不显著，这一发现支持了现有研究结果（Tiwana and Keil，2010；Liu，2015a）。然而，正如先前文献显示，本章研究并没有在健康信息系统项目中观测到自我控制与项目绩效价值的显著相关性，这些结果表明，在健康信息系统项目背景下，并非所有的控制模式都能单一有效地提高项目绩效价值。Liu（2015a）的观点和研究结果确定了所有控制模式的有效性，不同于本章提供的证据。因此，在健康信息系统项目和其他一般信息系统项目中应该采用不同的控制策略。

值得注意的是，虽然行为控制、结果控制和群体控制对项目绩效价值有正向影响，但实施每种管理控制模式的成本是不同的。与行为控制和群体控制相比，结果控制对控制者（即客户代表）的行为可观察性要求不高（Kirsch et al.，2002）。因此，客户代表应该花大量的时间来监督开发过程并经常参加项目会议，以有效地实行行为控制和群体控制。此外，客户代表应仔细评估和比较不同形式的管理控制所产生的收益和成本，然后选择最有效的方法。

尽管自我控制对健康信息系统项目绩效价值的影响不显著，但自我控制可能与其他管理控制模式相互作用，从而显著影响项目绩效价值。例如，自我控制可以通过与行为控制互补来影响健康信息系统项目的绩效价值，因为自我控制容许自主性，而行为控制强调秩序（Liu，2015a）。因此，可以灵活地使用每种管理控制模式来提高项目绩效价值。

其次，本章研究发现表明了组织环境风险与团队风险是如何改变健康信息系统中管理控制与绩效价值的关系的。具体而言，组织环境风险和团队风险都会降低健康信息系统项目中行为控制、结果控制和群体控制的有效性，这一发现与先前研究一致，即正式控制的有效性受到风险的抑制（Keil et al.，2013）。然而，组织环境风险的负向调节作用则不同于以往有关环境风险会增强控制的有效性的发现（Harris et al.，2009）。组织环境风险可能会增加技术复杂性和开发难度，从而降低健康信息系统项目中管理控制的有效性。相比之下，这两种风险对自我控制与项目绩效价值的相关性的调节作用是不显著的，这一发现与先前研究不一致，这些研究指出在信息系统项目中风险具有显著的调节效应（Keil et al.，2013）。鉴于自我控制与项目绩效价值之间的关系不显著，风险对这种关系的调节作用不显著是合理的。

最后，本章研究更进一步表明了来自客户方的组织环境风险或开发团队方的团队风险处于组织层面，即组织环境风险或项目层面的团队风险都可以调节管理控制对项目绩效价值的影响。相比之下，先前研究只关注于来自单方的风险调节作用（Keil et al., 2013）。因此，客户代表应该全面了解项目及其组织，并且在实行管理控制前对来自项目和开发团队的风险进行评估。

本章研究的结果基于单个国家获得。因此，文化或国家特征可能影响研究结果。例如，在中国的集体主义文化中，自我控制对项目绩效价值的影响可能不显著。组织环境风险和团队风险的调节效应在中国也可能比在其他国家更为突出，因为中国展现出低的不确定性规避文化。然而，与其他国家的研究结果相比，本章在健康信息系统项目方面的研究发现仍然有代表性。Ludwick 和 Doucette（2009）对来自七个国家（加拿大、美国、丹麦、瑞典、澳大利亚、新西兰和英国）的文献进行综述，发现控制项目过程（如任务规范）和结果（如日程安排和质量）大大减少了健康信息系统项目的失败，该发现与本章中结果控制和行为控制对项目绩效价值有正向影响的结果一致。Kimaro 等（2008）表示在发展中国家，高度自主性的控制（如自我控制）对于健康信息系统项目的成功是无效的，这也支持了本章的研究发现。此外，本章研究证明了组织环境风险的调节作用，这与另一发现相一致，即在沙特阿拉伯，组织不确定性与健康信息系统项目的成功实施没有直接关系（Khalifa, 2013）。

10.5.4　实践启示

本章研究有以下实践启示。第一，因为行为控制、结果控制和群体控制对健康信息系统项目的绩效价值有正向影响，所以有效执行这三种控制模式应该是客户代表的首要关注点。为了促进行为控制和结果控制，客户代表可以审查开发团队提交的技术文件和进度报告（Kirsch, 1997）。同样，客户代表应当设定项目目标，并跟踪和监视项目的状态（Choudhury and Sabherwal, 2003）。为了发展群体控制，客户代表应与开发团队培养信任关系，并建立有效的反馈机制。

第二，管理者应认识到各种管理控制模式对项目绩效价值具有不同的影响。虽然行为控制、结果控制和群体控制与项目绩效价值的相关性是显著正向的，但自我控制对项目绩效价值的影响不显著。因此，在实行管理控制时，应优先考虑前三种控制模式。虽然自我控制不适用于直接提高项目绩效价值，但管理者可以考虑将其与其他三种控制模式形成互补。

第三，管理者在执行管理控制时应评估潜在的风险，这些风险可能导致健康信息系统的可靠性和功能性偏低，从而影响健康数据的获取和评估，因此组织环境风险和团队风险会降低管理控制的有效性。在实行管理控制前，客户代表和项目经理可以先识别风险状况并评估重大风险，随后双方便可以评估哪些控制更适合用于成功完成项目。

第四，由于组织环境风险和团队风险对管理控制与健康信息系统项目绩效价值的关系有负向调节作用，如何有效地处理这些风险是一个重要的问题。与其他类型的项目相比，健康信息系统项目更为复杂，因为它需要处理专业的健康信息。因此，不同的利益相关者应该共同管理这些风险。客户代表应邀请高级经理定期参加项目会议。为了降低团队风险，项目经理可以为开发团队成员提供专门的培训，并鼓励开发团队成员和用户进行相互学习和分享知识。

10.6　本 章 小 结

管理控制与项目绩效价值之间的关系在以往的文献中被广泛研究。然而，在健康信息系统项目的背景下，这一主题却很少受到关注。本章关注了组织环境风险、团队风险及管理控制对健康信息系统项目绩效价值的综合影响，对理论作出了贡献，研究结果对于理论和实践有重要启示。

参 考 文 献

健康中国行动推进委员会. 2019. 健康中国行动（2019—2030 年）. https://www.gov.cn/xinwen/ 2019-07/15/content_ 5409694.htm[2022-07-09].

Ajzen I. 1991. The theory of planned behavior. Organizational Behavior and Human Decision Processes, 50（2）: 179-211.

Akçura M T, Ozdemir Z D. 2017. A strategic analysis of multi-channel expert services. Journal of Management Information Systems, 34（1）: 206-231.

Akçura M T, Ozdemir Z D, Jain S. 2013. Expert competition and the internet. International Journal of Electronic Commerce, 18（1）: 11-43.

Akhter S H. 2014. Privacy concern and online transactions: the impact of internet self-efficacy and internet involvement. Journal of Consumer Marketing, 31（2）: 118-125.

Al-Debei M M, Al-Lozi E, Papazafeiropoulou A. 2013. Why people keep coming back to Facebook: explaining and predicting continuance participation from an extended theory of planned behaviour perspective. Decision Support Systems, 55（1）: 43-54.

An Z Y, Liu L C. 2014. The influence factors of SNS users' sense of belonging: theoretical model and empirical test: a cross-culture study on SNS. https://aisel.aisnet.org/pacis2014/245[2022-07-13].

Anaza N A. 2014. Personality antecedents of customer citizenship behaviors in online shopping situations. Psychology & Marketing, 31（4）: 251-263.

Andersen R, Newman J F. 2005. Societal and individual determinants of medical care utilization in the United States. Milbank Quarterly, 83（4）: 1-28.

Anderson C L, Agarwal R. 2010. Practicing safe computing: amultimedia empirical examination of home computer user security behavioral intentions. MIS Quarterly, 34（3）: 613-643.

Anderson C L, Agarwal R. 2011. The digitization of healthcare: boundary risks, emotion, and consumer willingness to disclose personal health information. Information Systems Research, 22（3）: 469-490.

Arora N K, Johnson P, Gustafson D H, et al. 2002. Barriers to information access, perceived health competence, and psychosocial health outcomes: test of a mediation model in a breast cancer sample. Patient Education and Counseling, 47（1）: 37-46.

Audrain-Pontevia A F, Menvielle L. 2018. Effects of interpersonal trust among users of online health communities on patient trust in and satisfaction with their physician. International Journal of Technology Assessment in Health Care, 34（1）: 56-62.

Bandura A. 1986. Social Foundations of Thought and Action: Asocial Cognitive Theory. Englewood: Prentice Hall.

Bandura A. 1997. Self-efficacy: The Exercise of Control. New York: W.H. Freeman.

Bansal G, Zahedi F M, Gefen D. 2010. The impact of personal dispositions on information sensitivity, privacy concern and trust in disclosing health information online. Decision Support Systems, 49 (2): 138-150.

Baron R M, Kenny D A. 1986. The moderator-mediator variable distinction in social psychological research: conceptual, strategic, and statistical considerations. Journal of Personality and Social Psychology, 51: 1173-1182.

Barr S M, Budge S L, Adelson J L. 2016. Transgender community belongingness as a mediator between strength of transgender identity and well-being. Journal of Counseling Psychology, 63 (1): 87-97.

Becker D. 2016. Acceptance of mobile mental health treatment applications. Procedia Computer Science, 98: 220-227.

Ben-Ze'ev A. 2003. Privacy, emotional closeness, and openness in cyberspace. Computers in Human Behavior, 19 (4): 451-467.

Binenbaum G, Musick D W, Ross H M. 2007. The development of physician confidence during surgical and medical internship. The American Journal of Surgery, 193 (1): 79-85.

Bock G W, Zmud R W, Kim Y G, et al. 2005. Behavioral intention formation in knowledge sharing: examining the roles of extrinsic motivators, social-psychological forces, and organizational climate. MIS Quarterly, 29 (1): 87-111.

Braa J, Hanseth O, Heywood A, et al. 2007. Developing health information systems in developing countries: the flexible standards strategy. MIS Quarterly, 31 (2): 381-402.

Braa J, Monteiro E, Sahay S. 2004. Networks of action: sustainable health information systems across developing countries. MIS Quarterly, 28 (3): 337-362.

Brown S A, Venkatesh V, Goyal S. 2012. Expectation confirmation in technology use. Information Systems Research, 23 (2): 474-487.

Bryant S, Lande G, Moshavi D. 2012. A knowledge-based view of improving the physician-patient relationship. Academy of Health Care Management Journal, 8 (1/2): 9-19.

Burtch G, Hong Y, Bapna R, et al. 2017. Stimulating online reviews by combining financial incentives and social norms. Management Science, 64 (5): 2065-2082.

Cameron J, Pierce W D. 1994. Reinforcement, reward, and intrinsic motivation: ameta-analysis. Review of Educational Research, 64 (3): 363-423.

Carlsson C. 2002. Decision support in virtual organizations: the case for multi-agent support. Group Decision and Negotiation, 11 (3): 185-221.

Carmel S, Glick S M. 1996. Compassionate-empathic physicians: personality traits and social-organizational factors that enhance or inhibit this behavior pattern. Social Science and Medicine, 43 (8): 1253-1261.

Carte T A, Russell C J. 2003. In pursuit of moderation: nine common errors and their solutions. MIS Quarterly, 27 (3): 479-501.

Cenfetelli R T, Schwarz A. 2011. Identifying and testing the inhibitors of technology usage intentions. Information Systems Research, 22 (4): 808-823.

Chai S M, Das S, Rao H R. 2011. Factors affecting bloggers' knowledge sharing: an investigation across gender. Journal of Management Information Systems, 28 (3): 309-342.

Chan T K H, Zheng X B, Cheung C M K, et al. 2014. Antecedents and consequences of customer engagement in online brand communities. Journal of Marketing Analytics, 2 (2): 81-97.

Chang H H, Chuang S S. 2011. Social capital and individual motivations on knowledge sharing: participant involvement as a moderator. Information & Management, 48 (1): 9-18.

Chau C. 2005. Professional capital: an informational approach to nursing//Hawamdeh S. Knowledge Management: Nurturing Culture, Innovation and Technology. Singapore: World Scientific Publishing Co. Pte. Ltd: 671-673.

Chavhan Y, Dhore M L, Yesaware P. 2010. Speech emotion recognition using support vector machine. International Journal of Computer Applications, 1 (20): 8-11.

Chen A M H, Kiersma M E, Yehle K S, et al. 2015. Impact of the Geriatric Medication Game on nursing students' empathy and attitudes toward older adults. Nurse Education Today, 35 (1): 38-43.

Chen C, Du R, Li J, et al. 2017. The impacts of knowledge sharing-based value co-creation on user continuance in online communities. Information Discovery and Delivery, 45 (4): 227-239.

Chen C J, Hung S W. 2010. To give or to receive? Factors influencing members' knowledge sharing and community promotion in professional virtual communities. Information & Management, 47 (4): 226-236.

Chen G L, Yang S C, Tang S M. 2013. Sense of virtual community and knowledge contribution in a P3 virtual community: motivation and experience. Internet Research, 23 (1): 4-26.

Chen M L, Lin C P. 2013. Assessing the effects of cultural intelligence on team knowledge sharing from a socio-cognitive perspective. Human Resource Management, 52 (5): 675-695.

Chen Y, Wang Y, Nevo S, et al. 2014. IT capability and organizational performance: the roles of business process agility and environmental factors. European Journal of Information Systems, 23 (3): 326-342.

Cheung C M K, Lee M K O. 2012. What drives consumers to spread electronic word of mouth in online consumer-opinion platforms. Decision Support Systems, 53 (1): 218-225.

Cheung C M K, Liu I L B, Lee M K O. 2015. How online social interactions influence customer information contribution behavior in online social shopping communities: a social learning theory perspective. Journal of Association for Information Science and Technology, 66 (12): 2511-2521.

Chiu C M, Hsu M H, Wang E T G. 2006. Understanding knowledge sharing in virtual communities: an integration of social capital and social cognitive theories. Decision Support Systems, 42 (3): 1872-1888.

Chiu C M, Huang H Y, Cheng H L, et al. 2019. Driving individuals' citizenship behaviors in virtual communities through attachment. Internet Research: Electronic Networking Applications and Policys, 29 (4): 870-899.

Chou E Y, Lin C Y, Huang H C. 2016. Fairness and devotion go far: integrating online justice and value co-creation in virtual communities. International Journal of Information Management, 36 (1): 60-72.

Choudhury V, Sabherwal R. 2003. Portfolios of control in outsourced software development projects. Information Systems Research, 14 (3): 291-314.

Chow W S, Chan L S. 2008. Social network, social trust and shared goals in organizational knowledge sharing. Information & Management, 45 (7): 458-465.

Cobb S. 1976. Social support as a moderator of life stress. Psychosomatic Medicine, 38 (5): 300-314.

Cohen J, Cohen P, West S G, et al. 2003. Applied Multiple Regression/Correlation Analysis for the Behavioral Sciences. 3rd ed. Mahwah: Lawrence Erlbaum.

Compeau D, Higgins C A, Huff S. 1999. Social cognitive theory and individual reactions to computing technology: a longitudinal study. MIS Quarterly, 23 (2): 145-158.

Constant D, Sproull L, Kiesler S. 1996. The kindness of strangers: the usefulness of electronic weak ties for technical advice. Organization Science, 7 (2): 119-135.

Coulson N S. 2005. Receiving social support online: an analysis of a computer-mediated support group for individuals living with irritable bowel syndrome. CyberPsychology & Behavior: the Impact of the Internet, Multimedia and Virtual Reality on Behavior and Society, 8 (6): 580-584.

Coulson N S, Buchanan H, Aubeeluck A. 2007. Social support in cyberspace: acontent analysis of communication within a Huntington's disease online support group. Patient Education and Counseling, 68 (2): 173-178.

Culnan M J, Armstrong P K. 1999. Information privacy concerns, procedural fairness, and impersonal trust: an empirical investigation. Organization Science, 10 (1): 104-115.

Culnan M J, Bies R J. 2003. Consumer privacy: balancing economic and justice considerations. Journal of Social Issues, 59 (2): 323-342.

Deledda G, Moretti F, Rimondini M, et al. 2013. How patients want their doctor to communicate. A literature review on primary care patients' perspective. Patient Education & Counseling, 90 (3): 297-306.

Deng Z H. 2013. Understanding public users' adoption of mobile health service. International Journal of Mobile Communications, 11 (4): 351-373.

Deng Z H, Liu S. 2017. Understanding consumer health information-seeking behavior from the perspective of the risk perception attitude framework and social support in mobile social media websites. International Journal of Medical Informatics, 105: 98-109.

Deng Z H, Liu S, Hinz O. 2015. The health information seeking and usage behavior intention of Chinese consumers through mobile phones. Information Technology and People, 28 (2): 405-423.

Deng Z H, Mo X T, Liu S. 2014. Comparison of the middle-aged and older users' adoption of mobile health services in China. International Journal of Medical Informatics, 83 (3): 210-224.

Deng Z H, Lu Y B, Wang B, et al. 2010. An empirical analysis of factors influencing users' adoption and use of mobile services in China. International Journal of Mobile Communications, 8 (5): 561-585.

DeSalvo K B, Fisher W P, Tran K, et al. 2006. Assessing measurement properties of two single-item general health measures. Quality of Life Research, 15 (2): 191-201.

Diamantopoulos A. 2011. Incorporating formative measures into covariance-based structural equation models. MIS Quarterly, 35 (2): 335-358.

Dillard J P, Nabi R L. 2006. The persuasive influence of emotion in cancer prevention and detection messages. Journal of Communication, 56: S123-S139.

Dillard J P, Pfau M W. 2002. The Persuasion Handbook: Developments in Theory and Practice. London: Sage Publications Inc.

Dinev T, Hart P. 2006. An extended privacy calculus model for e-commerce transactions. Information Systems Research, 17 (1): 61-80.

Ding N, Patel A D, Chen L, et al. 2017. Temporal modulations in speech and music. Neuroscience & Biobehavioral Reviews, 81: 181-187.

Druckman J N, McDermott R. 2008. Emotion and the framing of risky choice. Political Behavior, 30 (3): 297-321.

Dwivedi Y K, Shareef M A, Simintiras A C, et al. 2016. A generalised adoption model for services: a cross-country comparison of mobile health (m-health). Government Information Quarterly, 33 (1): 174-187.

Ettlie J E. 1983. Organizational policy and innovation among suppliers to the food processing sector. Academy of Management Journal, 26 (1): 27-44.

Fan H, Lederman R, Smith S P, et al. 2014. How trust is formed in online health communities: aprocess perspective. Communications of the Association for Information Systems, 34 (1): 531-560.

Flickinger T E, Debolt C, Waldman A L, et al. 2016. Social support in a virtual community: analysis of a clinic-affiliated online support group for persons living with HIV/AIDS. AIDS and Behavior, 21 (11): 3087-3099.

Fox S, Duggan M. 2013. Health online 2013. https://www.pewresearch.org/internet/2013/01/15/health-online-2013/[2022-09-15].

Fu J R, Lu I W. 2017. Customer intentions towards co-creation in the online environments. https://aisel.aisnet.org/pacis2017/226[2022-10-13].

Galbraith J R. 1974. Organization design: an information processing view. Interfaces, 4 (3): 28-36.

Gao G, Greenwood B N, Agarwal R, et al. 2015. Vocal minority and silent majority: How do online ratings reflect population perceptions of quality. MIS Quarterly, 39 (3): 565-590.

Gao W, Liu Z P, Li J Y. 2017. How does social presence influence SNS addiction? A belongingness theory perspective. Computers in Human Behavior, 77: 347-355.

Gefen D, Rigdon E E, Straub D W. 2011. An update and extension to SEM guidelines for administrative and social science research. MIS Quarterly, 35 (2): III-XIV.

Ghosh A K, Swaminatha T M. 2001. Software security and privacy risks in mobile e-commerce. Communications of the ACM, 44 (2): 51-57.

Godager G, Wiesen D. 2013. Profit or patients' health benefit? Exploring the heterogeneity in physician altruism. Journal of Health Economics, 32 (6): 1105-1116.

Goh J M, Gao G, Agarwal R. 2016. The creation of social value: can an online health community reduce rural-urban health disparities? MIS Quarterly, 40 (1): 247-263.

Greenwood B N, Wattal S. 2017. Show me the way to go home: an empirical investigation of ride sharing and alcohol related motor vehicle fatalities. MIS Quarterly，41（1）：163-187.

Gregory R W，Beck R，Keil M. 2013. Control balancing in information systems development offshoring projects. MIS Quarterly，37（4）：1211-1232.

Grimm M，Kroschel K，Mower E, et al. 2007. Primitives-based evaluation and estimation of emotions in speech. Speech Communication，49（10/11）：787-800.

Guo S S，Guo X T，Fang Y L，et al. 2017. How doctors gain social and economic returns in online health-care communities：a professional capital perspective. Journal of Management Information Systems，34（2）：487-519.

Guo S S，Guo X T，Zhang X F，et al. 2018. Doctor-patient relationship strength's impact in an online healthcare community. Information Technology for Development，24（2）：279-300.

Guo X T，Han X C，Zhang X F，et al. 2015. Investigating m-health acceptance from a protection motivation theory perspective：gender and age differences. Telemedicine and e-Health，21（8）：661-669.

Guo X T，Sun Y Q，Wang N，et al. 2013. The dark side of elderly acceptance of preventive mobile health services in China. Electronic Markets，23（1）：49-61.

Guo X T，Sun Y Q，Yan Z，et al. 2012. Privacy-personalization paradox in adoption of mobile health service：the mediating role of trust. PACIS 2012 Proceedings.

Harris M L，Collins R W，Hevner A R. 2009. Control of flexible software development under uncertainty. Information Systems Research，20（3）：400-419.

Hau Y S，Kim B，Lee H，et al. 2013. The effects of individual motivations and social capital on employees' tacit and explicit knowledge sharing intentions. International Journal of Information Management，33（2）：356-366.

Hau Y S，Kim Y G. 2011. Why would online gamers share their innovation-conducive knowledge in the online game user community？ Integrating individual motivations and social capital perspectives. Computers in Human Behavior，27（2）：956-970.

Hayes A F. 2013. Introduction to Mediation，Moderation，and Conditional Process Analysis. New York：Guilford Press：3-4.

Hedges L，Couey C. 2020. How patients use online reviews. https://www.softwareadvice.com/resources/how-patients-use-online-reviews/[2022-10-05].

Heeks R. 2006. Health information systems：failure，success and improvisation. International Journal of Medical Informatics，75（2）：125-137.

Henderson J C，Lee S. 1992. Managing I/S design teams：a control theories perspective. Management Science，38（6）：757-777.

Hennig-Schmidt H，Wiesen D. 2014. Other-regarding behavior and motivation in health care provision：an experiment with medical and non-medical students. Social Science and Medicine，108：156-165.

Herath T，Chen R，Wang J G，et al. 2014. Security services as coping mechanisms：an investigation into user intention to adopt an email authentication service. Information Systems Journal，24（1）：61-84.

Herzberg F，Mausner B，Snyderman B. 1959. The Motivation to Work. New York：John Wiley & Sons.

Hsieh P J. 2015. Healthcare professionals' use of health clouds: integrating technology acceptance and status quo bias perspectives. International Journal of Medical Informatics, 84 (7): 512-523.

Hsu C L, Lin J C C. 2008. Acceptance of blog usage: the roles of technology acceptance, social influence and knowledge sharing motivation. Information & Management, 45 (1): 65-74.

Hsu C L, Lu H P, Hsu H H. 2007. Adoption of the mobile internet: an empirical study of multimedia message service (MMS) . Omega, 35 (6): 715-726.

Hu N, Pavlou P A, Zhang J. 2017. On self-selection biases in online product reviews. MIS Quarterly, 41 (2): 449-471.

Huang Q, Davison R M, Gu J B. 2008. Impact of personal and cultural factors on knowledge sharing in China. Asia Pacific Journal of Management, 25 (3): 451-471.

Hung M C, Jen W Y. 2012. The adoption of mobile health management services: an empirical study. Journal of Medical Systems, 36 (3): 1381-1388.

Hung S Y, Chen C C, Wang K H. 2014. Critical success factors for the implementation of integrated healthcare information systems projects: an organizational fit perspective. Communications of the Association for Information Systems, 34 (1): 775-796.

Hung S Y, Ku Y C, Chien J C. 2012. Understanding physicians' acceptance of the medline system for practicing evidence-based medicine: a decomposed TPB model. International Journal of Medical Informatics, 81 (2): 130-142.

Hung S Y, Lai H M, Chou Y C. 2015. Knowledge-sharing intention in professional virtual communities: a comparison between posters and lurkers. Journal of the Association for Information Science and Technology, 66 (12): 2494-2510.

Ifinedo P. 2012. Understanding information systems security policy compliance: an integration of the theory of planned behavior and the protection motivation theory. Computers and Security, 31 (1): 83-95.

Igbaria M. 1993. User acceptance of microcomputer technology: an empirical test. Omega, 21 (1): 73-90.

Jaeger T F. 2010. Redundancy and reduction: speakers manage syntactic information density. Cognitive Psychology, 61 (1): 23-62.

Jain A, Ogden J. 1999. General practitioners' experiences of patients' complaints: qualitative study. British Medical Journal, 318 (7198): 1596-1599.

James T L, Lowry P B, Wallace L, et al. 2017. The effect of belongingness on obsessive-compulsive disorder in the use of online social networks. Journal of Management Information Systems, 34 (2): 560-596.

Jen W Y, Hung M C. 2010. An empirical study of adopting mobile healthcare service: the family's perspective on the healthcare needs of their elderly members. Telemedicine and e-Health, 16 (1): 41-48.

Jiang J J, Klein G, Means T L. 2000. Project risk impact on software development team performance. Project Management Journal, 31 (4): 19-26.

Jin J, Li Y, Zhong X, et al. 2015. Why users contribute knowledge to online communities: an empirical study of an online social Q & A community. Information & Management, 52 (7):

840-849.

Jin X L, Zhou Z Y, Lee M K O, et al. 2013. Why users keep answering questions in online question answering communities: a theoretical and empirical investigation. International Journal of Information Management, 33 (1): 93-104.

Johnston A C, Warkentin M. 2010. Fear appeals and information security behaviors: an empirical study. MIS Quarterly, 34 (3): 549-566.

Johnston A C, Warkentin M, Siponen M. 2015. An enhanced fear appeal rhetorical framework: leveraging threats to the human asset through sanctioning rhetoric 1. MIS Quarterly, 39 (1): 113-134.

Johnston A C, Worrell J L, Di Gangi P M, et al. 2013. Online health communities: an assessment of the influence of participation on patient empowerment outcomes. Information Technology & People, 26 (2): 213-235.

Kang M. 2018. Active users' knowledge-sharing continuance on social Q&A sites: motivators and hygiene factors. Aslib Journal of Information Management, 70 (2): 214-232.

Kankanhalli A, Tan B C Y, Wei K. 2005. Contributing knowledge to electronic knowledge repositories: an empirical investigation. MIS Quarterly, 29 (1): 113-143.

Keil M, Rai A, Liu S. 2013. How user risk and requirements risk moderate the effects of formal and informal control on the process performance of IT projects. European Journal of Information Systems, 22 (6): 650-672.

Keil M, Tan B C Y, Wei K K, et al. 2000. A cross-cultural study on escalation of commitment behavior in software projects. MIS Quarterly, 24 (2): 299-325.

Kendall T. 2013. Speech Rate, Pause and Sociolinguistic Variation: Studies in Corpus Sociophonetics. New York: Palgrave Macmillan.

Khalifa M. 2013. Barriers to health information systems and electronic medical records implementation: afield study of Saudi Arabian. Procedia Computer Science, 21: 335-342.

Khurana S, Qiu L F, Kumar S. 2019. When a doctor knows, it shows: an empirical analysis of doctors' responses in a Q&A forum of an online healthcare portal. Information Systems Research, 30 (3): 872-891.

Kim S S, Kaplowitz S, Johnston M V. 2004. The effects of physician empathy on patient satisfaction and compliance. Evaluation & the Health Professions, 27 (3): 237-251.

Kim J A, Yang S J, Chee Y K, et al. 2015. Effects of health status and health behaviors on depression among married female immigrants in South Korea. Asian Nursing Research, 9 (2): 125-131.

Kimaro H C, Mengiste S A, Aanestad M. 2008. Redesigning health information systems in developing countries: the need for local flexibility and distributed control. Public Administration and Development: The International Journal of Management Research and Practice, 28 (1): 18-29.

Kirsch L J. 1996. The management of complex tasks in organizations: controlling the systems development process. Organization Science, 7 (1): 1-21.

Kirsch L J. 1997. Portfolios of control modes and IS project management. Information Systems Research, 8 (3): 215-239.

Kirsch L J. 2004. Deploying common systems globally: the dynamics of control. Information Systems Research, 15 (4): 374-395.

Kirsch L J, Ko D G, Haney M H. 2010. Investigating the antecedents of team-based clan control: adding social capital as a predictor. Organization Science, 21 (2): 469-489.

Kirsch L J, Sambamurthy V, Ko D G, et al. 2002. Controlling information systems development projects: the view from the client. Management Science, 48 (4): 484-498.

Klein G, Beranek P, Martz B, et al. 2006. The relationship of control and learning to project performance. Cybernetics and Systems: An International Journal, 37 (2/3): 137-150.

Klofstad C A. 2016. Candidate voice pitch influences election outcomes. Political Psychology, 37 (5): 725-738.

Kobsa A, Cho H, Knijnenburg B P. 2016. The effect of personalization provider characteristics on privacy attitudes and behaviors: an elaboration likelihood model approach. Journal of Association for Information Science and Technology, 67 (11): 2587-2606.

Koh J, Kim Y G. 2003. Sense of virtual community: a conceptual framework and empirical validation. International Journal of Electronic Commerce, 8 (2): 75-94.

Kushniruk A W, Bates D W, Bainbridge M, et al. 2013. National efforts to improve health information system safety in Canada, the United States of America and England. International Journal of Medical Informatics, 82 (5): e149-e160.

Lai H M, Chen T T. 2014. Knowledge sharing in interest online communities: a comparison of posters and lurkers. Computers in Human Behavior, 35: 295-306.

Lam K Y, Chung S L, Gu M, et al. 2003. Light weight security for mobile commerce transactions. Computer Communications, 26 (18): 2052-2060.

LaRose R, Rifon N J. 2007. Promoting i-safety: effects of privacy warnings and privacy seals on risk assessment and online privacy behavior. Journal of Consumer Affairs, 41 (1): 127-149.

Laufer R S, Wolfe M. 1977. Privacy as a concept and a social issue: a multidimensional developmental theory. Journal of Social Issues, 33 (3): 22-42.

Lawler E J, Thye S R. 1999. Bringing emotions into social exchange theory. Annual Review of Sociology, 25: 217-244.

Lee E, Han S M. 2015. Determinants of adoption of mobile health services. Online Information Review, 39 (4): 556-573.

Lee Y. 2011. Understanding anti-plagiarism software adoption: an extended protection motivation theory perspective. Decision Support Systems, 50 (2): 361-369.

Lee Y K, Cavusgil S T. 2006. Enhancing alliance performance: the effects of contractual-based versus relational-based governance. Journal of Business Research, 59 (8): 896-905.

Li J, Konuş U, Langerak F, et al. 2017. Customer channel migration and firm choice: the effects of cross-channel competition. International Journal of Electronic Commerce, 21 (1): 8-42.

Li Y. 2011. Empirical studies on online information privacy concerns: literature review and an integrative framework. Communications of Association for Information Systems, 28 (1): 453-496.

Li Y. 2012. Theories in online information privacy research: a critical review and an integrated framework. Decision Support Systems, 54 (1): 471-481.

Liang C Y, Gu D X, Tao F J, et al. 2017. Influence of mechanism of patient-accessible hospital information system implementation on doctor-patient relationships: aservice fairness perspective. Information & Management, 54 (1): 57-72.

Liang H G, Xue Y J, Ke W L, et al. 2010. Understanding the influence of team climate on IT use. Journal of the Association for Information Systems, 11 (8): 414-432.

Liang T P, Ho Y T, Li Y W, et al. 2011. What drives social commerce: the role of social support and relationship quality. International Journal of Electronic Commerce, 16 (2): 69-90.

Lim S, Xue L S, Yen C C, et al. 2011. A study on Singaporean women's acceptance of using mobile phones to seek health information. International Journal of Medical Informatics, 80 (12): e189-e202.

Lin H C, Chang C M. 2018. What motivates health information exchange in social media? The roles of the social cognitive theory and perceived interactivity. Information & Management, 55 (6): 771-780.

Lin H F. 2007. Effects of extrinsic and intrinsic motivation on employee knowledge sharing intentions. Journal of Information Science, 33 (2): 135-149.

Lin H F. 2008. Determinants of successful virtual communities: contributions from system characteristics and social factors. Information & Management, 45 (8): 522-527.

Lin S P. 2011. Determinants of adoption of mobile healthcare service. International Journal of Mobile Communications, 9 (3): 298-315.

Lin T C, Hsu J S C, Cheng H L, et al. 2015. Exploring the relationship between receiving and offering online social support: a dual social support model. Information & Management, 52(3): 371-383.

Lin T C, Lai M C, Yang S W. 2016. Factors influencing physicians' knowledge sharing on web medical forums. Health Informatics Journal, 22 (3): 594-607.

Lindsay S, Smith S, Bellaby P, et al. 2009. The health impact of an online heart disease support group: a comparison of moderated versus unmoderated support. Health Education Research, 24 (4): 646-654.

Liou D K, Chih W H, Yuan C Y, et al. 2016. The study of the antecedents of knowledge sharing behavior: the empirical study of Yambol online test community. Internet Research, 26 (4): 845-868.

Liu L, Cheung C M K, Lee M K O. 2016a. An empirical investigation of information sharing behavior on social commerce sites. International Journal of Information Management, 36 (5): 686-699.

Liu S. 2015a. Effects of control on the performance of information systems projects: the moderating role of complexity risk. Journal of Operations Management, 36: 46-62.

Liu S. 2015b. How team risk and planning and control risk moderate the effects of clan and self control on the process performance of IT projects: the perspective of user liaisons. Information Development, 31 (1): 27-39.

Liu S. 2016. How the user liaison's understanding of development processes moderates the effects of user-related and project management risks on IT project performance. Information &

Management，53（1）：122-134.

Liu S，Deng Z H. 2015. How environment risks moderate the effect of control on performance in information technology projects：perspectives of project managers and user liaisons. International Journal of Information Management，35（1）：80-97.

Liu S，Wang H，Gao B，et al. 2022. Doctors' provision of online health consultation service and patient review valence: evidence from a quasi-experiment. Information & Management，59（5）：103360.

Liu S，Wang L. 2014. Understanding the impact of risks on performance in internal and outsourced information technology projects: the role of strategic importance. International Journal of Project Management，32（8）：1494-1510.

Liu S，Wang L，Huang W. 2017. Effects of process and outcome controls on business process outsourcing performance: moderating roles of vendor and client capability risks. European Journal of Operational Research，260（3）：1115-1128.

Liu S，Xia F，Gao B J，et al. 2021. Hybrid influences of social subsystem and technical subsystem risks in the crowdsourcing marketplace. IEEE Transactions on Engineering Management，68（2）：513-527.

Liu S，Xiao W，Fang C，et al. 2020a. Social support，belongingness，and value co-creation behaviors in online health communities. Telematics and Informatics，50：101398.1-101398.18.

Liu S，Zhang M Y，Gao B J，et al. 2020b. Physician voice characteristics and patient satisfaction in online health consultation. Information & Management，57（5）：103233.

Liu S，Zhang J L，Keil M，et al. 2009. Comparing senior executive and project manager perceptions of IT project risk: a Chinese Delphi study. Information Systems Journal，20（4）：319-355.

Liu X，Sawada Y，Takizawa T，et al. 2007. Doctor-patient communication: acomparison between telemedicine consultation and face-to-face consultation. Internal Medicine，46（5）：227-232.

Liu X X，Guo X T，Wu H，et al. 2016b. The impact of individual and organizational reputation on physicians' appointments online. International Journal of Electronic Commerce，20（4）：551-577.

Loane S S，Webster C M，D'Alessandro S. 2014. Identifying consumer value co-created through social support within online health communities. Journal of Macromarketing，35（3）：353-367.

Lorenzi N M，Riley R T. 2003. Organizational issues = change. International Journal of Medical Informatics，69（2/3）：197-203.

Lowe M L，Haws K L. 2017. Sounds big: the effects of acoustic pitch on product perceptions. Journal of Marketing Research，54（2）：331-346.

Lowry P B，Cao J W，Everard A. 2011. Privacy concerns versus desire for interpersonal awareness in driving the Use of self-disclosure technologies: the case of instant messaging in two cultures. Journal of Management Information Systems，27（4）：163-200.

Lu Y B，Zhou T，Wang B. 2009. Exploring Chinese users' acceptance of instant messaging using the theory of planned behavior，the technology acceptance model，and the flow theory. Computers in Human Behavior，25（1）：29-39.

Luarn P，Lin H H. 2005. Toward an understanding of the behavioral intention to use mobile banking. Computers in Human Behavior，21（6）：873-891.

Ludwick D A, Doucette J. 2009. Adopting electronic medical records in primary care: lessons learned from health information systems implementation experience in seven countries. International Journal of Medical Informatics, 78 (1): 22-31.

Ma M, Agarwal R. 2007. Through a glass darkly: information technology design, identity verification, and knowledge contribution in online communities. Information Systems Research, 18 (1): 42-67.

Maguire P A, Reay R E, Raphael B, 2016. Correlates of a single-item Self-Rated Mental Health Question in people with schizophrenia. Australasian Psychiatry, 24 (5): 473-477.

Malhotra N K, Kim S S, Agarwal J. 2004. Internet users' information privacy concerns (IUIPC): the construct, the scale, and a causal model. Information Systems Research, 15 (4): 336-355.

Malhotra N K, Kim S S, Patil A. 2006. Common method variance in IS research: a comparison of alternative approaches and a reanalysis of past research. Management Science, 52 (12): 1865-1883.

Mallat N, Rossi M, Tuunainen V K, et al. 2008. An empirical investigation of mobile ticketing service adoption in public transportation. Personal and Ubiquitous Computing, 12 (1): 57-65.

Mao H Y, Liu S, Zhang J L. 2015. How the effects of IT and knowledge capability on organizational agility are contingent on environmental uncertainty and information intensity. Information Development, 31 (4): 358-382.

Marshall N, Egan S, Flores C, et al. 2012. Working toward a common goal: acollaborative obstetrics and gynecology practice. Obstetrics and Gynecology Clinics of North America, 39 (3): 378-382.

McFarlan F W. 1981. Portfolio approach to information systems. Harvard Business Review, 59 (5): 142-151.

McKinlay J B. 1988. Introduction: the changing character of the medical profession. The Milbank Quarterly, 66 (2): 1-9.

Meslin E M, Alpert S A, Carroll A E, et al. 2013. Giving patients granular control of personal health information: using an ethics "Points to Consider" to inform informatics system designers. International Journal of Medical Informatics, 82 (12): 1136-1143.

Miao R, Wu Q, Wang Z, et al. 2017. Factors that influence users' adoption intention of mobile health: a structural equation modeling approach. International Journal of Production Research, 55 (19/20): 5801-5815.

Miller N, Maruyama G, Beaber R J, et al. 1976. Speed of speech and persuasion. Journal of Personality and Social Psychology, 34 (4): 615-624.

Moghavvemi S, Sharabati M M N, Paramanathan T, et al. 2017. The impact of perceived enjoyment, perceived reciprocal benefits and knowledge power on students' knowledge sharing through Facebook. The International Journal of Management Education, 15 (1): 1-12.

Mohamed A H H M, Tawfik H, Al-Jumeily D, et al. 2011. MoHTAM: a technology acceptance model for mobile health applications. International Conference on Developments in eSystems Engineering (DESE).

Mohamed N, Ahmad I H. 2012. Information privacy concerns, antecedents and privacy measure use in social networking sites: evidence from Malaysia. Computers in Human Behavior, 28 (6):

2366-2375.

Mort G S, Drennan J. 2007. Mobile communications: a study of factors influencing consumer use of m-services. Journal of Advertising Research, 47 (3): 302-312.

Mpinganjira M. 2016. Antecedents of citizenship behaviour in online customer communities: an empirical investigation. South African Journal of Information Management, 18 (2): 1-9.

Murray M, Hamilton N F, Power A. 2018. From "Like" to "Buy": The Effect of Facebook Fan Page Type Posts on Purchase Intention. New York: Routledge: 207-218.

Newkirk H E, Lederer A L. 2006. The effectiveness of strategic information systems planning under environmental uncertainty. Information & Management, 43 (4): 481-501.

Nisbett R E, Wilson T D. 1977. The halo effect: evidence for unconscious alteration of judgments. Journal of Personality and Social Psychology, 35 (4): 250-256.

Oh H, Animesh A, Pinsonneault A, et al. 2016. Free versus for-a-fee: the impact of a paywall on the pattern and effectiveness of word-of-mouth via social media. MIS Quarterly, 40 (1): 31-56.

Oh H J, Ozkaya E, LaRose R. 2014. How does online social networking enhance life satisfaction? The relationships among online supportive interaction, affect, perceived social support, sense of community, and life satisfaction. Computers in Human Behavior, 30: 69-78.

Oh S. 2012. The characteristics and motivations of health answerers for sharing information, knowledge, and experiences in online environments. Journal of the American Society for Information Science and Technology, 63 (3): 543-557.

Ozdemir Z D. 2007. Optimal multi-channel delivery of expertise: an economic analysis. International Journal of Electronic Commerce, 11 (3): 89-105.

Papadopoulos T, Stamati T, Nopparuch P. 2013. Exploring the determinants of knowledge sharing via employee weblogs. International Journal of Information Management, 33 (1): 133-146.

Park J H, Gu B, Leung A C M, et al. 2014. An investigation of information sharing and seeking behaviors in online investment communities. Computers in Human Behavior, 31 (1): 1-12.

Park S C, Ryoo S Y. 2013. An empirical investigation of end-users' switching toward cloud computing: a two factor theory perspective. Computers in Human Behavior, 29 (1): 160-170.

Parks R, Xu H, Chu C H, et al. 2017. Examining the intended and unintended consequences of organisational privacy safeguards. European Journal of Information Systems, 26 (1): 37-65.

Pechmann C, Zhao G Z, Goldberg M E, et al. 2003. What to convey in antismoking advertisements for adolescents: the use of protection motivation theory to identify effective message themes. The Journal of Marketing, 67 (2): 1-18.

Pedersen P E, Ling R. 2002. Mobile end-user adoption studies: a selective review. Scandinavian Journal of Information Systems, (4): 14.

Petter S, Fruhling A. 2011. Evaluating the success of an emergency response medical information system. International Journal of Medical Informatics, 80 (7): 480-489.

Petter S, Straub D, Rai A. 2007. Specifying formative constructs in information systems research. MIS Quarterly, 31 (4): 623-656.

Phelps J E, D'Souza G, Nowak G J. 2001. Antecedents and consequences of consumer privacy concerns: an empirical investigation. Journal of Interactive Marketing, 15 (4): 2-17.

Pi S M, Chou C H, Liao H L. 2013. A study of Facebook Groups members' knowledge sharing. Computers in Human Behavior, 29 (5): 1971-1979.

Preece J. 1999. Empathic communities: balancing emotional and factual communication. Interacting with Computers, 12 (1): 63-77.

Přibil J, Přibilová A. 2011. Statistical analysis of complementary spectral features of emotional speech in Czech and Slovak. International Conference on Text, Speech and Dialogue, 6836: 299-306.

Proserpio D, Zervas G. 2017. Online reputation management: estimating the impact of management responses on consumer reviews. Marketing Science, 36 (5): 645-665.

Ragu-Nathan B S, Apigian C H, Ragu-Nathan T S, et al. 2004. A path analytic study of the effect of top management support for information systems performance. Omega, 32 (6): 459-471.

Ray S, Kim S S, Morris J G. 2014. The central role of engagement in online communities. Information Systems Research, 25 (3): 528-546.

Riemenschneider C K, Harrison D A, Mykytyn P P. 2003. Understanding it adoption decisions in small business: integrating current theories. Information & Management, 40 (4): 269-285.

Riggins F J. 2004. A multichannel model of separating equilibrium in the face of the digital divide. Journal of Management Information Systems, 21 (2): 161-179.

Rogers R W. 1975. A protection motivation theory of fear appeals and attitude change. Journal of Psychology, 91 (1): 93-114.

Rogers E M. 1995. Diffusion of Innovations. 4th ed. New York: Free Press.

Rohm A J, Milne G R. 2004. Just what the doctor ordered: the role of information sensitivity and trust in reducing medical information privacy concern. Journal of Business Research, 57 (9): 1000-1011.

Rose P, Kim J. 2011. Self-monitoring, opinion leadership and opinion seeking: asociomotivational approach. Current Psychology, 30 (3): 203-214.

Ryan R M, Deci E L. 2000a. Intrinsic and extrinsic motivations: classic definitions and new directions. Contemporary Educational Psychology, 25 (1): 54-67.

Ryan R M, Deci E L. 2000b. Self-determination theory and the facilitation of intrinsic motivation, social development, and well-being. American Psychologist, 55 (1): 68-78.

Safa N S, von Solms R. 2016. An information security knowledge sharing model in organizations. Computers in Human Behavior, 57: 442-451.

Sánchez B, Colón Y, Esparza P. 2005. The role of sense of school belonging and gender in the academic adjustment of Latino adolescents. Journal of Youth and Adolescence, 34 (6): 619-628.

Schmidt R, Lyytinen K, Keil M, et al. 2001. Identifying software project risks: an international Delphi study. Journal of Management Information Systems, 17 (4): 5-36.

Shareef M A, Kumar V, Kumar U. 2014. Predicting mobile health adoption behaviour: a demand side perspective. Journal of Customer Behaviour, 13 (3): 187-205.

Shen X L, Li Y J, Sun Y Q, et al. 2019. Knowledge withholding in online knowledge spaces: social deviance behavior and secondary control perspective. Journal of the Association for Information Science and Technology, 70 (4): 385-401.

Shibchurn J, Yan X. 2015. Information disclosure on social networking sites: an intrinsic-extrinsic motivation perspective. Computers in Human Behavior, 44: 103-117.

Smith H J, Dinev T, Xu H. 2011. Information privacy research: an interdisciplinary review. MIS Quarterly, 35 (4): 989-1016.

Smith M S, Wallston K A, Smith C A. 1995. The development and validation of the perceived health competence scale. Health Education Research, 10 (1): 51-64.

Stewart K J, Gosain S. 2006. The impact of ideology on effectiveness in open source software development teams. MIS Quarterly, 30 (2): 291-314.

Sun Y Q, Wang N, Guo X T, et al. 2013. Understanding the acceptance of mobile health services: a comparison and integration of alternative models. Journal of Electronic Commerce Research, 14 (2): 183-199.

Swimberghe K, Darrat M A, Beal B D, et al. 2018. Examining a psychological sense of brand community in elderly consumers. Journal of Business Research: Electronic Networking Applications and Policy, 82: 171-178.

Tang Q, Zhao X F, Liu S. 2016. The effect of intrinsic and extrinsic motivations on mobile coupon sharing in social network sites. Internet Research, 26 (1): 101-119.

Thong J Y L. 1999. An integrated model of information systems adoption in small businesses. Journal of Management Information Systems, 15 (4): 187-214.

Tiwana A. 2008. Does technological modularity substitute for control? A study of alliance performance in software outsourcing. Strategic Management Journal, 29 (7): 769-780.

Tiwana A, Keil M. 2010. Control in internal and outsourced software projects. Journal of Management Information Systems, 26 (3): 9-44.

Tsai W, Ghoshal S. 1998. Social capital and value creation: the role of intrafirm networks. Academy of Management Journal, 41 (4): 464-476.

Tsai Y C. 2006. Effect of social capital and absorptive capability on innovation in Internet marketing. International Journal of Management, 23 (1): 157-166.

Turel O, Serenko A, Bontis N. 2007. User acceptance of wireless short messaging services: deconstructing perceived value. Information & Management, 44 (1): 63-73.

Venkatesh V, Morris M G, Davis G B, et al. 2003 User acceptance of information technology: toward a unified view. MIS Quarterly, 27 (3): 425-478.

Wade J T, Thatcher J B. 2016. "On Here, I'm Team Jacob:" exploring feelings of belongingness in virtual communities. Americas' Conference on Information Systems 2016.

Wade M, Hulland J. 2004. Review: the resource-based view and information systems research: review, extension, and suggestions for future research. MIS Quarterly, 28 (1): 107-142.

Wainwright C E R, Reynolds K A, Argument L J. 2003. Optimising strategic information system development. Journal of Business Research, 56 (2): 127-134.

Wallace L, Keil M, Rai A. 2004. How software project risk affects project performance: an investigation of the dimensions of risk and an exploratory model. Decision Sciences, 35 (2): 289-321.

Wang Y L, Haggerty N. 2009. Knowledge transfer in virtual settings: the role of individual virtual competency. Information Systems Journal, 19 (6): 571-593.

Ward S, Bridges K, Chitty B. 2005. Do incentives matter? An examination of online privacy concerns and willingness to provide personal and financial information. Journal of Marketing Communications, 11 (1): 21-40.

Wasko M M, Faraj S. 2005. Why should I share? Examining social capital and knowledge contribution in electronic networks of practice. MIS Quarterly, 29 (1): 35-57.

Welbourne J L, Blanchard A L, Wadsworth M B. 2013. Motivations in virtual health communities and their relationship to community, connectedness and stress. Computers in Human Behavior, 29 (1): 129-139.

Wellman B, Gulia M. 2018. Net-surfers don't ride alone: virtual communities as communities. Toronto: University of Toronto.

Wittels P, Johannes B, Enne R, et al. 2002. Voice monitoring to measure emotional load during short-term stress. European Journal of Applied Physiology, 87 (3): 278-282.

Workman M, Bommer W H, Straub D. 2008. Security lapses and the omission of information security measures: a threat control model and empirical test. Computers in Human Behavior, 24 (6): 2799-2816.

Wright K B, Bell S B. 2003. Health-related support groups on the Internet: linking empirical findings to social support and computer-mediated communication theory. Journal of Health Psychology, 8 (1): 39-54.

Wright P M, George J M, Farnsworth S R, et al. 1993. Productivity and extra-role behavior: the effects of goals and incentives on spontaneous helping. Journal of Applied Psychology, 78 (3): 374-381.

Wu H, Lu N J. 2017. Online written consultation, telephone consultation and offline appointment: an examination of the channel effect in online health communities. International Journal of Medical Informatics, 107: 107-119.

Wu H, Lu N J. 2018. Service provision, pricing, and patient satisfaction in online health communities. International Journal of Medical Informatics, 110: 77-89.

Wu I L, Li J Y, Fu C Y. 2011. The adoption of mobile healthcare by hospital's professionals: an integrative perspective. Decision Support Systems, 51 (3): 587-596.

Wu J H, Wang S C, Lin L M. 2007. Mobile computing acceptance factors in the healthcare industry: a structural equation model. International Journal of Medical Informatics, 76 (1): 66-77.

Xiao N, Sharman R, Rao H R, et al. 2014. Factors influencing online health information search: an empirical analysis of a national cancer-related survey. Decision Support Systems, 57: 417-427.

Yan L. 2018. Good intentions, bad outcomes: the effects of mismatches between social support and health outcomes in an online weight loss community. Production & Operations Management, 27 (1): 9-27.

Yan L, Peng J P, Tan Y. 2015. Network dynamics: how can we find patients like us? Information Systems Research, 26 (3): 496-512.

Yan L, Tan Y. 2014. Feeling blue? Go online: an empirical study of social support among patients. Information Systems Research, 25 (4): 690-709.

Yan L，Tan Y. 2017. The consensus effect in online health-care communities. Journal of Management Information Systems，34（1）：11-39.

Yan L L，Yan X B，Tan Y，et al. 2019. Shared minds：how patients use collaborative information sharing via social media platforms. Production and Operations Management，28（1）：9-26.

Yan R L，Pei Z. 2015. The strategic value of cooperative advertising in the dual-channel competition. International Journal of Electronic Commerce，19（3）：118-143.

Yan Z J，Wang T M，Chen Y，et al. 2016. Knowledge sharing in online health communities：a social exchange theory perspective. Information & Management，53（5）：643-653.

Yang H L，Guo X T，Wu T S. 2015. Exploring the influence of the online physician service delivery process on patient satisfaction. Decision Support Systems，78：113-121.

Yi Y，Gong T. 2013. Customer value co-creation behavior：scale development and validation. Journal of Business Research，66（9）：1279-1284.

Yoo S J，Han S H，Huang W H. 2012. The roles of intrinsic motivators and extrinsic motivators in promoting e-learning in the workplace：a case from South Korea. Computers in Human Behavior，28（3）：942-950.

Yu Y，Hao J X，Dong X Y，et al. 2013. A multilevel model for effects of social capital and knowledge sharing in knowledge-intensive work teams. International Journal of Information Management，33（5）：780-790.

Zhao J，Abrahamson K，Anderson J G，et al. 2013a. Trust，empathy，social identity，and contribution of knowledge within patient online communities. Behaviour & Information Technology，32（10）：1041-1048.

Zhao J，Ha S J，Widdows R. 2013b. Building trusting relationships in online health communities. Cyberpsychology，Behavior，and Social Networking，16（9）：650-657.

Zhao J，Wang T，Fan X C. 2015. Patient value co-creation in online health communities：social identity effects on customer knowledge contributions and membership continuance intentions in online health communities. Journal of Service Management，26（1）：72-96.

Zhao L，Lu Y B，Gupta S. 2012a. Disclosure intention of location-related information in location-based social network services. International Journal of Electronic Commerce，16（4）：53-90.

Zhao L，Lu Y B，Wang B，et al. 2012b. Cultivating the sense of belonging and motivating user participation in virtual communities：a social capital perspective. International Journal of Information Management，32（6）：574-588.

Zhao X F，Tang Q，Liu S，et al. 2016. Social capital，motivations，and mobile coupon sharing. Industrial Management & Data Systems，116（1）：188-206.

Zhao X S，Lynch Jr J G，Chen Q M. 2010. Reconsidering Baron and Kenny：myths and truths about mediation analysis. Journal of Consumer Research，37（2）：197-206.

Zhang H Y，Cocosila M，Archer N. 2010. Factors of adoption of mobile information technology by homecare nurses：a technology acceptance model 2 approach. Computers，Informatics，Nursing，28（1）：49-56.

Zhang L X，McDowell W C. 2009. Am I really at risk？Determinants of online users' intentions to use strong passwords. Journal of Internet Commerce, 8 (3/4): 180-197.

Zhang T, Kandampully J, Bilgihan A. 2015. Motivations for customer engagement in online co-innovation communities (OCCs) a conceptual framework. Journal of Hospitality Tourism Technology, 6 (3): 311-328.

Zhang X, de Pablos P O, Xu Q K. 2014a. Culture effects on the knowledge sharing in multi-national virtual classes: amixed method. Computers in Human Behavior, 31: 491-498.

Zhang X, Liu S, Chen X, et al. 2018. Health information privacy concerns, antecedents, and information disclosure intention in online health communities. Information & Management, 55 (4): 482-493.

Zhang X, Liu S, Deng Z H, et al. 2017. Knowledge sharing motivations in online health communities: a comparative study of health professionals and normal users. Computers in Human Behavior, 75: 797-810.

Zhang X, Wu Y, Liu S. 2019. Exploring short-form video application addiction: socio-technical and attachment perspectives. Telematics and Informatics, 42: 101243.

Zhang X F, Guo X T, Lai K H, et al. 2014b. Understanding gender differences in m-health adoption: a modified theory of reasoned action model. Telemedicine and E-Health, 20 (1): 39-46.

Zhu D H, Sun H, Chang Y P. 2016. Effect of social support on customer satisfaction and citizenship behavior in online brand communities: the moderating role of support source. Journal of Retailing and Consumer Services, 31: 287-293.

Ziebland S, Chapple A, Dumelow C, et al. 2004. How the internet affects patients' experience of cancer: a qualitative study. BMT-British Medical Journal, 328 (7439): 564.